机器人尿路修复手术技术

Techniques of Robotic Urinary Tract Reconstruction

临床路径

A Complete Approach

主　编　Michael D. Stifelman　　Lee C. Zhao
　　　　Daniel D. Eun　　Chester J. Koh

主　审　周利群　张　旭

主　译　李学松　杨昆霖　王坤杰

副主译　罗光恒　李　兵　朱宏建　杜毅聪

主译助理　李新飞

人民卫生出版社
·北京·

版权所有，侵权必究！

图书在版编目（CIP）数据

机器人尿路修复手术技术 /（美）迈克尔·D. 斯蒂芬
马（Michael D. Stifelman）等主编；李学松，杨昆霖，
王坤杰主译. -- 北京：人民卫生出版社，2024. 12.
ISBN 978-7-117-36941-1

Ⅰ. R699-39

中国国家版本馆 CIP 数据核字第 2024SM8853 号

| 人卫智网 | www.ipmph.com | 医学教育、学术、考试、健康，购书智慧智能综合服务平台 |
| 人卫官网 | www.pmph.com | 人卫官方资讯发布平台 |

图字：01-2022-3743 号

机器人尿路修复手术技术
Jiqiren Niaoluxiufu Shoushujishu

主　　译：李学松　杨昆霖　王坤杰
出版发行：人民卫生出版社（中继线 010-59780011）
地　　址：北京市朝阳区潘家园南里 19 号
邮　　编：100021
E - mail：pmph @ pmph.com
购书热线：010-59787592　010-59787584　010-65264830
印　　刷：人卫印务（北京）有限公司
经　　销：新华书店
开　　本：787 × 1092　1/16　印张：20
字　　数：487 千字
版　　次：2024 年 12 月第 1 版
印　　次：2024 年 12 月第 1 次印刷
标准书号：ISBN 978-7-117-36941-1
定　　价：198.00 元

打击盗版举报电话：010-59787491　E-mail：WQ @ pmph.com
质量问题联系电话：010-59787234　E-mail：zhiliang @ pmph.com
数字融合服务电话：4001118166　E-mail：zengzhi @ pmph.com

译者名单（按姓氏笔画排序）

丁光璞　首都医科大学附属北京友谊医院
王　冰　北京大学第一医院密云医院
王　祥　北京大学第一医院
王坤杰　四川大学华西医院
王建伟　北京积水潭医院
方一圩　首都医科大学附属北京儿童医院
左　炜　北京大学第一医院
田　泰　北京大学第一医院
冯　帆　烟台毓璜顶医院
吕雪雪　中国人民解放军总医院第七医学中心
朱宏建　北京市健宫医院
伍国豪　东莞市东部中心医院
伏　雯　广州市妇女儿童医疗中心
刘　沛　首都医科大学附属北京儿童医院
刘春林　首都医科大学附属复兴医院
杜毅聪　北京大学第一医院
李　兵　武汉大学中南医院
李一帆　扬州大学附属医院
李贞娴　北京大学第一医院
李志华　北京大学第一医院
李佳义　首都医科大学附属北京儿童医院
李学松　北京大学第一医院
李振宇　北京大学第一医院
李新飞　北京大学第一医院
杨昆霖　北京大学第一医院
吴吉涛　烟台毓璜顶医院
吴兴源　北京大学第一医院
吴进锋　福建省立医院
何宇辉　中日友好医院
应沂岑　北京大学第一医院
宋宏程　首都医科大学附属北京儿童医院

张　刚　　清华大学附属北京清华长庚医院
张　鹏　　应急总医院
张　磊　　首都医科大学附属复兴医院
张一鸣　　北京大学第一医院
张沂南　　山东省立医院
张树栋　　北京大学第三医院
张崔建　　北京大学第一医院
张登翔　　北京市健宫医院
张耀光　　北京医院
陈方敏　　天津市第三中心医院
陈至鑫　　北京大学国际医院
陈思鹭　　北京大学第一医院
罗光恒　　贵州省人民医院
罗德毅　　四川大学华西医院
周辉霞　　中国人民解放军总医院第七医学中心
郝　瀚　　北京大学第一医院
胡　浩　　北京大学人民医院
姜振明　　中国医科大学附属第一医院
洪　斌　　应急总医院
洪　鹏　　北京大学第三医院
夏漫城　　北京大学第一医院
徐　涛　　北京大学人民医院
徐丽清　　北京大学第一医院
高文治　　北京大学第一医院密云医院
高晓峰　　广州市妇女儿童医疗中心
唐　琦　　北京大学第一医院
陶子豪　　北京大学第一医院
姬超岳　　清华大学附属北京清华长庚医院
黄　晨　　北京市健宫医院
温晓飞　　上海市东方医院
赖彩永　　暨南大学附属第一医院
詹永豪　　郑州大学第一附属医院
鲍正清　　北京积水潭医院
谭晓辉　　北京大学第一医院
潘进洪　　贵黔国际总医院

主译简介

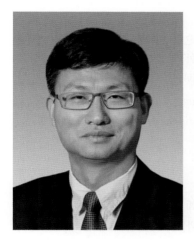

李学松

北京大学第一医院泌尿外科主任医师，教授，北京大学医学部博士研究生导师，博士后合作导师。北京大学第一医院泌尿外科科主任，北京大学泌尿外科医师培训学院副院长，北京大学第一医院泌尿外科上尿路修复专业组组长，北京泌尿内腔镜博物馆馆长。专业方向为泌尿系肿瘤和输尿管疾病的外科手术、临床转化及基础研究，主持国家自然科学基金 3 项、科技部国家重点研发计划 1 项（课题负责人）、北京市自然科学基金 2 项、北京市科技计划 1 项、首都卫生发展科研专项重点攻关项目 1 项。

获得 2015 年第一届郭应禄泌尿外科青年医师奖，2019 年世界华人泌尿外科学会新星奖，2019 年第三届国之名医优秀风范奖，2023 年第七届金柳叶刀奖，2023 年北京大学医学部教学优秀奖；第一完成人获得北京医学科技奖一等奖，北京市科学技术奖自然科学奖二等奖，北京市科学技术奖三等奖，中国医院协会技术进步奖；第二完成人获得教育部科学技术进步奖二等奖，中国研究型医院学会二等奖，华夏医学科技奖二等奖，中华医学科技奖三等奖。

目前在中英文杂志发表了 335 篇论文，以第一作者或通讯作者在包括 *European Urology*、*Journal of Urology* 等专业杂志发表 SCI 论文 188 篇；获得国家实用新型专利 13 项，软件著作权 2 项；参编或编译泌尿外科专业书籍 23 部，主编 7 部，主译 6 部。

学术任职：中国医师协会泌尿外科医师分会（CUDA）委员兼副总干事，中国医疗保健国际交流促进会泌尿男性生殖医学分会副主任委员，中华医学会泌尿外科学分会（CUA）机器人学组委员兼副秘书长，CUDA 修复重建学组副组长，CUDA 上尿路修复协作组组长，CUDA 数字与人工智能学组副组长，中国医师协会毕业后医学教育外科（泌尿外科方向）专业委员会副主任委员，中国医师协会医学机器人医师分会委员，中国医师协会循证医学专业委员会第五届委员会外科学组委员，中国抗癌协会泌尿男生殖系肿瘤专业委员会微创学组委员，中国医学装备协会人工智能和医用机器人工作委员会第二届常务委员，北京医学会泌尿外科学分会委员，北京医学会泌尿外科学分会尿路修复与重建学组副组长，北京癌症防治学会泌尿肿瘤专业委员会主任委员，亚洲泌尿外科机器人学会（ARUS）委员，世界机器人外科学会学术主席（Society of Robotic Surgery，SRS Academic Chair）。

担任 *Current Urology* 副主编，《泌尿外科杂志(电子版)》执行主编，*Translational Andrology and Urology*《临床泌尿外科杂志》《现代泌尿外科杂志》编委，《中华泌尿外科杂志》通讯编委。

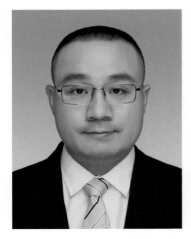

杨昆霖

医学博士,现为北京大学第一医院泌尿外科副主任医师。北京医学会泌尿外科分会尿路修复与重建学组秘书组成员。北京市科学技术协会"青年人才托举工程"入选成员,师从我国泌尿外科专家周利群教授及李学松教授,长期致力于泌尿外科常见疾病的诊治,博士期间主攻肾积水及输尿管相关疾病的诊治,同时由张凯教授指导学习前列腺增生疾病的激光手术,曾获全国铥激光前列腺剜除手术视频大赛季军和冠军头衔,在输尿管重建及前列腺激光手术方面积累了较为丰富的临床知识。相关研究曾在泌尿外科杂志 *Urology*、*European Urology* 发表论文,多篇研究摘要曾在美国泌尿外科学会(AUA)、欧洲泌尿外科学会(EAU)和中华医学会泌尿外科学分会(CUA)年会展示。*World Journal of Urology*、*World Journal of Surgical Oncology*、*Turkish Journal of Urology*、*BMC Urology*、*Journal of International Medical Research* 审稿人。

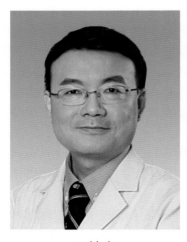

王坤杰

医学博士,教授,主任医师,博士研究生导师、四川大学华西临床医学院/华西医院副院长,泌尿外科副主任,泌尿外科研究所修复重建泌尿外科研究室主任。

专业方向为尿道狭窄与畸形的诊断与治疗及泌尿系结石疾病的治疗。对于尿道狭窄尿道成形重建手术有丰富的经验。曾获四川省科技进步一等奖。中华医学会泌尿外科学分会"郭应禄青年泌尿外科医师奖"获得者。作为负责人承担国家自然科学基金 3 项,省部级课题 7 项。并有一项技术获得企业 400 万元的转化基金支助。获得国家专利 1 项,发表论文 63 篇,第一作者和通讯作者发表 SCI 论文 23 篇。参编《中华医学会泌尿外科学分会全国泌尿系结石诊疗指南》及《中华医学会泌尿外科学分会全国泌尿系统损伤诊疗指南》,以及全国高等学校医学研究生规划教材《泌尿外科学》及《泌尿系修复重建外科学》,《尿道修复重建外科学》《下尿路修复重建手术学》等专著。

兼任中华医学会泌尿外科学分会(CUA)全国委员,全国青年委员会秘书长,中国医师协会泌尿外科医师分会(CUDA)青年委员会副主任委员,国际泌尿系疾病咨询委员会-泌尿系结石诊治咨询委员会(ICUD-stone disease)委员,CUA 尿控学组委员,CUA 国际交流委员会委员,CUA 西南泌尿系结石病防治中心副主任,四川省医学会泌尿外科学专业委员会副主任委员。*European Urology*、*Journal of Endourdogy*、*Journal of Urology* 审稿人。

主　编

Michael D. Stifelman
Department of Urology
Hackensack Meridian Health School of
Medicine
Nutley, NJ
USA

Daniel D. Eun
Department of Urology
Lewis Katz School of Medicine at Temple
University
Philadelphia, PA
USA

Lee C. Zhao
Department of Urology
New York University Langone Medical Cent
Department of Urology
New York, NY
USA

Chester J. Koh
Division of Pediatric Urology
Texas Children's Hospital -
Baylor College of Medicine
Houston, TX
USA

编者名单

Ronney Abaza, MD, FACS OhioHealth Dublin Methodist Hospital, Dublin, OH, USA

Joseph Acquaye, MD Department of Urology, University of Minnesota, Minneapolis, MN, USA

Mutahar Ahmed, MD Hackensack Meridian Health, Hackensack University Medical Center, Hackensack, NJ, USA

Hackensack Meridian School of Medicine, Nutley, NJ, USA

Naif A. Aldhaam, MD Department of Urology, Roswell Park Comprehensive Cancer Center, Buffalo, NY, USA

Laith M. Alzweri, MD, MRCS, FECSM Urology, Tulane University School of Medicine, New Orleans, LA, USA

Division of Urology, Department of Surgery, University of Texas Medical Branch, Galveston, TX, USA

Ciro Andolfi, MD Department of Surgery, Chicago Medicine, Chicago, IL, USA

Monish Aron, MD USC Institute of Urology, Norris Comprehensive Cancer Center, Keck School of Medicine, University of Southern California, Los Angeles, CA, USA

Akbar N. Ashrafi, BHB, MD, FRACS (Urol) USC Institute of Urology, Norris Comprehensive Cancer Center, Keck School of Medicine, University of Southern California, Los Angeles, CA, USA

Olivier Belas Department of Urology, Polyclinique Le Mans Sud, Le Mans, France

Aylin N. Bilgutay, MD Pediatric Urology, Children's Healthcare of Atlanta and Emory University, Atlanta, GA, USA

Jill C. Buckley, MD Department of Urology, University of California, San Diego, San Diego, CA, USA

Grégoire Capon, MD Department of Urology, University of Bordeaux, Bordeaux, France

Vincent Cardot Department of Urology, Clinique Bizet, Paris, France

Nathan Cheng, MD Hackensack Meridian Health, Hackensack University Medical Center, Hackensack, NJ, USA

Hackensack Meridian School of Medicine, Nutley, NJ, USA

Gregory Chesnut, MD Urology Service, Department of Surgery, Memorial Sloan Kettering Cancer Center, New York, NY, USA

Michael Daugherty, MD Division of Pediatric Urology, Cincinnati Children's Hospital Medical Center, Cincinnati, OH, USA

Paolo Dell'Oglio, MD ORSI, Academy, Melle, Belgium
Department of Urology, OnzeLieve Vrouw Hospital, Aalst, Belgium
Unit of Urology, Division of Oncology, Urological Research Institute, IRCCS Ospedale San Raffaele, Milan, Italy

Frank Van Der Aa, MD Department of Urology, University of Leuven, Leuven, Belgium

Aurélien Descazeaud Department of Urology, University of Limoges, Limoges, France

Bethany Desroches, MD, MS Department of Urology, Hackensack University Medical Center, Hackensack, NJ, USA

Angelena B. Edwards, MD Department of Urology, Division of Pediatric Urology, Children's Health System Texas, University of Texas Southwestern, Dallas, TX, USA
Department of Urology, Division of Pediatric Urology, University of Iowa, Iowa City, IA, USA

Sean P. Elliott, MD, MS Department of Urology, University of Minnesota, Minneapolis, MN, USA

Jonathan S. Ellison, MD Children's Hospital of Wisconsin and Medical College of Wisconsin, Milwaukee, WI, USA

Ahmed S. Elsayed, MD Department of Urology, Roswell Park Comprehensive Cancer Center, Buffalo, NY, USA

Daniel D. Eun, MD Department of Urology, Lewis Katz School of Medicine at Temple University, Philadelphia, PA, USA

Georges Fournier Department of Urology, University of Brest, Brest, France

Thomas W. Fuller, MD Department of Urology, University of California, San Diego, San Diego, CA, USA

Xavier Gamé Department of Urology, University of Toulouse, Toulouse, France

Jonathan A. Gerber, MD Division of Pediatric Urology, Department of Surgery, Texas Children's Hospital, Houston, TX, USA
Scott Department of Urology, Baylor College of Medicine, Houston, TX, USA

Robert Steven Gerhard, MD OhioHealth Dublin Methodist Hospital, Dublin, OH, USA

Alvin C. Goh, MD Urology Service, Department of Surgery, Memorial Sloan Kettering Cancer Center, New York, NY, USA

Mohan S. Gundeti, MD Department of Surgery, Chicago Medicine, Chicago, IL, USA

Khurshid A. Guru, MD Department of Urology, Roswell Park Comprehensive Cancer Center, Buffalo, NY, USA

Jullet Han, MD USC Institute of Urology, Norris Comprehensive Cancer Center, Keck School of Medicine, University of Southern California, Los Angeles, CA, USA

Ashok K. Hemal, MD Department of Urology, Wake Forest University Baptist Medical Center, Winston-Salem, NC, USA

Sij Hemal, MD Department of Urology, Glickman Urological and Kidney Institute Cleveland Clinic, Cleveland, OH, USA

Jan Lukas Hohenhorst, MD Department of Urology and Urologic Oncology, Alfried-Krupp Krankenhaus, Essen, NRW, Germany

Ahmed A. Hussein, MD Department of Urology, Roswell Park Comprehensive Cancer Center, Buffalo, NY, USA

Micah Jacobs, MD Department of Urology, Division of Pediatric Urology, Children's Health System Texas, University of Texas Southwestern, Dallas, TX, USA

Min Suk Jan, DO, MS Crane Center for Transgender Surgery, Greenbae California, New York, NY, USA

Christina Kim, MD, FAAP Department of Urology, University of Wisconsin-Madison, Madison, WI, USA

Andrew J. Kirsch, MD Pediatric Urology, Children's Healthcare of Atlanta and Emory University, Atlanta, GA, USA

Joan Ko, MD Division of Urology, Children's Hospital of Philadelphia, Philadelphia, PA, USA

Chester J. Koh, MD Division of Pediatric Urology, Texas Children's Hospital - Baylor College of Medicine, Houston, TX, USA

Darko Kröpfl Department of Urology, Urologic Oncology and Pediatric Urology, Kliniken Essen-Mitte, Essen, Germany

Rana Kumar, MD Department of Urology, University of Chicago, Chicago, IL, USA

Alessandro Larcher, MD ORSI Academy, Melle, Belgium

Department of Urology, OnzeLieve Vrouw Hospital, Aalst, Belgium

Unit of Urology, Division of Oncology, Urological Research Institute, IRCCS Ospedale San Raffaele, Milan, Italy

Ziho Lee, MD Department of Urology, Temple University School of Medicine, Philadelphia, PA, USA

Heinrich Löwen, MD Department of Urology, Urologic Oncology and Pediatric Urology, Kliniken Essen-Mitte, Essen, Germany

Luis G. Medina, MD USC Institute of Urology, Norris Comprehensive Cancer Center, Keck School of Medicine, University of Southern California, Los Angeles, CA, USA

Michael J. Metro, MD, FACS Department of Urology, Temple University School of Medicine, Philadelphia, PA, USA

Kirtishri Mishra, MD Urology Institute, University Hospitals of Cleveland and Case Western Reserve University School of Medicine, Cleveland, OH, USA

Marcio Covas Moschovas, MD ORSI Academy, Melle, Belgium

Department of Urology, OnzeLieve Vrouw Hospital, Aalst, Belgium

Alexandre Mottrie ORSI Academy, Melle, Belgium

Department of Urology, OnzeLieve Vrouw Hospital, Aalst, Belgium

Ravi Munver, MD, FACS Department of Urology, Hackensack University Medical Center, Hackensack, NJ, USA

Hackensack Meridian School of Medicine at Seton Hall University, Nutley, NJ, USA

Michael Musch, MD Department of Urology, Urologic Oncology and Pediatric Urology, Kliniken Essen-Mitte, Essen, Germany

Paul H. Noh, MD University Urology, University of South Alabama, Mobile, Alabama, USA

Uzoamaka Nwoye, MD Division of Urology, Beth Israel Deaconess Medical Center, Boston, MA, USA

Joseph J. Pariser, MD Department of Urology, University of Minnesota, Minneapolis, MN, USA

Egor Parkhomenko, MD Department of Urology, Boston University School of Medicine/Boston Medical Center, Boston, MA, USA

Sunil H. Patel, MD Department of Urology, University of California, San Diego, San Diego, CA, USA

Ram A. Pathak, MD Department of Urology, Wake Forest University Baptist Medical Center, Winston-Salem, NC, USA

Benoit Peyronnet, MD Department of Urology, University of Rennes, Rennes, France

Anna Quian, BS Case Western Reserve School of Medicine, Cleveland, OH, USA

Courtney Rowe, MD Pediatric Urology, Connecticut Children's Medical Center, Hartford, CT, USA

Richard Sarle, MD Michigan State University, Lansing, MI, USA

Sparrow Hospital, Lansing, MI, USA

Ravindra Sahadev, MD Division of Urology, Children's Hospital of Philadelphia, Philadelphia, PA, USA

Nabeel Shakir, MD The University of Texas Southwestern Medical Center, Dallas, TX, USA

Aseem Shukla, MD Division of Urology, Children's Hospital of Philadelphia, Philadelphia, PA, USA

Rene Sotelo, MD USC Institute of Urology, Norris Comprehensive Cancer Center, Keck School of Medicine, University of Southern California, Los Angeles, CA, USA

Arun Srinivasan, MD Division of Urology, Children's Hospital of Philadelphia, Philadelphia, PA, USA

Robert J. Stein, MD Department of Urology, Glickman Urological and Kidney Institute Cleveland Clinic, Cleveland, OH, USA

Matthew E. Sterling, MD Department of Urology, Temple University School of Medicine, Philadelphia, PA, USA

Michael D. Stifelman, MD Department of Urology, Hackensack Meridian Health School of Medicine, Nutley, NJ, USA

Raju Thomas, MD, FACS, FRCS, MHA Urology, Tulane University School of Medicine, New Orleans, LA, USA

Johnson Tsui, MD Department of Urology, Hackensack University Medical Center, Hackensack, NJ, USA

Adrien Vidart Department of Urology, Foch Hospital, Suresnes, France

Anne Vogel, BSc Department of Urology, Urologic Oncology and Pediatric Urology, Kliniken Essen-Mitte, Essen, Germany

Mayya Volodarskaya, MD Department of Surgery, Rush University Medical Center, Chicago, IL, USA

Andrew A. Wagner, MD Division of Urology, Beth Israel Deaconess Medical Center, Boston, MA, USA

Aaron Wallace, MD Department of Surgery, Rush University Medical Center, Chicago, IL, USA

Shaun E. L. Wason, MD, FACS Department of Urology, Boston University School of Medicine/Boston Medical Center, Boston, MA, USA

Kevin K. Yang, MD Department of Urology, Lewis Katz School of Medicine at Temple University, Philadelphia, PA, USA

Lee C. Zhao, MD, MS NYU Langone Health, New York, NY, USA

中文版序一

    微创化和精准化是目前外科学发展的趋势。科技飞速发展的今天,新的手术机器人与手术技术不断涌现,人工智能与数字化技术也不断成熟,这都将推动微创泌尿外科手术进一步革新。在此背景下,上尿路修复是一门近年来飞速发展的亚专科,不同于传统术式的固定化和程序化,功能学修复注重个体化的灵活变通。当得知李学松教授组织团队翻译 *Techniques of Robotic Urinary Tract Reconstruction*,我感到十分高兴,应邀作序。

    《机器人尿路修复手术技术》对涉及输尿管、膀胱、前列腺等器官的修复进行了全面和新颖的阐述和讨论。全书内容丰富,从修复原则到手术技术,从术前准备到术后管理,紧贴临床实践,包含许多作者积累的经验和心得体会,同时关注成人与儿童解剖特点与技术的异同,我相信众多致力于尿路修复重建领域的泌尿外科医生及培训学员都会对此书爱不释手。

    本次翻译汇聚了国内众多本领域颇有建树的知名教授和中青年专家的指导意见,译稿文笔流畅,易于理解,可帮助读者解决实际操作中的疑惑和困难。

    我们希望本书能为我国泌尿外科的学科发展提供优质的参考,在提升我国泌尿外科临床医生修复重建能力方面起到积极的推动作用。我相信本书会成为众多泌尿外科医生在学习、掌握修复重建技术道路上的"好帮手",并为中国泌尿外科学整体水平的进步贡献一份力量。

2024 年

中文版序二

    机器人手术是现代外科革命性手术工具，具有微创、精准、灵活、省力等优势，超越传统腹腔镜器械，为患者和医生带来利好。近年来，新型手术机器人研发与问世不断促进这一技术的普及。可以预见在不远的将来机器人手术将成为各级医疗机构的主要组成，扎实掌握机器人知识和熟练操作是成为一名优秀泌尿外科医生所必需的素养和能力。上尿路修复是泌尿外科的重要分支，是涵盖成人及小儿上尿路部位疾病进行器官整复和功能重建的亚专业。上尿路修复手术涉及式式复杂，技术难度大，机器人的优势可在上尿路修复手术中充分展现。当得知李学松教授组织团队精细翻译 *Techniques of Robotic Urinary Tract Reconstruction*，我欣然提笔，应邀作序。

    本书原著是第 1 部着眼于机器人尿路修复领域的专业书籍，实用性强，易于理解和把握，以临床经验为主要内容，兼顾理论和实际操作，是数年来对机器人尿路修复手术技术不懈探索和创新的结果。译著翻译工作由北京大学第一医院暨北京大学泌尿外科研究所李学松教授领衔，同时汇聚了国内众多本领域颇有造诣的知名教授和中青年专家的指导意见，译稿贴近原著，语言精准，逻辑清晰，对读者全面、深刻地理解并掌握机器人尿路修复技术大有裨益，尤其是在我国上尿路修复亚专业正在新兴蓬勃发展的当下。

    "他山之石，可以攻玉。"我期待本书能为中国众多泌尿外科医生提供机器人尿路修复技术知识，"吸收外来，化为己用"，为中国泌尿外科学整体水平的进步贡献一份力量，"面向未来"，帮助中国泌尿外科实现"亚洲领先，世界一流"的奋斗目标，推动中国泌尿外科驶入国际潮流的主航道。

    最后，热烈祝贺本书顺利出版！

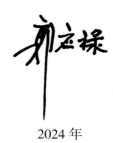

2024 年

中文版前言

上尿路修复是小专业大方向，虽然是良性疾病，但给患者带来身体和心理的巨大负担。多变的疾病特点和复杂的技术路径给泌尿外科医生带来巨大的挑战，一直以来国内外缺乏该领域的指南与共识。尿路修复领域的医务工作者常常面临患者的诉求、同行的寄托，甚至是救场与化解纠纷，承担巨大的压力。"工欲善其事，必先利其器。"熟练掌握并应用各种情况下的修复重建技术是顺利解决此类难题的先决条件。近年来，机器人手术平台的普及，令其三维增强图像显示以及灵活稳定的机械臂等优势加持于精细的重建操作，优化了术者的操作体验，提高了上尿路疾病患者的生活质量，改变了临床结局。

本书原著是首本总结机器人尿路修复手术技术的著作，由国际知名泌尿外科尿路修复领域专家于 2022 年完成，内容新颖，配图丰富，辅以大量经验总结与心得体会。全书共分为 31 章，涵盖了修复重建原则、上下尿路的修复、内外引流与腔内治疗、不同修复技术等多方面内容。读者可以对目前机器人尿路修复技术有全面深刻的认识。我们殷切希望本译著能为我国泌尿外科工作者、尿路修复领域医生提供有用的帮助，为我国培养更多的优秀泌尿外科专家作出一份贡献。

感谢来自全国各位泌尿外科专家同道对本书各章节的审校，感谢中国人民解放军总医院泌尿外科张旭院士和北京大学泌尿外科研究所郭应禄院士等老一辈专家对本书翻译工作的关注和支持，感谢翻译团队全体成员的辛勤工作。

由于译者水平有限，本书难免存在疏漏，恳请读者不吝赐教，批评指正！

李学松

2024 年

目 录

第一篇　绪论 ·· 1

　1　为什么选择机器人手术? ··· 2

第二篇　手术成功的关键:尿路修复原则 ·· 7

　2　输尿管支架置入技术和经皮肾造瘘引流术在尿路修复中的应用 ····················· 8

　3　尿路修复原则:修整、血供和愈合 ··· 14

　4　尿路修复中的组织替代 ·· 17

第三篇　肾盂输尿管连接部梗阻 ·· 25

　5　成人机器人辅助腹腔镜肾盂成形术 ··· 26

　6　小儿机器人辅助腹腔镜肾盂成形术 ··· 38

　7　肾盂输尿管连接部梗阻合并解剖异常或肾结石的处理 ····································· 48

　8　复发性肾盂输尿管连接部梗阻 ·· 56

第四篇　输尿管中上段狭窄 ··· 65

　9　输尿管上段修复重建:端端吻合、颊黏膜、腔静脉后输尿管 ····························· 66

　10　输尿管修复重建:阑尾替代及输尿管肾盏吻合术 ··· 73

　11　机器人辅助腹腔镜自体肾移植术和回肠代输尿管术 ······································ 79

　12　输尿管松解术及膀胱瓣技术 ··· 86

　13　小儿输尿管中上段修复重建 ··· 100

第五篇　输尿管下段修复重建 ··· 111

　14　输尿管下段重建:诊断、评估和术前准备 ·· 112

　15　机器人辅助腹腔镜输尿管膀胱再植术 ·· 118

　16　小儿输尿管下段损伤和修复 ··· 130

　17　小儿输尿管下段重建手术 ·· 136

第六篇　膀胱 ··· 145

　18　成人膀胱憩室切除术和膀胱部分切除术 ·· 146

　19　小儿膀胱扩大术和尿流改道术 ··· 156

　20　小儿良性膀胱疾病的机器人手术:膀胱憩室、脐尿管囊肿、膀胱结石 ············· 167

第七篇　尿流改道 ·· 173

21　机器人辅助腹腔镜根治性膀胱切除术的手术并发症 ··· 174

22　回肠原位新膀胱与可控性自主导尿尿流改道术 ··· 192

23　机器人辅助腹腔镜回肠膀胱通道尿流改道术 ··· 216

24　尿流改道：机器人辅助腹腔镜经阑尾顺行可控性灌肠术及 Mitrofanoff 阑尾
　　造口术 ··· 227

第八篇　单纯前列腺切除术 ··· 239

25　机器人辅助腹腔镜单纯前列腺切除术 ··· 240

第九篇　尿道 ·· 247

26　机器人辅助腹腔镜膀胱颈重建术 ··· 248

27　机器人辅助腹腔镜膀胱颈人工尿道括约肌植入术 ··· 254

28　直肠尿道瘘和结肠膀胱瘘 ··· 263

第十篇　尿瘘 ·· 273

29　输尿管阴道瘘 ··· 274

30　膀胱阴道瘘的机器人手术治疗 ··· 280

31　后尿道成形术 ··· 287

视频目录

视频 2.1　机器人手术顺行输尿管支架置入

视频 5.1　成人机器人辅助腹腔镜肾盂成形术

视频 6.1　小儿机器人辅助腹腔镜肾盂成形术

视频 7.1　单孔机器人螺旋肾盂瓣肾盂成形术联合取石术

视频 8.1　机器人输尿管肾盏吻合术

视频 8.2　机器人肾盂瓣肾盂成形术

视频 9.1　机器人颊黏膜补片输尿管成形术

视频 10.1　机器人输尿管松解＋阑尾补片输尿管成形术

视频 10.2　机器人输尿管肾盏吻合术

视频 11.1　机器人体内自体肾移植术

视频 12.1　机器人双侧输尿管松解术

视频 12.2　机器人膀胱瓣输尿管成形术

视频 13.1　机器人小儿单侧输尿管端端吻合术

视频 15.1　机器人输尿管膀胱再植术

视频 16.1　机器人小儿远端输尿管损伤修复

视频 17.1　机器人小儿输尿管远端重建

视频 18.1　机器人膀胱憩室切除术

视频 19.1　机器人辅助腹腔镜回肠膀胱扩大术和 Mitrofanoff 阑尾造口术（RALIMA）

视频 20.1　机器人小儿膀胱手术

视频 21.1　机器人根治性膀胱切除术直肠损伤

视频 21.2　机器人直肠损伤修复

视频 21.3　机器人髂外动脉损伤

视频 21.4　机器人输尿管回肠吻合（Wallace 技术）

视频 21.5　机器人回肠新膀胱瘘修复

视频 22.1　机器人体内回肠新膀胱

视频 22.2　机器人体内经皮可控性尿流改道术

视频 23.1　机器人回肠膀胱术

视频 24.1　机器人膀胱颈重建＋阑尾膀胱造口＋可控性 Malone 经阑尾造瘘顺行结肠灌洗技术

视频 25.1　机器人单纯前列腺切除术

视频 26.1　机器人膀胱颈挛缩 Y-V 成形术

视频 27.1　　机器人男性前列腺周人工尿道括约肌植入术

视频 27.2　　机器人女性人工尿道括约肌植入术

视频 28.1　　机器人先天性直肠尿道瘘修复

视频 29.1　　机器人输尿管阴道瘘修复

视频 30.1　　机器人膀胱阴道瘘修复

视频 31.1　　单纯前列腺切除术后单孔机器人腹会阴尿道成形术

增值服务使用方法

1. 扫描封底红标二维码,获取图书"使用说明"。
2. 揭开红标,扫描绿标激活码,注册/登录人卫账号获取数字资源。
3. 扫描书内二维码或封底绿标激活码随时查看数字资源。

第一篇 绪 论

　　拿起这本书,你便走进了机器人的高光时刻(aha moment)。我在2003年第一次见到了初代三臂手术机器人,当时我还是一名住院医师,努力学习腹腔镜缝合技巧。很明显,手术机器人是一个伟大的发明,可以自主控制镜头并保持稳定。除此之外,3D立体成像和腔内手腕式器械使精细的解剖和复杂的缝合变得触手可及,缩短学习曲线。自从近20年前引入机器人手术以来,该领域不乏来自不同亚专业的先驱和创新者专注于机器人上尿路修复重建,包括腔内泌尿外科、泌尿肿瘤、尿路修复。这群兼容并包的泌尿外科医生提供了一个思想熔炉,分享他们的技术、成功经验和失败教训,这让我们能够真正"从心所欲"。自首次发表机器人尿路修复重建病例报道以来,我们取得了显著的进展。利用最新的机器人技术,结合术中新型显像技术,以及挑战输尿管中上段狭窄的"常规",我们取得了不错的成就,给患者带来更好的预后。正是许多人的努力使我们得以实现这本书的问世。2018年5月,本书4位主编在旧金山完成我们第3次年度AUA课程"机器人尿路重建:自上而下的方法"后,分享了一杯啤酒,这是本书主要的催化剂。我们的年会课程仅有3个小时的内容,但这只是冰山一角。每个人都觉得好像还有很多话要说,有很多人要联系,我们只是触及了表面。此外,我们希望避免下一代泌尿外科医生不得不从头开始本领域的摸索。为本书寻找编者的过程中,我们专门寻找那些善于在公共场合阐述技术的外科医生。主编挑选的编者或曾与我们共同手术,或曾在手术直播期间担任主持,或曾参加实践教学。这是一本以如何完成一台手术为主要内容的书,重点在于阐述可重复的技术。每一章都由主编和编者精心制定具体目标,并为了确保实现这些目标进行了多次改进。最后,编者对本书所有图像和视频进行了审查,以确保获得最佳的学习体验。我们每一个人都站在巨人的肩膀上。编者希望我们能帮助下一代上尿路修复泌尿外科医生奠定坚实的基础。最后,必须感谢我们的配偶和支持我们的人。正是他们坚定不移、无条件的爱,让我们能够花时间和精力创作完成这本书。

1 为什么选择机器人手术?

Sunil H. Patel, Thomas W. Fuller, and Jill C. Buckley

机器人尿路重建的历史

1985年,首台机器人手术平台PUMA 200机械手臂于神经外科手术中使用[1]。15年后,随着2000年FDA批准达芬奇机器人系统,泌尿外科正式进入机器人时代(图1.1)。同年,泌尿外科医生进行了第1例机器人辅助根治性前列腺切除术(robotic-assisted radical prostatectomy,RARP),而后于2001年完成根治性肾切除术[2]。

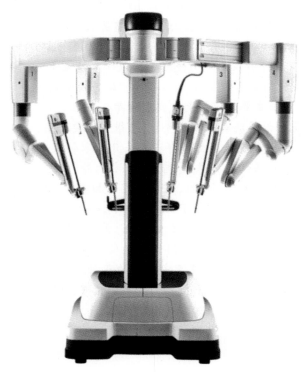

图1.1 达芬奇机器人系统——第四代[23]

此后,机器人技术便迅速应用于泌尿系统上尿路(upper urinary tract,UUT)疾病的治疗。2002年,关于机器人肾盂成形术的系列报道首次发表[3]。从2002年至2006年期间,多种机器人尿路重建手术被广泛报道。同期一项回顾性分析描述了机器人技术在输尿管离断吻合术和输尿管再植术中的应用[4]。自机器人技术应用于泌尿外科仅十年,大部分常见的泌尿外科病例便均可由机器人完成。2009年,仅10.2%的肾盂成形术通过腹腔镜完成,45.1%的病例由机器人辅助完成，其余 44.7% 为开腹手术[5]。2012 年，一项纳入 759 名患者的大型回顾性系列研究比较了腹腔镜或机器人肾盂成形术的效果。结果表明，与腹腔镜相比，机器人手术提高了手术成功率并减少了二次手术的风险[6]。

下段输尿管重建的开展紧随肾盂成形术。开放术式（n=41）与机器人（n=25）输尿管膀胱再植术的初步比较显示不同术式之间的成功率相似，而机器人手术减少了住院时间、麻醉镇痛需求和估计失血量[7]。一项 14 名患者的研究中证实了机器人辅助膀胱颈重建的可行性、安全性和有效性。在一年的随访中，通畅率和控尿率分别为 75% 和 82%。此外，与经会阴开放组相比，失血量和住院时间均减少[8]。

最近，重建泌尿外科医生使用机器人手术平台处理输尿管狭窄和尿道直肠瘘。在一个小规模病例系列研究中，Zhao 等描述了 4 例接受机器人颊黏膜移植物输尿管重建患者的治疗效果。术后随访 15 个月无并发症和狭窄复发[9]。Chen 等研究了直肠尿道瘘（rectourethral fistulas，RUF）的机器人手术治疗，与经会阴、经括约肌、经肛门入路相比，经腹入路手术视野较差，并发症发生率更高[10]。微创手术的引入提供了更好的视野以及骨盆深处的可操作性，降低了患者的并发症风险[11]。

尿路重建：增强视觉效果，狭窄解剖空间的操作可及性，以及人体工程学

机器人手术改善了外科医生的视觉效果和人体工程学负荷。通过测量上臂肌电图（EMG）活动对机器人与腹腔镜手术中的人体工程学进行比较评估，结果表明与腹腔镜相比，机器人手术可减轻外科医生的肌肉疲劳程度[12]。根据对腔内泌尿外科学会和泌尿肿瘤学会医生的调查，肌肉疲劳程度的减轻给泌尿外科医生带来的是肌肉骨骼疼痛的明显改善[13]。

机器人手术设备的光学系统还能提供清晰、放大的三维图像。在开放手术中，如 RUF 和膀胱尿道吻合口狭窄修复等，骨盆深部区域存在视野限制。机器人手术系统提供 10～15 倍放大的 3D 高清图像和运动缩放，可实现优于开放手术或腹腔镜手术的视觉效果。

7 个自由度模拟了人类手腕在狭小空间的灵巧性，术者可以采取较为舒适的姿势操控机械臂在狭窄且具有挑战性的空间中进行精细的解剖及缝合[14]。这是机器人超越开放手术的主要优势，并且使机器人辅助复杂的泌尿生殖系统重建成为理想方式。

技术进步

近红外荧光成像

吲哚菁绿（ICG）的近红外荧光（near-infrared fluorescence，NIRF）可以对血管或输尿管腔结构进行荧光成像。与肾动脉全阻断的肾部分切除术相比，使用 NIRF 选择性肾动脉阻断可改善术后短期肾功能[15,16]。

NIRF 在尿路重建中有助于识别输尿管及肾盂。但它的真正价值在于能够在再次手术的严重瘢痕中识别这些结构。此外，NIRF 可标明有血流组织和无血流组织间的界线，从而帮助识别输尿管或肠道组织有无活力（图 1.2）[17,18]。

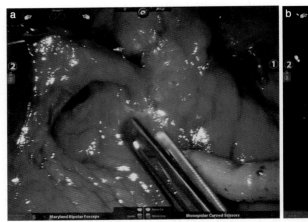
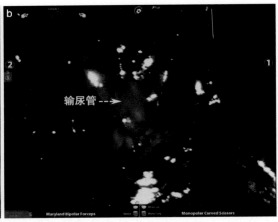

图 1.2　机器人辅助二次肾盂成形术中，腔内注射 ICG（b）后，在致密瘢痕组织区中突出显示输尿管结构（a）

单孔机器人手术

单孔手术，也称为腹腔镜单孔（laparoendoscopic single-site，LESS）手术，最早于 2007 年在泌尿外科中被报道。Raman 等采用经脐切口顺利完成 3 例单孔腹腔镜肾切除术[19]。2009 年，Kaouk 等报道了第 1 例机器人辅助 LESS（R-LESS）手术，术式包括肾盂成形术、根治性肾切除术和根治性前列腺切除术[20]。2018 年，克利夫兰诊所报道了两例单孔机器人辅助根治性前列腺切除术证实了这一经验（图 1.3）。手术成功完成，无并发症发生，术后护理与标准流程无差异[21]。

TilePro

TilePro 是达芬奇的一种多图像显示模式外科手术系统，允许外科医生在控制台上进行画中画显示。在泌尿生殖系统重建中，使用膀胱镜或输尿管镜标定瘘管、识别梗阻的管腔或帮助确定尿流改道中输尿管再植入的最佳位置时，TilePro 是必不可少的。图 1.4 显示了 TilePro 的应用，即通过画中画技术显示膀胱镜检查确定的膀胱颈闭塞位置。

模拟器

达芬奇机器人平台为机器人技术的初学者和学员提供了一个模拟软件包。模拟器已被证明与术中表现呈正相关。基本的机器人技能训练（FIRST）和达芬奇技能模拟器（dVSS）虚拟现实任务表现与术中前

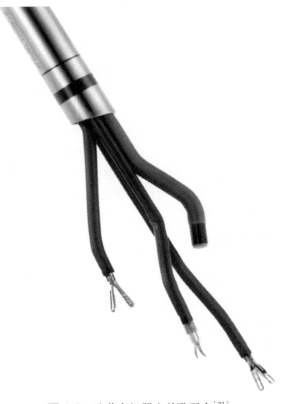

图 1.3　达芬奇机器人单孔平台[23]

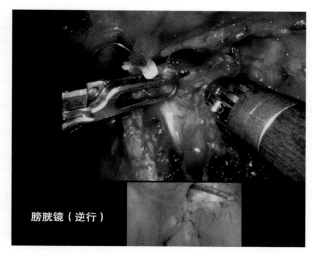

膀胱镜（逆行）

图 1.4 使用 TilePro 的术中图像技术，显示在重建膀胱颈闭塞手术中膀胱镜确定管腔的确切位置

列腺切除术的表现具有相关性[22]。本研究的作者提倡在培训课程中要进行标准的机器人模拟器训练。

结论

随着机器人操作的稳步发展，机器人手术将在泌尿外科及泌尿生殖系统重建手术中继续发挥越来越重要的作用。机器人在多种复杂尿路重建手术中应用及获益的相关文献大量涌现。缩短住院时间，减少麻醉药的需要，术后快速康复等，这些都是机器人平台给患者带来的获益。改善手术视觉效果，操作时更符合人体力学舒适程度，以及易于进入深部狭窄空间改善了外科医生的体验。综上所述，在未来，机器人技术在重建中的影响力会进一步增强。

（王冰 译，潘进洪 审）

参考文献

1. Kwoh YS, Hou J, Jonckheere EA, Hayati S. A robot with improved absolute positioning accuracy for CT guided stereotactic brain surgery. IEEE Trans Biomed Eng. 1988;35:153–60.
2. Binder J, Jones J, Bentas W, et al. Robot-assisted laparoscopy in urology. Radical prostatectomy and reconstructive retroperitoneal interventions. Der Urologe Ausg. 2002;41(2):144–9.
3. Gettman MT, Neururer R, Bartsch G, Reinhard P. Anderson-Hynes. Dismembered pyeloplasty performed using the da Vinci robotic system. Urology. 2002;60:509–13.
4. Mufarrij PW, Shah OD, Berger AD, et al. Robotic reconstruction of the upper urinary tract. J Urol. 2007;178:2002–5.
5. Monn MF, Bahler CD, Schneider EB, Sundaram CP. Emerging trends in robotic pyeloplasty for the management of ureteropelvic junction obstruction in adults. J Urol. 2013;189:1352–7.
6. Lucas SM, Sundaram CP, Wolf JS, Leveillee RJ, Bird VG, Aziz M, et al. Factors that impact the outcome of minimally invasive pyeloplasty: results of the multi-institutional laparoscopic and robotic pyeloplasty collaborative group. J Urol. 2012;187:522–7.
7. Isac W, Kaouk J, Altunrende F, Rizkala E, Autorino R, Hillyer SP, et al. Robot-assisted uretero-

neocystostomy: technique and comparative outcomes. J Endourol. 2013;27:318–23.

8. Kirshenbaum EJ, Zhao LC, Myers JB, Elliott SP, Vanni AJ, Baradaran N, Alsikafi NF. Patency and incontinence rates after robotic bladder neck reconstruction for vesicourethral anastomotic stenosis and recalcitrant bladder neck contractures: the trauma and urologic reconstructive network of surgeons experience. Urology. 2018;118:227–33.

9. Zhao LC, Yamaguchi Y, Bryk DJ, Adelstein SA, Stifelman MD. Robot-assisted ureteral reconstruction using Buccal mucosa. Urology. 2015;86(3):634–8.

10. Chen S, Gao R, Li H, Wang K. Management of acquired rectourethral fistulas in adults. Asian J Urol. 2018;5(3):149–54.

11. Linder B, Frank I, Dozois E, Elliott D. V405 robotic transvesical rectourethral fistula repair following a robotic radical prostatectomy. J Urol. 2013;189(4):e164–5.

12. Lee GI, Lee MR, Clanton T, et al. Comparative assessment of physical and cognitive ergonomics associated with robotic and traditional laparoscopic surgeries. Surg Endosc. 2014;28(2):456–65.

13. Bagrodia A, Raman JD. Ergonomic considerations of radical prostatectomy: physician perspective of open, laparoscopic, and robot-assisted techniques. J Endourol Endourolog Soc. 2009;23:627–33.

14. Zárate Rodriguez JG, Zihni AM, Ohu I, Cavallo JA, Ray S, Cho S, Awad MM. Ergonomic analysis of laparoscopic and robotic surgical task performance at various experience levels. Surg Endosc. 2018; https://doi.org/10.1007/s00464-018-6478-4.

15. Mattevi D, Luciani LG, Mantovani W, Cai T, Chiodini S, Vattovani V, Malossini G. Fluorescence-guided selective arterial clamping during RAPN provides better early functional outcomes based on renal scan compared to standard clamping. J Robot Surg. 2018; https://doi.org/10.1007/s11701-018-0862-x.

16. Borofsky MS, Gill IS, Hemal AK, et al. Near-infrared fluorescence imaging to facilitate superselective arterial clamping during zero-ischaemia robotic partial nephrectomy. BJU Int. 2013;111:604–10.

17. Lee Z, Moore B, Giusto L, Eun DD. Use of Indocyanine green during robot-assisted ureteral reconstructions. Eur Urol. 2015;67(2):291–8.

18. Bjurlin MA, Gan M, McClintock TR, Volpe A, Borofsky MS, Mottrie A, Stifelman MD. Near-infrared fluorescence imaging: emerging applications in robotic upper urinary tract surgery. Eur Urol. 2014;65(4):793–801.

19. Raman JD, Bensalah K, Bagrodia A, et al. Laboratory and clinical development of single keyhole umbilical nephrectomy. Urology. 2007;70:1039–42.

20. Kaouk JH, Goel RK, Haber GP, et al. Robotic single-port transumbilical surgery in humans: initial report. BJU Int. 2009;103:366–9.

21. Kaouk J, Bertolo R, Eltemamy M, Garisto J. Single-port robot-assisted radical prostatectomy: first clinical experience using the SP surgical system. Urology. 2018; https://doi.org/10.1016/j.urology.2018.10.025.

22. Aghazadeh MA, Mercado MA, Pan MM, Miles BJ, Goh AC. Performance of robotic simulated skills tasks is positively associated with clinical robotic surgical performance. BJU Int. 2016;118:475–81.

23. https://www.intuitivesurgical.com/

第二篇　手术成功的关键:尿路修复原则

Michael D. Stifelman

　　本篇主要讨论支架与肾造瘘管在治疗上尿路梗阻患者中的应用,并对重建的原则进行综述,重点是确保充足的血液供应,改善伤口愈合和适当的修剪技术。此外,我们用整整一章的篇幅介绍组织替代,这是一个不断发展的领域。这些章节将为本书中介绍的所有技术奠定基础,并提供成功进行机器人尿路重建所需的细节。

2 输尿管支架置入技术和经皮肾造瘘引流术在尿路修复中的应用

Shaun E. L. Wason and Egor Parkhomenko

输尿管支架可以缓解梗阻、促进愈合并为尿液引流提供临时通道[1,2]。在实践中,我们为所有涉及输尿管吻合的上、下尿路重建手术放置双J支架管。在儿科文献中,输尿管支架已被证明可减少肾盂成形术后的住院时间和并发症[3-5]。然而,最近的文献对输尿管支架在儿科重建手术中的益处提出了质疑,并且描述了无支架/无管手术[6,7]。在这一人群中,输尿管支架的放置往往取决于手术医生的偏好。在我们看来,尽管达芬奇手术系统(Intuitive Surgical, Sunnyvale, CA)的出现极大地提升了体内缝合技术,使某些患者无须放置支架;然而,置入支架管的风险远小于尿漏或吻合口破裂的风险。

关于肾盂成形术中输尿管支架置入的最佳时机尚无明确共识。术前逆行放置输尿管支架的优点是确保正确放置理想长度的支架。然而这需要额外的手术步骤,并且在术中可能会使输尿管的梗阻部位不易辨识,而且扩张的肾盂在减压后偶尔会导致手术分离变得困难。此外,在有预先放置的支架的情况下,狭窄段的切除和重建可能更加困难。由于这些原因,我们通常在术中以顺行方式放置输尿管支架(视频 2.1)。

放置经皮肾造瘘管或输尿管支架的主要目的是缓解进行性梗阻加重和减轻患者的症状。如果患者为无症状性梗阻,我们通常会直接行择期手术修复而不在术前放置肾造瘘管或支架管。如果患者为有症状性梗阻,我们倾向在术前放置经皮肾造瘘管而不是输尿管支架,从而尽量减轻输尿管周围炎症。输尿管周围炎症可能会使手术中输尿管的分离更具挑战性。如果患者已经放置了输尿管支架,我们的做法是在术前 10~14 天将其更换为肾造瘘管。

我们在临床实践中最常使用的支架是 Percufex 双J支架管(Boston Scientifc, Boston, MA),这种支架因为具有表面的亲水涂层而便于术中放置。此外,这种支架置入快捷,具有灵活的硅胶材质和锥形尖端,使其非常适合重建手术。其他不常见的支架材料包括可生物降解材料和金属材料。可生物降解支架具有多种缺陷,包括不同的降解率、需要后续移除手术以及碎片进入输尿管壁导致炎症反应[8-10]。正在积极研发 Uriprene 等新材料以解决这些挑战[11]。金属支架管已被用于一些恶性肿瘤引起的高强度外压性输尿管梗阻病例中[12]。最近的研究已将金属支架用于良性和恶性输尿管梗阻中,且良性病变的成功率报道不一[13,14]。泌尿外科医生尚未将金属支架应用到常规临床实践,需要进一步的研究来表明金属支架比常规硅胶支架更具有优势。除了放置时需要鞘管和 X 线透视,金属支架的刚性使这种支架管不太适合良性重建手术。

选择较大或较小直径的支架仍存在争议。前者可能会压迫和损伤输尿管血运并促进其纤维化,而后者可能无法通过支架管腔提供足够的引流。Moon 等人探究了 7Fr 和 14Fr 支架在猪身上使用情况,并得出结论认为两者在结果(如狭窄形成)方面没有差异[15]。鉴于此,输尿管支架直径的选择取决于手术医生,在临床实践中,我们只采用 6Fr 或 7Fr 支架管。

　　我们通常基于 CT 尿路造影或逆行肾盂造影的输尿管长度,或根据患者身高估计的输尿管长度,来选择固定长度的双 J 管[16]。我们通常也会选择更长的支架,从而尽量降低短输尿管支架常见的支架移位的风险。例如,如果输尿管的长度为 26cm,那么我们通常会放置 28cm 的支架。这也确保了近端卷曲的支架在肾脏的上端,远离肾盂输尿管连接部吻合口。在某些情况下,例如移植肾或盆腔肾的输尿管重建,我们会采用 4.7F 的双 J 管,因为在我们中心这种型号的短支架更常见。

　　在吻合口上放置双 J 管可采用顺行或逆行方式。顺行放置已被证明可减少手术时间,是最近一项多中心综述以及我们临床实践中的首选技术[17,18]。放置支架的时机由手术医生决定,但是,编者通常在吻合完成一半后放置支架。对于肾盂成形术中的顺行支架放置,后壁吻合完成后,可通过任何大小的辅助孔放置支架推进器,并通过机器人针持向下进入到输尿管。需要温柔地操作以避免过度压迫支架推进器。一根头端弯曲的 0.965mm(0.038 英寸)的导丝穿过支架推进器并置入输尿管内。使用头端弯曲的导丝是为了使柔软的末端在膀胱内卷曲,因此从尿道中穿出的风险较小。推进器与输尿管保持几厘米的距离,以观察导丝的通过情况,确保不会过早遇到阻力。当导丝遇到阻力后,导丝被机器人针持抓住,支架推进器被移除。双 J 支架管以锥形头端穿过导丝。可在体外使用止血钳以保持导丝被拉紧。一旦支架的末端到达机器人针持,控制台的手术医生使用"双手交替"技术将支架顺着输尿管向膀胱推进。支架被推进直到近端可见,此时支架被固定,导丝被移除,并且支架的近端可卷曲。然后可以将近端卷曲的支架放入肾盂或上极肾盏中,并完成重建手术。在没有辅助孔的情况下,可以经皮放置 14Fr 静脉插管(血管导管)以允许导丝和支架通过。为了配合支架的放置,一些中心主张用生理盐水或亚甲蓝填充膀胱并夹闭导尿管,以便在放置支架时使膀胱膨胀[19],通过看到支架孔的液体回流以确定支架放置在适当的位置。其他扩张膀胱的技术包括在支架放置前 1 小时夹闭导尿管并静脉注射呋塞米。我们发现这一步骤并不是必要的,除非担心支架位置不正确。

　　对于逆行体内支架置入,如在输尿管膀胱再植术中需要,支架置入可以与前面描述的放置方式类似(图 2.1)[20]。控制台的外科医生将支架向肾脏推进,直到看到远端卷曲(图 2.2),移除导丝,将远端卷曲放入膀胱,然后完成重建手术(图 2.3)。我们的技术在视频 2.1 中进行了概述。

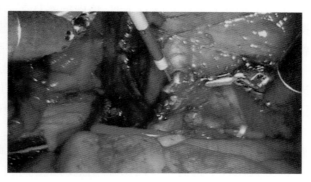

图 2.1　输尿管膀胱再植术,0.965mm(0.038 英寸)导丝通过支架推进器进入输尿管远端

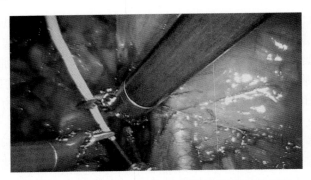

图2.2　控制台手术医生将双 J 管通过导丝推向肾脏

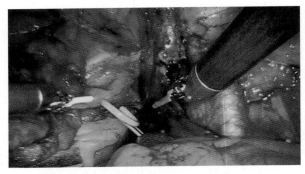

图2.3　移除导丝,且支架远端卷曲。视频中介绍了尿路重建时机器人体内双 J 管置入

逆行放置输尿管支架较为少用,需要用可弯曲的膀胱镜将 5Fr 或 6Fr 输尿管导管预先放置到输尿管近端。输尿管导管被预置在无菌区,以便在放置支架时由床旁助手操作。导丝可穿过输尿管导管,并在体内看到进入肾盂的情况。然后可以将输尿管导管换为适当长度的支架放到导丝上。随后将支架推进器穿过导丝,并在控制台外科医生的直视下推进支架。一旦看到近端卷曲,支架就固定下来,并移除导丝。可以将柔性膀胱镜插入膀胱,以确保膀胱中有合适的远端线圈。

偶尔,在进行输尿管中段的输尿管输尿管吻合术时,体内输尿管支架置入需要分别在输尿管近端和远端进行操作。在这种情况下,导丝直接穿过支架以拉直支架的一端。然后以逆行方式将支架首先朝肾脏方向置入。固定住支架近段,移除导丝。将整个支架放入腹腔内,控制台的手术医生可以通过支架的侧孔再次顺向插入导丝,直到支架远端卷曲变直。远端可以顺着输尿管前进进入膀胱,然后取出导丝。我们主张在手术结束时通过柔性膀胱镜检查确认支架位置,因为它易于操作且最可靠。然而,也可以用术间的腹部平片或床旁超声确认支架位置。

我们通常在所有输尿管重建手术后 3 周取出输尿管支架。然而,文献中理想的支架管放置时间仍有争议。Kerbl 等人比较了猪输尿管内切开术后 1 周、3 周和 6 周支架管放置时间的效果,发现仅放置 1 周支架对输尿管具有更好的结果[21]。支架管被认为可通过尿液分流促进输尿管再生,同时提供输尿管愈合的支撑[1,2]。然而,作为异物,输尿管支架可引起原生组织的炎症并容易引起感染[22]。最近,Danuser 等人比较了腹腔镜或机器人辅助肾盂成形术后 1 周与 4 周支架放置时间的疗效。他们发现两组在梗阻方面没有显著差异，并认为 1 周支架置入时间与 4 周的效果相当[23]。然而，缺乏关于人体最佳支架置入时间的证据，因此，最终决定权仍然掌握在泌尿外科医生手中。

输尿管支架已成为各种泌尿外科手术中协助尿液分流和输尿管愈合的首选工具，但其应用并非没有并发症。作为临时留置的异物，它们与尿频、尿失禁、日常活动时疼痛、性功能障碍、感染和支架管结壳等有关[24]。已经探索出了多种治疗方式来减轻支架相关症状。根据输尿管支架症状问卷（Ureteral Stent Symptom Questionnaire，USSQ）的评估，α 受体阻滞剂和 M 受体阻滞剂单独或联合使用都可成功改善支架相关症状[25-27]。在文献中，非甾体抗炎药（NSAID）也可被用于改善肾绞痛[28]。值得注意的是，在支架移除前单剂量的非甾体抗炎药已被证明可以减少与支架移除相关的疼痛，并减少对阿片类药物镇痛的需求[29]。另一种可以在代谢后浓缩于尿液中的常用镇痛剂非那吡啶可用于治疗排尿困难，但最近的研究对其改善 USSQ 评分的效果提出了疑问[30]。最后，最近的一项前瞻性随机对照研究表明普瑞巴林可独立地提高留置输尿管支架患者的 USSQ 评分，特别是生活质量方面[31]。在我们的临床实践中，除非有临床禁忌证或肾功能不全，输尿管重建完成后常规在术中使用酮咯酸（15mg 或 30mg 静脉输注）。术后镇痛采用 α 受体阻滞剂、非甾体抗炎药、对乙酰氨基酚和非那吡啶的组合，对于严重疼痛者可谨慎口服强效镇痛药物（5mg 羟考酮），逐渐减少麻醉性镇痛药的应用。

输尿管支架应用的另一个常见并发症是容易发生感染。Farsi 等人发现留置的输尿管支架在几周内就会被细菌定植[32]。Nevo 等人发表的一篇文章指出，败血症的发生率在输尿管支架留置 1 个月后急剧增多[33]。因此，支架最好在 4 周内取出，以减少感染性并发症。对于简单的输尿管重建手术，支架通常可以在 2 周内取出且不留后遗症[20]。为了尽量减少感染的风险和支架相关并发症，我们目前的做法是在术后 10～14 天留尿进行尿液培养，并在术后 21 天前取出支架管。如果尿液培养为阴性，则根据 AUA 预防性抗生素应用的最佳实践政策在围手术期予以单次剂量抗生素使用[34]。

目前正通过多种努力降低支架相关并发症，例如设计（凹槽、螺旋、自膨胀等）、涂层（抗菌、抗结壳等）和材料（金属、替代塑料、可生物降解等）[11,35]。有趣的是，在个性化医疗和技术飞快进步的时代，研究人员已经开始尝试使用 3D 打印支架。这可以根据每个输尿管特征进行定制和打印。Del Junco 等人已经将 3D 打印支架应用在了离体猪模型，发现与普通支架管具有相似的流速[36]。尽管目前还没有 3D 打印支架可供使用，但其应用前景广阔。

引流管在任何腹腔手术中都具有重要作用。在泌尿外科手术中，通常放置引流管以识别尿漏、淋巴漏和/或术后出血。对于上/下尿路重建手术，我们通常留置带负压的闭式引流管过夜，特别是进行了双侧分期盆腔淋巴结清扫（bilateral staging pelvic lymph node dissection，BPLND）的患者。如果确认吻合口不漏尿，简单的机器人辅助根治性前列腺切除术（robotic-assisted radical prostatectomy，RARP）后并不一定需要留置引流。一些中心已经取消了常规使用引流管，但并未发现围手术期并发症的增加[37,38]。然而，这些结果可能不适用于所有外科医生，特别是在学习曲线的早期或存在以下情况：例如，困难吻合、膀胱颈重建、经尿道前列腺电切术史、失血量增加、挽救性 RARP 或/和免疫抑制。在我们中心，我们通常会在重建手术结束后留下 18F 的尿管和 15F 的 Blake 引流管。对于根治性前列腺切除术，每隔 8 小时对引流液计量。如果引流液少于 50mL/8h，则将其拔除。如果观察到较多的引流量，则检测引流液中的肌酐，以区分是淋巴漏（等于血清肌酐）还是尿漏（高于血清肌酐）。如果持续引流出大量液体，则关闭引流管的抽吸，让其在重力作用下引流。为了便于出院后护理，在引流管离皮肤 10～15cm 处剪断，并固定在放置穿刺孔部位的造口装置中。然后要求患者在日引流量小于 150mL 时返院拔除引流管。输尿管膀胱再植术后形成了统一的管理标准，一旦引流量小于 50mL/8h，术后第 1 天即可拔除 Blake 引流管。术后第 5 天进行膀胱造影，如果没有尿漏则拔除尿管。输尿管支架在术后 2 周拔除。对于上尿路重建，尿管在出院当天早晨拔除。如果引流量少于 5～10mL/h，则拔除引流管。

机器人辅助输尿管重建过程中所描述的体内顺行和逆行双 J 管置入技术是有效的、可重复的和直接的。它避免了对患者重新摆体位、膀胱镜检查和透视检查的需要，从而避免增加手术时间、费用和辐射暴露。

（王祥 译，胡浩 徐涛 审）

参考文献

1. Clayman RV, Basler JW, Kavoussi L, Picus DD. Ureteronephroscopic endopyelotomy. J Urol. 1990;144(2 Pt 1):246–51; discussion 251-242.
2. Denstedt JD. The endosurgical alternative for upper-tract obstruction. Contemp Urol. 1991;3(1):19–26. 31
3. McMullin N, Khor T, King P. Internal ureteric stenting following pyeloplasty reduces length of hospital stay in children. Br J Urol. 1993;72(3):370–2.
4. Sibley GN, Graham MD, Smith ML, Doyle PT. Improving splintage techniques in pyeloplasty. Br J Urol. 1987;60(6):489–91.
5. Woo HH, Farnsworth RH. Dismembered pyeloplasty in infants under the age of 12 months. Br J Urol. 1996;77(3):449–51.
6. Braga LH, Lorenzo AJ, Farhat WA, Bagli DJ, Khoury AE, Pippi Salle JL. Outcome analysis and cost comparison between externalized pyeloureteral and standard stents in 470 consecutive open pyeloplasties. J Urol. 2008;180(4 Suppl):1693–8; discussion1698–1699.
7. Kim J, Park S, Hwang H, et al. Comparison of surgical outcomes between dismembered pyeloplasty with or without ureteral stenting in children with Ureteropelvic junction obstruction. Korean J Urol. 2012;53(8):564–8.
8. Lingeman JE, Preminger GM, Berger Y, et al. Use of a temporary ureteral drainage stent after uncomplicated ureteroscopy: results from a phase II clinical trial. J Urol. 2003;169(5):1682–8.
9. Lingeman JE, Schulsinger DA, Kuo RL. Phase I trial of a temporary ureteral drainage stent. J Endourol. 2003;17(3):169–71.
10. Olweny EO, Landman J, Andreoni C, et al. Evaluation of the use of a biodegradable ureteral stent after retrograde endopyelotomy in a porcine model. J Urol. 2002;167(5):2198–202.
11. Brotherhood H, Lange D, Chew BH. Advances in ureteral stents. Transl Androl Urol. 2014;3(3):314–9.
12. Sountoulides P, Kaplan A, Kaufmann OG, Sofikitis N. Current status of metal stents for managing malignant ureteric obstruction. BJU Int. 2010;105(8):1066–72.
13. Liatsikos E, Kallidonis P, Kyriazis I, et al. Ureteral obstruction: is the full metallic double-pigtail stent the way to go? Eur Urol. 2010;57(3):480–6.
14. Patel C, Loughran D, Jones R, Abdulmajed M, Shergill I. The resonance(R) metallic ureteric stent in the treatment of chronic ureteric obstruction: a safety and efficacy analysis from a contemporary clinical series. BMC Urol. 2017;17(1):16.
15. Moon YT, Kerbl K, Pearle MS, et al. Evaluation of optimal stent size after endourologic incision of ureteral strictures. J Endourol. 1995;9(1):15–22.
16. Paick SH, Park HK, Byun SS, Oh SJ, Kim HH. Direct ureteric length measurement from intravenous pyelography: does height represent ureteric length? Urol Res. 2005;33(3):199–202.
17. Mufarrij PW, Woods M, Shah OD, et al. Robotic dismembered pyeloplasty: a 6-year, multi-institutional experience. J Urol. 2008;180(4):1391–6.

18. Arumainayagam N, Minervini A, Davenport K, et al. Antegrade versus retrograde stenting in laparoscopic pyeloplasty. J Endourol. 2008;22(4):671–4.

19. Mufarrij PW, Rajamahanty S, Krane LS, Hemal AK. Intracorporeal double-J stent placement during robot-assisted urinary tract reconstruction: technical considerations. J Endourol. 2012;26(9):1121–4.

20. Wason SE, Lance RS, Given RW, Malcolm JB. Robotic-assisted ureteral re-implantation: a case series. J Laparoendosc Adv Surg Tech A. 2015;25(6):503–7.

21. Kerbl K, Chandhoke PS, Figenshau RS, Stone AM, Clayman RV. Effect of stent duration on ureteral healing following endoureterotomy in an animal model. J Urol. 1993;150(4):1302–5.

22. Selmy GI, Hassouna MM, Begin LR, Khalaf IM, Elhilali MM. Long-term effects of ureteric stent after ureteric dilation. J Urol. 1993;150(6):1984–9.

23. Danuser H, Germann C, Pelzer N, Ruhle A, Stucki P, Mattei A. One- vs 4-week stent placement after laparoscopic and robot-assisted pyeloplasty: results of a prospective randomised single-centre study. BJU Int. 2014;113(6):931–5.

24. Joshi HB, Stainthorpe A, MacDonagh RP, Keeley FX, Jr., Timoney AG, Barry MJ. Indwelling ureteral stents: evaluation of symptoms, quality of life and utility. J Urol. 2003;169(3):1065–69.

25. Kwon JK, Cho KS, Oh CK, et al. The beneficial effect of alpha-blockers for ureteral stent-related discomfort: systematic review and network meta-analysis for alfuzosin versus tamsulosin versus placebo. BMC Urol. 2015;15:55.

26. Lamb AD, Vowler SL, Johnston R, Dunn N, Wiseman OJ. Meta-analysis showing the beneficial effect of alpha-blockers on ureteric stent discomfort. BJU Int. 2011;108(11):1894–902.

27. Zhou L, Cai X, Li H, Wang KJ. Effects of alpha-blockers, Antimuscarinics, or combination therapy in relieving ureteral stent-related symptoms: a meta-analysis. J Endourol. 2015;29(6):650–6.

28. Koprowski C, Kim C, Modi PK, Elsamra SE. Ureteral stent-associated pain: a review. J Endourol. 2016;30(7):744–53.

29. Tadros NN, Bland L, Legg E, Olyaei A, Conlin MJ. A single dose of a non-steroidal anti-inflammatory drug (NSAID) prevents severe pain after ureteric stent removal: a prospective, randomised, double-blind, placebo-controlled trial. BJU Int. 2013;111(1):101–5.

30. Norris RD, Sur RL, Springhart WP, et al. A prospective, randomized, double-blinded placebo-controlled comparison of extended release oxybutynin versus phenazopyridine for the management of postoperative ureteral stent discomfort. Urology. 2008;71(5):792–95.

31. Ragab M, Soliman MG, Tawfik A, et al. The role of pregabalin in relieving ureteral stent-related symptoms: a randomized controlled clinical trial. Int Urol Nephrol. 2017;49(6):961–6.

32. Farsi HM, Mosli HA, Al-Zemaity MF, Bahnassy AA, Alvarez M. Bacteriuria and colonization of double-pigtail ureteral stents: long-term experience with 237 patients. J Endourol. 1995;9(6):469–72.

33. Nevo A, Mano R, Baniel J, Lifshitz DA. Ureteric stent dwelling time: a risk factor for post-ureteroscopy sepsis. BJU Int. 2017;120(1):117–22.

34. Wolf JS Jr, Bennett CJ, Dmochowski RR, Hollenbeck BK, Pearle MS, Schaeffer AJ. Best practice policy statement on urologic surgery antimicrobial prophylaxis. J Urol. 2008;179(4):1379–90.

35. Mosayyebi A, Manes C, Carugo D, Somani BK. Advances in ureteral stent design and materials. Curr Urol Rep. 2018;19(5):35.

36. Del Junco M, Yoon R, Okhunov Z, et al. Comparison of flow characteristics of novel three-dimensional printed ureteral stents versus standard ureteral stents in a porcine model. J Endourol. 2015;29(9):1065–9.

37. Chenam A, Yuh B, Zhumkhawala A, et al. Prospective randomised non-inferiority trial of pelvic drain placement vs no pelvic drain placement after robot-assisted radical prostatectomy. BJU Int. 2018;121(3):357–64.

38. Musser JE, Assel M, Guglielmetti GB, et al. Impact of routine use of surgical drains on incidence of complications with robot-assisted radical prostatectomy. J Endourol. 2014;28(11):1333–7.

3 尿路修复原则：修整、血供和愈合

Ziho Lee, Matthew E. Sterling, and Michael J. Metro

水密性吻合

在尿路重建手术中，保证水密性吻合是必要并且十分重要的[1-3]。根据外科医生的偏好，连续缝合和间断缝合均可，但必须确保黏膜层对黏膜层的吻合，以减少术后尿漏的风险。同时，切忌缝合太紧或太密，因为这可能使吻合口缺血，从而导致尿瘘或吻合口形成狭窄[3]。此外，导尿管或输尿管支架的放置可用于促进水密性吻合口[4-6]的对齐和愈合。关于尿路重建手术中的导管和支架的内容已在本书其他章节中详细讲述。

另外，水密性吻合失败也会导致诸多问题。发生在吻合口完全上皮化之前的吻合口漏尿虽然不会影响尿路上皮的再生模式，但会延长再生进程并导致上皮化的迟滞，进而造成尿路的异常重建[1,7]。此外，吻合口漏尿可引起局部的尿囊肿、脓肿、瘘管形成和梗阻等，从而影响尿路愈合[6]。

移植物成活：吸渗作用和血管重塑

掌握移植物成活原则是至关重要的，因为移植物在尿路重建中发挥其特殊作用。移植是指将组织从供体部位移除，并将其转移到没有天然血液供应的受体部位。因此，为了保证移植物成活，必须通过吸渗作用和血管重塑来保证血液供应。吸渗作用发生在组织移植后48小时，是指营养物质和代谢废物在移植物组织和受体部位之间的被动扩散。血管重塑发生在组织转移后48小时至1周，是指受体部位毛细血管生长，血管间形成新的血管连接[8,9]。

若干不同的因素均可能影响移植物的成活。构建良好血管化的"受体床"、适当放置并固定可以促进移植物的成活。相反，移植物和受体部位之间的体液聚积则会抑制吸渗作用和血管重塑。因此，大网膜包裹术是颊黏膜补片输尿管成形术中的一个重要的辅助手段。由于大网膜组织不仅可以为移植物提供营养支持、帮助新生血管生成，而且大网膜组织多孔疏松，还可以防止受体部位和移植物之间的血肿、血清肿或尿囊肿形成。

Gillies 重建手术原则

Harold Delf Gillies（1882—1960）被认为是现代整形外科之父[10]。在第一次世界大战期间，他开创了许多重建手术技术，如皮肤、管状带蒂皮瓣和软骨移植，并提出了重建手术的基本原则，这可能是他对该专业最有价值和最持久的贡献。Millard 最初在1950年的文章中将这些原则总结发表为"十诫"[11]，并将其描述为"从成功和失败中吸取的个人教训所凝练的短语警句"[12]。1957年,Gillies和Millard将这些理论扩展为"Gillies重建手术原则"[13]。尽管外科技术现已不断更新和发展,这些原则在很大程度上依旧有效,并可以为任何尿路重建手术提供一个强有力的指导。

原则1:观察是外科手术诊断的基础。敏锐的观察力对于诊断是十分必要的。

原则2:在治疗前明确诊断。进行手术前应准确地确定一个诊断。

原则3:建立目标和制订计划。虽然重建手术的本质通常需要一定程度的术中临场发挥,但术前建立一个目标并通过方法达到这个目标十分重要。

原则4:准确进行手术记录。与其依赖于记忆,准确记录手术过程有助于术后患者护理和为医患双方提供法律保护。

原则5:制订备用计划。应在术前考虑到与手术相关的所有可能发生的意外情况,并为其设计备用计划。

原则6:好的手术风格会让手术进行顺利。Gillies和Millard将"外科手术风格"定义为"手指的运动所表现的个性和训练痕迹"。创造开发自己独特的手术风格,并在必要时灵活改变手术风格至关重要[13]。

原则7:将"重建结构"恢复正常解剖位置。重建手术中术者需要能够识别正常的解剖结构,以便将移位的结构恢复到正确的位置。

原则8:关注治疗中的主要问题。治疗中往往存在多个问题,次要问题的关注不应妨碍对主要问题的治疗。

原则9:结构缺损必须进行修补代替。当试图重建受损的或缺失的身体结构时,应该用移植物(例如无毛皮肤)来修补,如果没有确切的替代物,也应该用结构较相近的移植物来替代(即以颊黏膜代替尿路上皮)。

原则10:积极采取行动。术中遇到极度复杂的问题时,应积极采取措施解决问题,即使是琐碎且"微小"的措施,都可能是至关重要的。

原则11:永远不要随意丢弃任何组织结构。在重建手术中,永远不要随意扔掉任何东西,除非确定不需要它。

原则12:永远不要奉常规方法为真理。掌握常规方法是一切进步的基础,术者应该对外科技术的进步和创新持开放态度。

原则13:必要时请咨询其他专家的意见。从其他领域专家那里获得帮助,不仅可以解决其他专业的问题,还可以更好地改善患者护理和诊疗。

原则14:同样的事情不做第二次。争取一次把手术尽可能做到最好,这要比后续出现问题再去弥补、重复更有效。

原则15:认识到术后监护的重要性。确保患者得到适当的术后监测和护理对于最大限度地实现手术成功是举足轻重的,在某些情况下,可能比手术本身更重要!

原则16:有些医疗操作择期进行更安全,当下不要急于进行。若某一手术操作有危险或存在疑问,应考虑是否该决定择期以更加安全地完成。

(左炜 译,李学松 审)

参考文献

1. Hinman F Jr, Oppenheimer RO. The effect of urinary flow upon ureteral regeneration in the absence of splint. Surg Gynecol Obstet. 1956;103(4):416–22.
2. Brandes SB, McAninch JW. Reconstructive surgery for trauma of the upper urinary tract. Urol Clin North Am. 1999;26(1):183–99, x
3. Png JC, Chapple CR. Principles of ureteric reconstruction. Curr Opin Urol. 2000;10(3):207–12.
4. Franco I, Eshghi M, Schutte H, Park T, Fernandez R, Choudhury M, Addonizio JC. Value of proximal diversion and ureteral stenting in management of penetrating ureteral trauma. Urology. 1988;32(2):99–102.
5. Sieben DM, Howerton L, Amin M, Holt H, Lich R Jr. The role of ureteral stenting in the management of surgical injury of the ureter. J Urol. 1978;119(3):330–1.
6. Brandes S, Coburn M, Armenakas N, McAninch J. Diagnosis and management of ureteric injury: an evidence-based analysis. BJU Int. 2004;94(3):277–89. https://doi.org/10.1111/j.1464-410X.2004.04978.x.
7. Hinman F Jr, Oppenheimer R. Ureteral regeneration. VI. Delayed urinary flow in the healing of unsplinted ureteral defects. J Urol. 1957;78(2):138–44.
8. Greenwood J, Amjadi M, Dearman B, Mackie I. Real-time demonstration of split skin graft inosculation and integra dermal matrix neovascularization using confocal laser scanning microscopy. Eplasty. 2009;9:e33.
9. Bryk DJ, Yamaguchi Y, Zhao LC. Tissue transfer techniques in reconstructive urology. Korean J Urol. 2015;56(7):478–86. https://doi.org/10.4111/kju.2015.56.7.478.
10. Spencer CR. Sir Harold Delf Gillies, the otolaryngologist and father of modern facial plastic surgery: review of his rhinoplasty case notes. J Laryngol Otol. 2015;129(6):520–8. https://doi.org/10.1017/S0022215115000754.
11. Millard DR Jr. (1950) Plastic peregrinations. Plast Reconstr Surg. (1946) 5(1):26–53, illust.
12. Millard DR. Principlization of plastic surgery. 1st ed: Little Brown and Company; Boston, MA, USA 1986.
13. Sir Harold Gillies DRMJ. The principles and art of plastic surgery. 1st ed: Little Brown and Company; Boston, MA, USA 1957.

4 尿路修复中的组织替代

Joseph Acquaye, Joseph J. Pariser, and Sean P. Elliott

口腔黏膜移植物

1894 年 Sapezkho 首先在尿道重建术中使用颊黏膜完成修补,开拓了颊黏膜在泌尿生殖系统重建中的应用[1]。由于其易于获取且供区并发症发病率低,颊黏膜仍然是尿道成形术中用于组织替代的首选组织。此外,颊黏膜具有固有层薄、无毛发以及适合潮湿环境等良好特性[2]。

近来颊黏膜在泌尿生殖系统中的其他用途逐渐被开发,包括输尿管重建。传统上肾盂输尿管连接部(ureteropelvic junction,UPJ)较短的狭窄主要通过肾盂成形术进行治疗,而当狭窄涉及长段输尿管时则通过回肠代输尿管术或自体肾移植进行治疗。然而,有一部分狭窄,尤其是近端输尿管狭窄,其长度对于肾盂成形术而言过长但又没有必要进行全输尿管置换术。对于这类患者,可以选择通过颊黏膜移植输尿管成形术进行治疗且该术式在机器人的辅助下可以最大程度减少并发症的发生[3,4]。

该术式需要沿融合筋膜(Toldt's fascia)游离以暴露腹膜后腔。输尿管通常沿腰大肌走行。腔内吲哚菁绿荧光显像技术或同步输尿管镜检查术可以帮助操作机器人的外科医生识别输尿管和狭窄段。经静脉注射的吲哚菁绿随尿液排泄,可以帮助医生识别输尿管。纵向切开狭窄段,然后获取适当长度的颊黏膜。

对于行尿道成形术的泌尿外科医生来说,颊黏膜移植物制取是一项标准技术。使用施泰因豪泽(Steinhauser)、登哈特(Denhardt)、斯卢德-詹森(Sluder-Jansen)等口腔牵开器打开口腔,识别并避开位于上颌第二磨牙下方的腮腺管。使用肾上腺素局部黏膜浸润麻醉可以减轻疼痛和出血。在颊黏膜上预先标记所需黏膜大小范围,使用 15 号手术刀片沿边缘切割后在颊肌表层平面切取移植物(图 4.1)。切割过深会导致出血、肌肉受损,甚至引起面神经的损伤。取材后应用双极电凝止血。是否闭合创面取决于外科医生自身的偏好。目前尚不清楚哪种方法更具优势,几项已经发表的随机试验得出了不同的结论。我们一般认为两种方式无明显差异。为避免发生挛缩,不应对宽度大于或等于 2.5cm 的移植物补片创面进行闭合。输尿管重建一般不需要非常宽(1.5～2cm)的移植片,将移植物补片去除黏膜下脂肪后移入体内,使用可吸收细缝合线将其固定到位并确保水密性,在完成吻合前放入双 J 输尿管支架(double-J ureteral stent)。

移植物补片需要依靠局部的血液供应来存活。目前已经有多种方法取得了成功,如将移植片固定在腰大肌肌腹上或用网膜或肠系膜脂肪包裹。我们通常提倡使用网膜包裹移植物,因其易于获得且可以提供足够的血液供应。目前已经报道了许多研究通过使用机器人辅助颊黏膜移植输尿管成形术(robotic buccal ureteroplasty)获得了良好的结果[4-6],如 Zhao

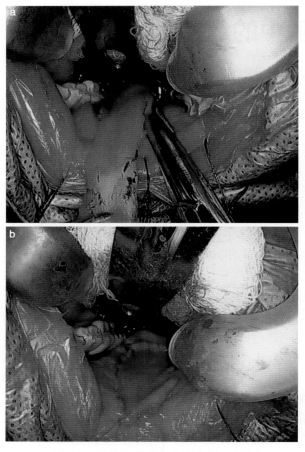

图4.1　获取颊黏膜(a),闭合创面(b)

等人在一个多中心研究中对 19 例患者进行评价,平均输尿管狭窄长度为 4.0cm,结果显示在 26 个月的中位随访时间总体成功率为 90%。

　　口腔黏膜另一种选择是舌黏膜。其优点在于舌黏膜能提供更长的移植片,而且其黏膜下侧脂肪组织较少。在获取舌黏膜时应注意避开下颌下腺管以及侧面的味蕾,取材后我们推荐闭合创面。使用舌黏膜的适应证与颊黏膜相似,但我们仅在需要使用口腔黏膜且双侧的颊黏膜都已被取用的情况下才建议使用舌黏膜。这主要是由于部分采用该法治疗的患者出现了不良结果且舌黏膜的使用会导致局部更多的并发症,如厌食。另一个可作为移植物的选择是下唇口腔黏膜,然而我们同样建议不要在首次获取口腔黏膜时选择该组织,因其也会存在更多的局部并发症[7]。

腹直肌肌皮瓣

　　腹直肌肌皮瓣是另一种可以用于泌尿生殖系统重建的材料[8]。腹直肌肌皮瓣的优点是具有来自腹壁上、下动脉的双重血供。为了保证充分的活动性通常需要牺牲掉上部的血液供应。在泌尿外科的文献中,其主要用于肾盂重建。由于传统开放手术制备腹直肌肌皮瓣易发生腹壁疝、感染以及血清肿等并发症,目前已经有人尝试使用创伤更小的方法来获得该肌皮瓣。

　　腹腔镜技术制备腹直肌肌皮瓣存在一些技术上的困难。然而机器人技术由于其更易学习、精度更高且自由度更大受到关注。在泌尿外科的应用中,下腹部腹直肌肌皮瓣可用于腹盆腔缺损的重建,以消除无效腔或保护内脏,如腹会阴直肠切除术(Miles术)、根治性膀胱前列腺切除术、盆腔廓清术、瘘管修补术、耻骨切除后填充、覆盖主要血管或脏器修复等[9]。术中,患者取仰卧位或低截石位,双上肢固定于身体两侧。沿着腋前线和髂前上棘连线标记切口位置,在二者中点外侧2cm处放入12mm腹腔镜。建议在腹腔镜的任意一侧距离腹腔镜四指宽,或距离肋缘和髂嵴1~2cm处分别置入8mm套管。需要注意的是,腹直肌肌皮瓣和大网膜瓣都需要在高位离断,这就要求手术范围需从上腹部到骨盆。如此大范围的手术操作,第四代达芬奇机器人(Intuitive Surgical, Sunnyvale, CA)相比之前的型号更具优势(图4.2)。

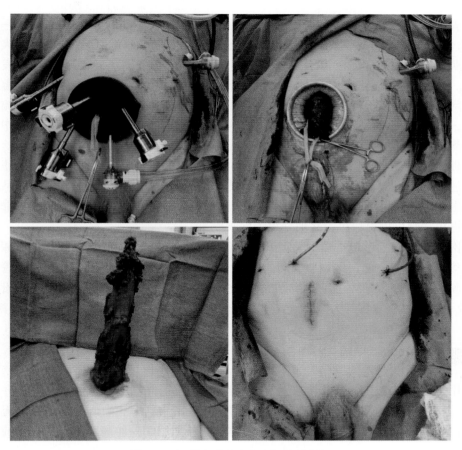

图4.2　机器人手术腹直肌肌皮瓣制备

　　建立气腹后,从弓状线向上腹部打开腹直肌后鞘以暴露腹直肌肌腹后表面。使用机器人制备下部腹直肌肌皮瓣时,需将腹壁下血管游离至髂外血管。然后将肌肉上缘从肋缘处断开,肌肉下缘从耻骨联合与皮瓣蒂部入口之间断开,从而在皮瓣蒂部将肌肉游离。将肌肉从腹前筋膜上分离并置入腹盆腔。肌皮瓣制备区域的腹壁功能依赖腹直肌鞘前层。因为不是正中开腹,手术并未增加腹直肌鞘前层的损伤。在弓状线以下腹直肌筋膜全层都在腹直肌前面走行,故不会损伤筋膜。

Ibrahim 等人在较早期的研究中已经证明了相较于传统的腹直肌肌皮瓣获取技术,使用机器人技术的前景与优势[9]。腹直肌作为较庞大的肌皮瓣,是肾盂重建的理想移植物。

大网膜瓣

在泌尿外科中,大网膜瓣的使用有多种适应证,包括各类瘘管(涉及耻骨、膀胱、输尿管、直肠和阴道的瘘管)修复。这些瘘管的形成有多种病因,包括医源性因素、恶性肿瘤、创伤以及放疗。修复原则包括显露、组织的轻柔处理、充分切开并分别闭合、植入健康的皮瓣或移植物等。在开腹手术中,很容易获取大网膜。但是使用旧型号的达芬奇机器人(Intuitive Surgical,Sunnyvale,CA)进行手术时,由于大网膜常处于上腹部而使其制取较为困难,特别是当患者处于头低足高位时。随着第四代达芬奇机器人(da Vinci Xi)的出现,这一问题得以解决,使用其获取大网膜瓣通常不再需要重新摆放机械臂或使用腹腔镜。使用大网膜瓣与腹直肌肌皮瓣的适应证极为相似。通常我们更倾向使用大网膜瓣,因其供区并发症发生率更低。而在腹会阴联合切除术后进行盆底重建术时我们更推荐使用腹直肌肌皮瓣。

大网膜上缘附着于胃大弯,其血液供应来自胃网膜左、右动脉。为了使大网膜瓣能够到达骨盆,通常需要放弃其中一侧的动脉。虽然部分作者认为将大网膜瓣附着于其中一侧相较另一侧更具优势,但我们认为任意一侧都可以提供充足的血供以及足够的长度。由于大网膜中拥有丰富的血供,我们通常使用血管闭合系统(LigaSure)或类似的设备来止血。另外需要注意的是,若想最大程度地获得大网膜瓣,需将胃短动脉断开,大网膜可以从横结肠处游离出来。然而,我们很少需要这么大的大网膜瓣,且在横结肠部腹膜反折处而非胃大弯处断开胃短动脉可以更快更容易地获得大网膜瓣。

大网膜瓣在泌尿系统重建中其他的用途包括在输尿管松解术、颊黏膜移植输尿管成形术以及瘘管修复术中使用大网膜瓣包裹[10]。对患有腹膜后纤维化的患者行输尿管松解术并用网膜包裹时,其目的是维持输尿管腹腔化。通常情况下这种患者的双侧输尿管会同时受累,故可以通过垂直切开大网膜形成左右两侧分别依赖该侧胃网膜动脉的大网膜瓣。

腹膜瓣

在用于瘘管修复的组织填充物中,腹膜瓣引起的供区并发症较少且易于制取[11]。尽管大网膜、股薄肌或股直肌仍然是高危病例的首选,但在低危病例中或在其他材料无法获得时,仍可选择腹膜瓣。此外,腹膜瓣还有很多新用途,如用于盆腔腹膜阴道成形术或输尿管重建术。腹膜瓣最好用于修复相对健康、未经放射线照射的组织。当组织完整性受损时,使用大网膜瓣及腹直肌肌皮瓣会更好。

盆腔腹膜阴道成形术最早由 Davydov 提出[12],其适应证包括雄激素不敏感综合征以及需要进行性别重置手术的跨性别女性,其也可以作为修复再造阴道狭窄(neovaginal stenosis)的治疗方案。使用机器人辅助盆腔腹膜阴道成形术可降低供体部位的并发症[13]。对任一适应证,该术式首先需要在直肠膀胱陷凹处切开腹膜,沿迪氏筋膜(Denonvillier's fascia)继续分离腹膜并注意避免损伤直肠(图 4.3),与此同时在阴道的远端分离会阴部腹膜,最终二

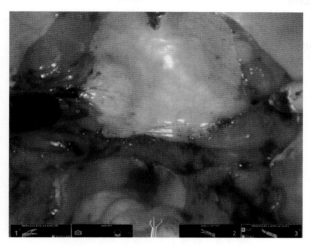

图 4.3 机器人辅助分离腹膜瓣

者汇聚。将腹膜制成腹膜瓣(通常一个处于前部一个处于后部)后,将腹膜瓣向远端牵出并覆盖阴道腔,缝合腹膜瓣与阴道腔。为降低脱垂的风险可将阴道顶点固定至腹膜切口,再使用机器人辅助闭合双侧腹膜切口。与使用皮肤移植物的传统阴道成形术相比,使用腹膜瓣具有无毛发及润滑性好的优势[13,14]。

Bradao 等人使用猪模型做了一项研究,他们将腹膜做成管状来进行输尿管成形[15]。结果表明修复段的通畅性、内镜下外观以及功能(即肾功能)并不理想。这一结果凸显了使用管状移植物的局限性。

股薄肌肌皮瓣

股薄肌是大腿内侧最浅层的肌肉,其可用于泌尿系统重建,用途包括尿道成形术、直肠尿道瘘修补术、阴茎阴囊再造术以及为会阴部伤口闭合提供移植物组织替代[16-18]。尽管股薄肌肌皮瓣是经会阴尿道重建术的理想移植物,而本书的重点是机器人辅助的腹腔内手术。但由于尿道重建术的最新进展包含经会阴手术和机器人辅助腹腔内手术的联合治疗,我们依然在此介绍股薄肌肌皮瓣。在这种情况下,如患有直肠尿道瘘的患者,可以在机器人辅助下暴露直肠尿道瘘并通过会阴切口行股薄肌肌皮瓣转移。

虽然限制切口大小可以降低供体部位并发症,但制备股薄肌肌皮瓣仍习惯使用开放手术[19]。股薄肌肌皮瓣的蒂设计于股深动脉起始处。首先在蒂的远端做一切口。蒂部位于长收肌深面,距耻骨联合 8～10cm。打开结缔组织鞘后将股薄肌肌腹从周围组织中钝性分离。该肌远端为肌腱,附着于股骨髁的内侧面。该肌可通过另做一小切口横断,进而避免沿整个大腿内侧做一长切口。单一长切口的优势在于可以轻松追踪股薄肌全长,同时也可确保正确分离远端肌腱止点。若做两个较小的切口,则外科医生在分割远端肌腱止点时应格外小心。在蒂部附近操作时应特别注意保护蒂部的血液供应。关于肌皮瓣是否需要去神经化存在一些争议。去神经的优势在于减少股薄肌肌皮瓣转移后的弯曲,但去神经后的风险之一是肌肉萎缩。将肌肉通过内侧皮下隧道穿行到会阴部以供后续使用(图 4.4)。最后逐层闭合大腿切口,通常留置一引流管。

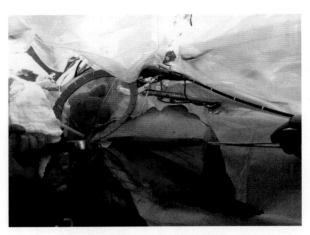

图 4.4 开放手术制备股薄肌肌皮瓣

与其他肌皮瓣类似，该过程可能会出现部分并发症，如神经性疼痛、功能减退和瘢痕形成[19]。Mohammed 等人根据这一情况，期望将内镜技术用于获取股薄肌肌皮瓣并使用尸体进行建模[20]。尽管这项研究证明了该方法可行，但与传统方法相比，它的缺点是技术难度大、出血风险增加以及费用升高。在应用于临床患者前，这种方法仍有必要进一步改良。

在尿道成形术中，股薄肌肌皮瓣可用于包裹全部吻合部位或支撑口腔黏膜移植物，特别是当局部组织血液供应较差时。新的适应证包括支撑新阴茎形成时的尿道成形术或新阴茎的再次尿道成形术。部分外科医生有时用股薄肌优化颊黏膜移植物的功能。他们一期先将颊黏膜移植物放置在股薄肌上，二期再进行二者整体切取并转移至会阴[17]。需要注意的是，股薄肌肌皮瓣由于其活动性受到处于大腿上内侧的蒂部限制，其无法轻易达到腹部，故其主要用于会阴重建术。

总而言之，股薄肌是一个适用于会阴部的血运丰富、用于填充空间的移植物选择，其优点为供体并发症发病率低且易于获取。

结论

在进行泌尿外科重建时，外科医生需熟悉各类常用的移植物或皮瓣。部分重建会涉及其他学科，我们鼓励大家，尤其是制备移植物经验不足的医生向该领域专家（如整形外科医生）咨询。我们在此回顾了泌尿外科机器人重建中最常使用的移植物及皮瓣，因其选择对于重建术的结果至关重要。大腿前外侧皮瓣（anterolateral thigh flap，ALT flap）、股外侧肌肌皮瓣、旋髂浅动脉穿支皮瓣（superficial circumflex iliac artery perforator flap，SCIP flap）和前臂桡侧皮瓣也可用于泌尿外科重建，不过这些移植物更常用于外生殖器重建。机器人技术已经被越来越多地用于复杂的重建，这也要求外科医生在手术前制订合理而完备的手术计划，包括最佳的以及备用的组织替代选择。

（吴兴源 译，李兵 审）

参考文献

1. Korneyev I, Ilyin D, Schultheiss D, Chapple C. The first oral mucosal graft urethroplasty was carried out in the 19th century: the pioneering experience of Kirill Sapezhko (1857–1928). Eur Urol [Internet]. 2012 Oct 1 [cited 2018 Nov 19];62(4):624–7. Available from: http://www.ncbi.nlm.nih.gov/pubmed/22749735.

2. Rourke K, McKinny S, St. Martin B. Effect of wound closure on buccal mucosal graft harvest site morbidity: results of a randomized prospective trial. Urology [Internet]. 2012 Feb 1 [cited 2018 Nov 19];79(2):443–7. Available from: https://www.sciencedirect.com/science/article/pii/S0090429511024411.

3. Vasudevan VP, Johnson EU, Wong K, Iskander M, Javed S, Gupta N, et al. Contemporary management of ureteral strictures. J Clin Urol [Internet]. 2018 Jun 8 [cited 2018 Nov 19];205141581877221. Available from: http://journals.sagepub.com/doi/10.1177/2051415818772218

4. Kroepfl D, Loewen H, Klevecka V, Musch M. Treatment of long ureteric strictures with buccal mucosal grafts. BJU Int [Internet]. 2009 Oct 28 [cited 2018 Nov 19];105(10):1452–5. Available from: http://www.ncbi.nlm.nih.gov/pubmed/19874302.

5. Zhao LC, Weinberg AC, Lee Z, Ferretti MJ, Koo HP, Metro MJ, et al. Robotic ureteral reconstruction using buccal mucosa grafts: a multi-institutional experience. Eur Urol [Internet]. 2017 Nov 24 [cited 2018 Nov 19];73(3):419–26. Available from: http://www.ncbi.nlm.nih.gov/pubmed/29239749.

6. Badawy AA, Abolyosr A, Saleem MD, Abuzeid AM. Buccal Mucosa graft for ureteral stricture substitution: initial experience. Urology [Internet]. 2010 Oct [cited 2018 Nov 19];76(4):971–5. Available from: http://www.ncbi.nlm.nih.gov/pubmed/20932415.

7. Kamp S, Knoll T, Osman M, Häcker A, Michel MS, Alken P. Donor-site morbidity in buccal mucosa urethroplasty: lower lip or inner cheek? BJU Int [Internet]. 2005 Sep [cited 2018 Nov 19];96(4):619–23. Available from: http://doi.wiley.com/10.1111/j.1464-410X.2005.05695.x

8. Nigriny JF, Wu P, Butler CE. Perineal reconstruction with an extrapelvic vertical rectus abdominis myocutaneous flap. Int J Gynecol Cancer [Internet]. 2010 Dec [cited 2018 Nov 19];20(9):1609–12. Available from: http://www.ncbi.nlm.nih.gov/pubmed/21119371.

9. Ibrahim AE, Sarhane KA, Pederson JC, Selber JC. Robotic harvest of the rectus abdominis muscle: principles and clinical applications. Semin Plast Surg [Internet]. 2014 Feb [cited 2018 Nov 19];28(1):26–31. Available from: http://www.ncbi.nlm.nih.gov/pubmed/24872776.

10. Arora S, Campbell L, Tourojman M, Pucheril D, Jones LR, Rogers C. Robotic Buccal Mucosal graft ureteroplasty for complex ureteral stricture. Urology [Internet]. 2017 Dec [cited 2018 Nov 24];110:257–8. Available from: http://www.ncbi.nlm.nih.gov/pubmed/29153902.

11. Matei DV, Zanagnolo V, Vartolomei MD, Crisan N, Ferro M, Bocciolone L, et al. Robot-assisted vesico-vaginal fistula repair: our technique and review of the literature. Urol Int [Internet]. 2017 [cited 2018 Nov 19];99(2):137–42. Available from: http://www.ncbi.nlm.nih.gov/pubmed/28743109.

12. Davydov SN. [Colpopoeisis from the peritoneum of the uterorectal space]. Akush Ginekol (Sofiia) [Internet]. 1969 Dec [cited 2018 Nov 19];45(12):55–7. Available from: http://www.ncbi.nlm.nih.gov/pubmed/5381096.

13. Rangaswamy M, Machado NO, Kaur S, Machado L. Laparoscopic vaginoplasty: using a sliding peritoneal flap for correction of complete vaginal agenesis. Eur J Obstet Gynecol Reprod Biol [Internet]. 2001 Oct 1 [cited 2018 Nov 19];98(2):244–8. Available from: https://www-sciencedirect-com.ezp3.lib.umn.edu/science/article/pii/S030121150100313X?via%3Dihub#BIB1

14. Kriplani A, Karthik SDS, Kriplani I, Kachhawa G. Laparoscopic peritoneal vaginoplasty for Mayer–Rokitansky–Küster–Hauser syndrome: an experience at a tertiary care center. J Gynecol Surg [Internet]. 2018 Apr 1 [cited 2018 Nov 19];34(2):63–7. Available from: http://www.liebertpub.com/doi/10.1089/gyn.2017.0076

15. Brandao LF, Laydner H, Akca O, Autorino R, Zargar H, De S, et al. Robot-assisted ureteral reconstruction using a tubularized peritoneal flap: a novel technique in a chronic porcine model. World J Urol [Internet]. 2017 Jan 5 [cited 2018 Nov 19];35(1):89–96. Available from: http://www.ncbi.nlm.nih.gov/pubmed/27151276.

16. Shibata D, Hyland W, Busse P, Kim HK, Sentovich SM, Steele G, et al. Immediate reconstruction of the perineal wound with gracilis muscle flaps following abdominoperineal resection and intraoperative radiation therapy for recurrent carcinoma of the rectum. Ann Surg Oncol [Internet]. 1999 Jan [cited 2018 Nov 24];6(1):33–7. Available from: http://link.springer.com/10.1007/s10434-999-0033-4

17. Palmer DA, Buckley JC, Zinman LN, Vanni AJ. Urethroplasty for high risk, long segment urethral strictures with ventral buccal mucosa graft and gracilis muscle flap. J Urol [Internet]. 2015 Mar 1 [cited 2018 Nov 24];193(3):902–5. Available from: https://www.sciencedirect.com/science/article/pii/S0022534714045467

18. Zinman L. The management of the complex recto-urethral fistula. BJU Int [Internet]. 2004 Dec 1 [cited 2018 Nov 24];94(9):1212–3. Available from: http://doi.wiley.com/10.1111/j.1464-410X.2004.05225.x

19. Deutinger M, Kuzbari R, Paternostro-Sluga T, Quittan M, Zauner-Dungl A, Worseg A, et al. Donor-site morbidity of the gracilis flap. Plast Reconstr Surg [Internet]. 1995 Jun [cited 2018 Nov 24];95(7):1240–4. Available from: http://www.ncbi.nlm.nih.gov/pubmed/7761511.

20. Mohammad JA, Shenaq SM. Minimally invasive endoscopic technique of harvesting free gracilis muscle flap to lower donor site morbidity: a feasibility study in cadavers. Can J Plast Surg [Internet]. 1999 Apr 1 [cited 2018 Nov 24];7(2):81–5. Available from: http://journals.sagepub.com/doi/10.1177/229255039900700204

第三篇　肾盂输尿管连接部梗阻

Chester J. Koh

本篇主要讨论儿童最常见的机器人重建手术,用于肾盂输尿管连接部梗阻(ureteropelvic junction obstruction,UPJO)的机器人肾盂成形术,这在成年人中也经常发生。无论梗阻的来源是内在的,如输尿管管腔变细或肾盂输尿管连接部的动力性梗阻;还是外在的,如肾下极异位血管,都可以使用相似的机器人技术来解决梗阻。虽然离断式肾盂成形术仍然是开放手术和机器人手术的金标准,但机器人肾盂成形术的其他技术也已被广泛应用。

Laith M.Alzweri 和 Raju Thomas 博士描述了成人肾盂成形术治疗 UPJO 的各种手术方式,从开放式肾盂成形术的金标准到使用微创方式(包括机器人手术)的最新技术。

Michael Daughtery 和 Paul H.Noh 博士指出,越来越多的儿童 UPJO 患者接受机器人肾盂成形术,他们描述了这种微创方法的手术技术,在某些情况下避免了留置输尿管支架,该技术可以在门诊进行。

由于接受肾盂成形术的患者可能会出现继发性病变或合并异常解剖结构,需要额外的手术干预,Ram A.Pathak 和 Ashok K.Hemal 博士的这一章深入探讨了 UPJO 合并肾结石以及合并异常尿路解剖结构的患者的治疗。

Ravindra Sahadev、Joan Ko、Arun Srinivasan 和 Aseem Shukla 博士指出,机器人治疗复发性 UPJO 在技术上可能具有挑战性。然而,几项研究表明,只要坚持合理的手术原则,这种手术的成功率是可以接受的。他们的章节回顾了机器人手术中使用的各种策略,这些策略解决了 UPJO 反复复发的问题,其中包括提高手术成功率的技术技巧。

5 成人机器人辅助腹腔镜肾盂成形术

Laith M. Alzweri and Raju Thomas

引言

肾盂输尿管连接部梗阻(ureteropelvic junction obstruction,UPJO)是最常见的先天性输尿管畸形,在美国每年导致约 13 000 名的新生儿发生肾盂积水[1]。成人 UPJO 包括先天性和继发性;大多数先天性病例与内因或外因有关,而继发性病例可能继发于尿石症的治疗、炎性狭窄、尿路上皮肿瘤和医源性损伤等[2]。成人 UPJO 可表现为间歇性腰痛、反复感染和肾结石,伴或不伴有肾功能下降,生化和影像学检查结果有明显不同程度的肾积水(超声、CT 和 MRI),可通过核医学利尿肾动态显像的 T1/2 时间来评估梗阻情况。此外,越来越多的亚临床和无症状 UPJO 在横断面成像研究中被偶然诊断[3]。

在历史上,开放性肾盂成形术是 UPJO 手术治疗的金标准,既往研究显示其成功率超过 90%[1]。目前,国际上开放性肾盂成形术仍然是治疗 UPJO 的金标准,已公开的数据表明,术中并发症发生率为 2%,UPJO 复发需再次治疗的概率为 4%[3]。1886 年,Trendelenburg 首次描述了肾盂成形术[4]。1903 年 Albarran 将输尿管狭窄段切开术作为第 1 种腔内修复技术进行介绍,1943 年 Davis 则首次开展了插管式输尿管切开术。直到 20 世纪 80 年代,UPJO 的手术治疗主要是开放性肾盂成形术和肾盂内切开术。微创手术则始于 1993 年,Schuessler 实施了第 1 例腹腔镜肾盂成形术[5]。腹腔镜手术的总体成功率与开放性肾盂成形术相当,同时术后恢复时间较短。然而,由于对腔内缝合技术要求较高导致其手术时间较长;因此,腹腔镜肾盂成形术主要由三级医院内有丰富的腹腔镜手术经验的泌尿外科医生开展。2002 年,Gettman[6]引入了机器人辅助腹腔镜肾盂成形术,主要在光学质量、敏锐度和体内手术能力方面取得了重大进步,显著减少了泌尿外科医生(包括腹腔镜新手)的手术时间和学习曲线,使其在社区和三级医院中被广泛开展。在本章中,我们将讨论本中心的经验以及使用机器人开展成人肾盂成形术(视频 5.1)的不同技术方法。

适应证

输尿管梗阻是指任何原因导致输尿管内尿液顺行流出受阻,如果不加以干预,就将导致肾脏损伤和进行性功能下降。

先天性原因分为内因和外因。引起先天性 UPJO 的内因包括:输尿管平滑肌发育不良导致的输尿管无动力,这是儿童人群中最常见的原因。在胎儿发育过程中再通不足和持续的输尿管黏膜瓣膜褶皱也被认为是 UPJO 的病因之一。外部原因包括异位血管/副血管(下极,这是成人最常见的原因),输尿管高位插入肾盂,以及不典型的肾脏解剖,包括旋转不良、异位肾或马蹄肾。

继发性原因包括严重的膀胱输尿管反流、医源性泌尿生殖系统损伤、腹膜后纤维化和尿石症治疗的并发症。

UPJO 常表现为间歇性疼痛,通常表现为饮酒或使用利尿剂后疼痛(迪特尔危象,Dietl crisis)。肾盂成形术的适应证也包括由利尿核素肾动态检查提示的进行性的肾功能损害,主要表现为由输尿管狭窄或上尿路感染导致的梗阻肾的引流时间延长(T1/2＞20 分钟)以及梗阻侧分肾功能小于正常值的 40%。然而,对于有症状、T1/2 时间在 10～20 分钟灰区之间的同时肾功能下降的病例,应该谨慎考虑应用肾盂成形术。目前,在世界范围内,不具备微创手术培训和设备的地区或者广泛腹部粘连妨碍微创手术实施的病例,开放性肾盂成形术仍是治疗 UPJO 的首选方式。

禁忌证

肾盂成形术禁忌证包括活动性尿路感染、未纠正的出血性疾病、严重肾功能损伤(肾功能＜20% 且合并复发性感染)或集合系统中可疑的充盈缺损。在这些情况下,可能需要进行输尿管镜检查或根治性手术。此外,应注意的是,对于既往腔内肾盂切开术失败、输尿管近端狭窄大于 1cm、异位血管、严重肾积水和分肾功能小于正常值的 25% 的梗阻患者,微创肾盂成形术(腹腔镜或机器人)是最佳选择[7]。

术前评估

术前评估包括常规实验室检查:全血细胞计数,基本代谢指标,凝血功能,尿常规,心电图和胸片,糖尿病患者需检测糖化血红蛋白。术前还应进行尿液培养,任何尿液感染均应在术前进行充分治疗。

通常,患者应该进行泌尿系增强 CT 以显示肾积水的程度、相关的肾脏解剖结构、结石和异位血管。此外,利尿肾动态在评估双肾梗阻程度和单侧肾功能方面至关重要,并被用于随访。

术前膀胱镜检查

患者将根据过敏史和尿液培养结果选择二代头孢联合或不联合庆大霉素的静脉抗生素,并使用弹力袜预防深静脉血栓(deep vein thrombosis,DVT)形成。

在我们机构,实施肾盂成形术前应进行膀胱镜检查及逆行肾盂造影。膀胱镜检查可以排查尿道、前列腺或膀胱颈梗阻的原因,逆行肾盂造影可以评估 UPJO 的长度和形态。此外,它还可以除外肾盂输尿管连接部远端的输尿管狭窄以及非结石性的充盈缺损。将 5Fr 输尿管导管放置在 UPJO 部位将有助于识别和横切输尿管,并对导丝和输尿管支架的逆行放置有帮助。5Fr 输尿管导管还有助于直接在腔内注射吲哚菁绿(indocyanine green,ICG),以帮助确定输尿管或肾盂位置。此外,外科医生可以在完成吻合之前经套管或经皮将输尿管支架顺行置入。

体位

　　我们首选体位是经过改良后的侧卧位。在进行膀胱镜检查和逆行肾盂造影后,应预先插入 5Fr 输尿管导管,并留置 Foley 导尿管。

　　我们首选气腹针来建立气腹。建立气腹后,将机器人套管沿旁正中线放置在推荐的直线布局位置中(da Vinci Xi),每个套管之间距离约 8cm。将第 2 个(摄像头)孔朝向梗阻肾脏的肾门放置。将 14mm 的辅助孔标记为 5 号套管,置于正中线上,用于吸引器及引入缝线(图 5.1)。标记为 4 号的套管用于肥胖患者和术中需要牵引的患者,但并非所有患者都需要。

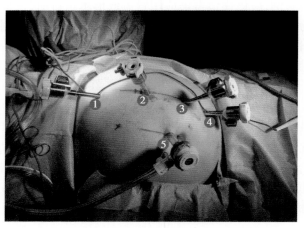

图 5.1　达芬奇机器人(da Vinci Xi)的套管排布,除标记为 5 号的套管外径为 14mm 外,其他套管外径均为 8mm

技术

　　1. 沿 Toldt 线开始解剖(图 5.2),使用 Maryland 双极钳和单极剪刀分离结肠。可以通过腹膜后进入肾盂和输尿管,然后沿着输尿管分离至肾盂。

　　2. 可通过输尿管蠕动和 5Fr 输尿管导管来识别输尿管。应仔细游离,以保存外膜组织和输尿管血供。然后用血管阻断带牵引输尿管并保护(图 5.3)。对于肥胖、输尿管过度纤维化、瘢痕严重和复发性 UPJO 修复的病例,可通过 5Fr 输尿管导管注射 5mL 的 ICG 识别输尿管。

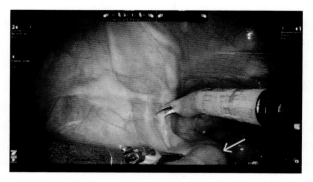

图 5.2　沿着 Toldt 线,从扩张的肾盂分离结肠(箭头)

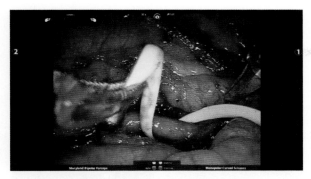

图5.3　游离输尿管时使用血管带

从前后两个方向分离肾盂(肾盂松解术),以便最大限度地进行无张力吻合(图5.4)。

　　3. 外科医生应评估是否存在任何异位血管,大约40%的成人UPJO患者可能存在异位血管,在二次肾盂成形术的患者中这一比例甚至更高[8]。异位血管的处理将在本章的后面进行讨论。

　　4. 在肾盂和输尿管上段留置牵引线,避免钳夹输尿管。

　　5. 识别UPJO,并在UPJ远端切断输尿管(图5.5)。在切断前保持输尿管稳定,将输尿管断端纵行切开(图5.6)。然后切除梗阻的UPJO段并送组织病理学检查。操作过程应十分小心,不要切断预先放置的5Fr输尿管导管或破坏导丝的完整性(弯曲和扭结)。

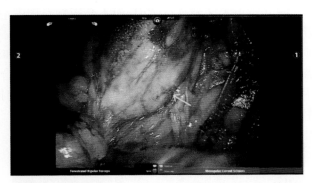

图5.4　从前后两个方向分离肾盂(黄色箭头,肾盂松解术),以便最大限度地进行无张力吻合

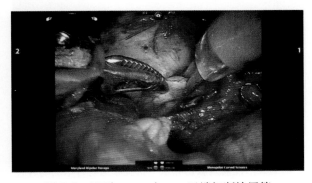

图5.5　识别UPJO,在UPJ远端切断输尿管

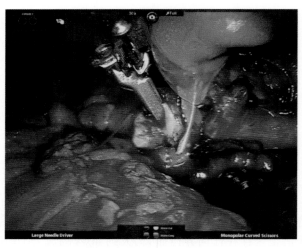

图5.6　纵向切开输尿管断端

6. 仔细评估肾盂和输尿管。剔除任何可见的瘢痕组织，并对两断端进行无张力吻合。

7. 如果发现了异位血管，则应小心地进行血管松解术以确保血管向后下移，以便于集合系统移位于异位血管前上方，确保其没有任何不适当的角度或压迫。

8. 为了最大程度暴露 UPJ 区域，我们经常使用钩针。其中包括经皮放置的带有 2-0 polyglactin 缝线的 Keith 针，首先用该缝线穿过腹壁，然后对活动的组织施加牵引，最后穿针离开腹壁。这样能够暴露并对手术区域进行牵引，而不会影响对周围组织的视野。也可以用手术夹固定钩针，将肾周脂肪固定到腹侧壁。

9. 后壁吻合术则使用两种不同颜色的 4-0 polyglactin 缝线（染色和未染色）。这种吻合术与 van Velthoven 描述的机器人根治性前列腺切除术中膀胱尿道吻合术的吻合技术相似（图5.7）[9]。一般采用连续缝合的方式，将每根 4-0 缝线向相反的方向推进，直到它们在相遇时完成吻合。外科医生可自行决定是否采用间断缝合。

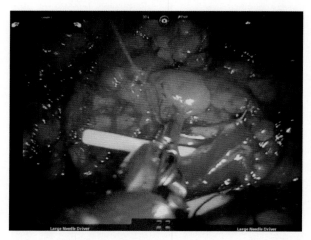

图5.7　肾盂输尿管吻合术与 van Velthoven 描述的机器人辅助根治性前列腺切除术中膀胱尿道吻合术的吻合技术相似。5Fr 输尿管导管可以辅助和保护输尿管后壁

10. 完成后壁吻合后,放置输尿管支架。我们倾向于逆行放置支架。为此,我们使用预先放置的 5Fr 双开口输尿管导管,由助手将导丝放入 5Fr 输尿管导管。术者用机器人持针器识别并固定导丝。接下来,取出 Foley 导尿管和 5Fr 输尿管导管,然后逆行放置所需的支架,直到术者看到并确定位置合适。

11. 在手术结束时,可进行软性膀胱镜检查,以确保输尿管支架的远端在膀胱内。

12. 检查 UPJ 吻合是否完整,确保吻合口缝线(黄色箭头)打结是否牢固(图 5.8)。

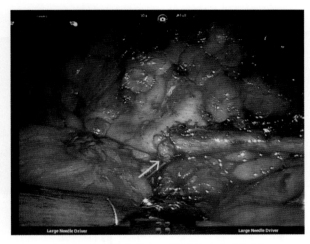

图 5.8 已完成的肾盂输尿管吻合(箭头)

13. 当手术完成时,可以通过机器人套管置入 Jackson-Pratt 引流管或类似的封闭引流管。

14. 可以通过使结肠恢复到正常位置将肾及肾周脂肪后腹膜化。我们认为这一步很重要,以防将来被迫再次回到这个区域。

15. 将 Foley 导尿管重新引入膀胱,以促进低压尿液引流。

经肠系膜入路

该技术用于儿科患者或 BMI 很低、结肠系膜很薄的成年患者。在这种情况下,不需要从侧壁剥离结肠,可通过薄的结肠系膜到达 UPJO 部位。在这类患者中,可通过薄的结肠系膜观察到扩张的肾盂。如果需要进行广泛的输尿管松解术,则应谨慎地游离结肠,而不是使用这种经肠系膜入路。其余步骤同肾盂成形术。

腹膜后入路

虽然我们并未用过这种入路,但腹膜后入路可以直接进入肾盂,而不需要进入腹膜腔。对于腹部比较脆弱的患者,这种方法可能会加速恢复和降低并发症。然而,这种方法的工作空间较为狭窄,而且无法轻易地评估任何异位血管的状态。腹膜后入路和剥离技术与腹膜后肾切除术和部分肾切除术相似。余步骤同前。

离断性肾盂成形术

离断性肾盂成形术是外科治疗 UPJO 的金标准和最常用的技术。通过这种通用技术，外科医生将能够处理梗阻、切除病损的输尿管段、保留异位血管，并可以选择性地剔除多余的盆腔组织（裁剪肾盂成形术）。在切开输尿管上端和肾盂后，用血管阻断带牵引输尿管，对异位血管进行分离。将牵引线放置在肾盂最多余部分的内侧和外侧。在输尿管上放置另外两条镜像固定缝线，以保持重建的正常解剖方向（图 5.9）。

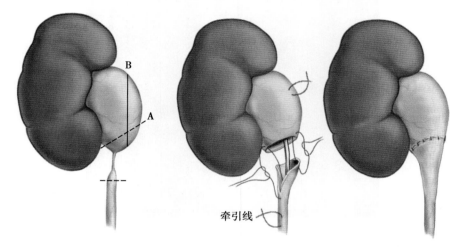

图 5.9　离断性肾盂成形术（A 线）和肾盂缩小成形术（B 线）

肾盂缩小成形术

肾盂缩小成形术使用较少。然而，对于肾盂非常大且多余的患者，将肾盂缩小成一个更有效的漏斗是有意义的，以减少尿液从肾脏进入膀胱的时间。这种选择需要慎重考虑，因为当肾盂大量扩张时会减少尿液转运时间，术后影像学检查可能依然会显示肾积水和／或尿转运时间延迟。在我们的实践中，6.4% 的患者（$n=248$）接受了肾盂缩小成形术。肾盂缩小成形术是明智的选择，因为这种操作不影响无张力吻合。

Foley Y-V 成形术

Foley Y-V 成形术（图 5.10）是一种非离断技术，最适用于输尿管高位插入、无异位血管且无上段输尿管发育不良的 UPJO 病例。它比经典的离断技术需要更多的可视空间和手术规划。暴露肾盂和输尿管上段后，在肾盂的下侧做一个长切口，并沿着输尿管上段外侧继续切开［图 5.10（1）］。将切口置于肾盂下方，并固定缝线［图 5.10（2）］。Y 所有分支的长度应该大致相等。 V 形切口肾盂瓣顶端向前，并与输尿管切口的顶端缝合［图 5.10（3）］。在完成吻合之前，可在此处放置输尿管支架［图 5.10（3）］。

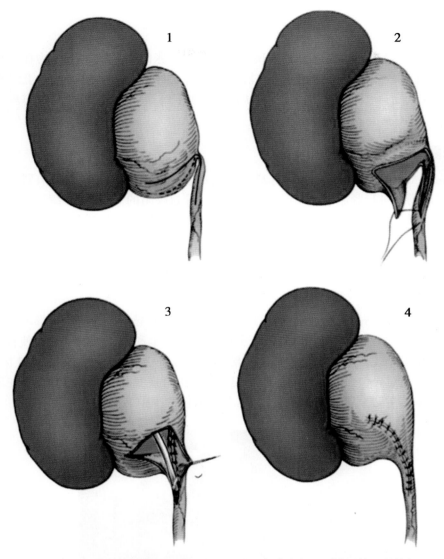

图 5.10 Foley Y-V 成形术是一种非离断技术。(1)从肾盂到输尿管上段的切口。(2)皮瓣顶端与输尿管切口缝合。(3)置入支架管。(4)完成缝合

血管悬吊技术 (Hellström 手术)

　　Hellström[11]在 1949 年描述了这一手术方法,以解决在不破坏肾脏集合系统的情况下,解决与异位血管相关的 UPJO。该技术首先涉及血管松解术,将异位血管从其他外观正常、没有明显内在梗阻、却是 UPJ 和输尿管蠕动潜在梗阻的部位游离出来。将异位血管从 UPJ 部位移到肾盂,然后用 2 根或 3 根可吸收缝线将肾盂的残余壁牢牢固定在异位血管周围。该技术主要应用于儿童和极少数的成人。有趣的是,现有报道表明该技术的成功率与经典的肾盂成形术相当[12]。由于缺乏数据参考,这种技术尚未被广泛采用。我们建议,当遇到这种情况时,可以采取充分的血管松解以便于促进异位血管向头侧移位。

肾盂瓣

　　旋转肾盂瓣最适用于输尿管长段狭窄合并肾盂扩张的 UPJO 病例,因为在这种情况下离断肾盂成形术会在吻合时导致张力过大。因此,这种选择需要有足够的组织来制备外科皮瓣,适用于肾外型肾盂的患者。而为了成功地实施这项技术,应仔细考虑皮瓣的血管供血。

H-M 修复

　　Heineke-Mikulicz 修复术是一种非离断性技术,应用于梗阻段较短且没有肾盂扩张的病例,否则可能需要进行肾盂缩小成形术。纵向切口穿过梗阻的 UPJ 段,继续延伸以暴露正常口径的肾盂和输尿管。然后横向关闭纵向切口,从而在先前梗阻的部位形成一个广泛开放的管腔。

异位血管的转位

　　我们仔细分析了异位血管转位的原理和技术。所有有异位血管的患者都不需要对异位血管上游的集合血管进行转位。通常,充分的血管松解术和肾盂松解术可以使肾盂和 UPJ 从异位血管中游离出来(图 5.11)。在血管松解术和肾盂松解术后重新评估 UPJ 区域,就可以决定是否需要对异位血管上方的泌尿系集合系统进行横断和转位。我们选择在现有异位血管远端约 1cm 处进行新的 UPJ 吻合术,以获得最佳的术后结果[13]。

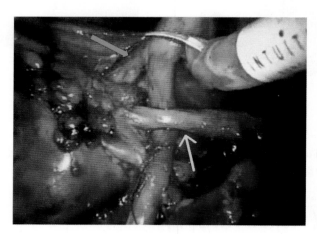

图 5.11　异位血管——输尿管松解术后 UPJO 转位至异位血管上方(黄色箭头)。肾盂标记(绿色箭头)

肾下移固定术

　　为了在重建过程中取得最佳效果,减少吻合口的张力是至关重要的。如果某个病例中存在张力过大的情况,通常需要进行进一步的肾盂松解和输尿管松解以更好地减轻张力。在输尿管和肾盂活动度已达最大化或者(缓解张力)无效时,另一个重要的选择是进行肾下移固定术。要进行肾下移固定术,整个肾脏必须完全活动,将肾周围脂肪从肾上剥离,只留肾门部位的附着。然后将肾脏向膀胱方向移位,并固定在侧腹壁和腰肌上。我们倾向于用可吸收的 2-0 polyglactin 缝线与 CT-2 型号缝合针缝 3 针。这种针能够缝出宽而浅的囊性结构,将最小的肾实质包进去。我们建议将所有缝线固定好然后依次打结。再继续进行如上所述的肾盂成形术[7]。

结石相关 UPJO

通常在这种患者中,会遇到多发性结石。在切开 UPJ 后可使用软性肾镜(软性膀胱镜)来处理(图 5.12)。这种技术的细节已经在之前发表的文章介绍过[8]。

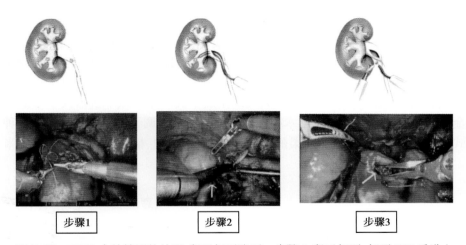

图 5.12 UPJO 合并结石的处理:肾盂切开取石。步骤 1:肾盂切开,切开 UPJ 后进入肾盂。步骤 2:软性肾镜(软性膀胱镜,箭头)通过切开的肾盂,定位结石位置,保持灌注液持续吸引。步骤 3:肾盂切开取石术,用机器人抓手或用软性肾镜将结石(箭头)取出

术后护理

在术后护理中,患者的早期活动是一个重要的因素。如果患者能耐受时可以进食,我们鼓励尽量减少麻醉剂的使用。如果放置了 JP 引流管,可以评估引流液体的肌酐水平,如果与血清水平一致,可在 24~48 小时拔除引流管。如果担心吻合口的恢复问题,引流管可以再留几天,并对引流液体的肌酐水平进行重新测定。Foley 导尿管通常在 24 小时内拔除,除非存在吻合口瘘。

大多数患者可以在术后第 1 天出院,如果需要的话,可以在门诊处理引流管和导尿管。对于无并发症的患者,可在术后 6 周时在门诊拔除输尿管支架管。

不同的泌尿外科医生可能会使用不同的影像学方法进行随访。我们更倾向于在支架管拔除后的 6~12 周内通过 CT 和利尿肾动态检查进行术后评估。即使患者已经转诊,我们也鼓励其在同一家医院、同一群人员并用相同的设备进行术后随访,以便能更好地进行术前和

术后的随访研究。同时也需评估患者是否复发腰疼和感染。随访至少持续 1 年,术后成功的 2 个主要标准是症状的改善和肾脏功能状态的改善 / 稳定。

数据库

我们更新的数据库中包括 248 例患者,年龄范围为 9 月龄至 83 岁,中位年龄为 42 岁。在我们的队列中共有 139 名女性患者和 109 名男性患者,107 名左侧患者和 141 名右侧患者。在 101 例患者中存在异位血管,仅 47 例需要转位(46.5%)。24 例(9.6%)同时进行了肾盂取石术,16 例(6.4%)仅进行了裁剪肾盂成形术。参考文献[8,10,13-15]重点介绍了我们已发表的技术和成果。

结论

在过去的 30 年里,由于内镜方法的进步、腹腔镜技术的普及和机器人手术的引入,UPJO 的处理技术取得了显著的进步。机器人手术改变了诊疗模式,使社区的外科医生也能够为患者实施机器人肾盂成形术,从而大大地拓展了其应用领域。机器人手术的效果可与治疗的金标准——开放性肾盂成形术相媲美。本章着重强调了机器人手术中的各种肾盂成形的方式。无论采取何种入路,轻柔的组织处理、血管保护、精确的黏膜缝合和无张力吻合都是肾盂成形术成功的关键。

(夏漫城　李志华 译,陈方敏 审)

参考文献

1. Tripp BM, Homsy YL. Neonatal hydronephrosis–the controversy and the management. Pediatr Nephrol. 1995;9(4):503–9.
2. Lam JS, Breda A, Schulam PG. Ureteropelvic junction obstruction. J Urol. 2007;177(5): 1652–8.
3. Stephen Y, Nakada MD. FaSLBM. Management of Upper Urinary Tract Obstruction. In: Wein AJ, Kavoussi LR, Partin AW, Peters CA, editors. Campbell-Walsh urology. 11th ed. Philadelphia: Elsevier, Inc.; 2016. p. 1104–47.
4. Murphy LJT. History of urology. Springfield: C. Thomas; 1972.
5. Schuessler WW, Grune MT, Tecuanhuey LV, Preminger GM. Laparoscopic dismembered pyeloplasty. J Urol. 1993;150(6):1795–9.
6. Gettman MT, Peschel R, Neururer R, Bartsch G. A comparison of laparoscopic pyeloplasty performed with the daVinci robotic system versus standard laparoscopic techniques: initial clinical results. Eur Urol. 2002;42(5):453–7; discussion 7-8
7. Bergersen A, Thomas R, Lee BR. Robotic Pyeloplasty. J Endourol. 2018;32(S1):S68–s72.
8. Atug F, Castle EP, Burgess SV, Thomas R. Concomitant management of renal calculi and pelvi-ureteric junction obstruction with robotic laparoscopic surgery. BJU Int. 2005;96(9):1365–8. (1464-4096 (Print)
9. Van Velthoven RF, Ahlering TE, Peltier A, Skarecky DW, Clayman RV. Technique for laparoscopic running urethrovesicalanastomosis: the single knot method. Urology. 2003;61(4):699–702.
10. Atug F, Woods M, Burgess SV, Castle EP, Thomas R. Robotic assisted laparoscopic pyelo-plasty in children. J Urol. 2005;174(4 Pt 1):1440–2.
11. Hellström J Giertz G, Lindblom K. Pathogenesis and treatment of hydronephrosis. In: VIII

Congreso de la Sociedad International de Urologia; Paris, 1949.
12. Gundeti MS, Reynolds WS, Duffy PG, Mushtaq I. Further experience with the vascular hitch (laparoscopic transposition of lower pole crossing vessels): an alternate treatment for pediatric ureterovascular ureteropelvic junction obstruction. J Urol. 2008;180(4 Suppl):1832–6. discussion 6
13. Boylu U, Oommen M, Lee BR, Thomas R. Ureteropelvic junction obstruction secondary to crossing vessels-to transpose or not? The robotic experience. J Urol. 2009;181(4):1751–5.
14. Mufarrij PW, Woods M, Shah OD, Palese MA, Berger AD, Thomas R, et al. Robotic dismembered pyeloplasty: a 6-year, multi-institutional experience. J Urol. 2008;180(4):1391–6.
15. Mendez-Torres F, Woods M, Thomas R. Technical modifications for robot-assisted laparoscopic pyeloplasty. J Endourol. 2005;19(3):393–6.

6　小儿机器人辅助腹腔镜肾盂成形术

Michael Daugherty and Paul H. Noh

引言

　　肾盂成形术是治疗肾盂输尿管连接部梗阻的金标准术式,有开放和微创两种途径。其中微创途径可以通过传统腹腔镜的方式来实现,也可以利用机器人辅助技术。随着机器人辅助腹腔镜手术在泌尿外科住院医师培训项目中的广泛开展,结合机器人手术系统提供的腕式器械和具有深度感知的光学设备的优势,许多小儿泌尿外科医生选择使用机器人平台进行微创肾盂成形术[1-3](视频6.1)。尽管患儿特殊的解剖因素,特别是患儿的体型,会影响机器人肾盂成形术的可行性,但在婴儿中已经成功完成了该手术并取得了与开放手术相当的效果[4,5]。

适应证/禁忌证

　　机器人肾盂成形术的适应证是诊断为肾盂输尿管连接部梗阻的患儿。接受该手术的患儿中,年龄最小的只有4周大,在我们机构接受该手术的患儿中体重最轻的只有4.5kg。禁忌证与其他经腹腹腔镜手术的禁忌证一致,包括既往多次开腹手术史或肺功能不佳,不能耐受气腹。

术前准备与评估

　　常规的术前评估通常包括血尿素氮、血肌酐和尿液培养。影像学检查通常包括肾脏超声检查和利尿肾图。计算机断层扫描仅在儿童急诊表现为肾绞痛症状时使用。静脉肾盂造影目前很少使用。患儿通常在术前使用聚乙二醇进行肠道准备。虽然不是强制性的,但我们倾向于通过肠道准备来帮助促进结肠反射以及更好地显露腹膜后腔。有肾积水相关症状的儿童在接受修复手术之前可能会放置输尿管支架或肾造瘘管;然而,术前最好避免这些引流管刺激,因为它们会在修复前引起组织炎症。

患者体位

　　进行机器人手术时,可根据不同外科医生偏好,将患者摆成不同的侧卧位,并借助凝胶卷和泡沫垫固定在手术台上(图6.1a)。患者的脐部应当正处于手术台腰桥部位。利用腰桥的目的是创造更多的操作空间。不需要使用肾托。当体位不是完全侧卧位时,通常不需要腋垫。可以用侧臂板来放置下方的手臂,用泡沫或枕头等填充物来支撑上方的手臂。另一种方法是沿身体自然位置放置同侧手臂(图 6.1b)。对于小婴儿,手术台的臂板通常太大,可以用静脉通道固定板作为大小合适的臂板。用安全带和/或胶带固定患者的胸部、臀部、腿部和头部,并在所有受压点下放置棉垫,使患者完全固定在手术台上(图 6.1c,d)。最后,将手术台尽可能向两个方向倾斜,以检验患者体位摆放的安全性(图 6.1e)。一些外科医生采用仰卧位,但这在优化手术视野方面可能并不适用于所有病例。

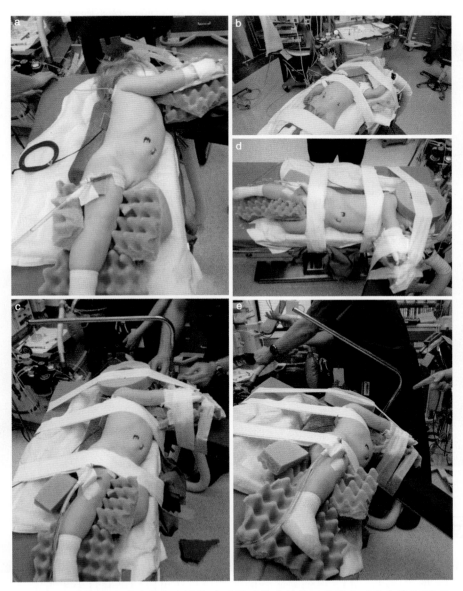

图 6.1　患者体位:(a)胶带和泡沫垫;(b)沿身体自然放置手臂;(c)和(d)头部、胸部和臀部的安全带和胶带;(e)充分倾斜以确认固定安全

套管位置

　　达芬奇机器人手术通常使用 3 个机器人套管（8mm）进行。通过开放式技术经脐置入第 1 个套管。然后在直视下放置剩下 2 个套管。通常将套管置于在脐上方和下方的中线处（图 6.2a）。在某些情况下，对于非常小的婴儿，两个套管都放置在脐上方的中线。镜头置于中间的套管。一些外科医生更喜欢将低位套管放置在同侧下腹，类似于传统腹腔镜肾盂成形术中的放置位置。套管之间最小距离是 2.5cm，以保证实施手术所必需的空间。机械臂套管的另一种位置是选择脐部和 Pfannenstiel 线处（图 6.2b）[6,7]。镜头则置于脐下套管中。

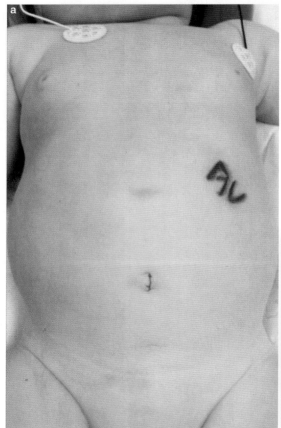
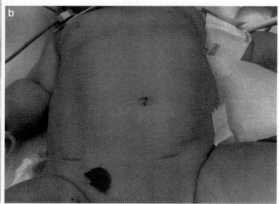

图 6.2　套管定位：（a）中线套管术后外观；（b）脐部和 Pfannenstiel 线套管术后外观

手术过程

　　手术可以从膀胱镜检查和拟修复一侧的逆行肾盂造影开始。逆行肾盂造影可鉴别并定位输尿管病变（图 6.3a～d）。得到输尿管的解剖信息还可以协助制订手术方案。一些外科医生在手术开始即逆行放置输尿管支架，同时可选择在尿道口留置牵引线，以便之后不需再次进行全身麻醉即可取出输尿管支架。如果计划为小婴儿顺行放置输尿管支架，手术开始时即在输尿管膀胱连接处放置导线或输尿管导管，可能有助于手术后期支架顺行通过狭窄

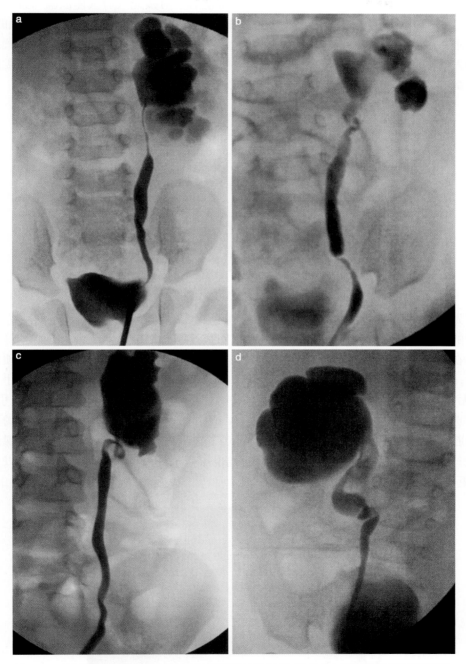

图 6.3 逆行肾盂造影:(a)显示输尿管近端长段闭锁;(b)孤立肾伴输尿管远端瓣膜;(c)异位血管;(d)输尿管中段梗阻

的输尿管膀胱连接处。Foley 导尿管一般在肾盂成形术体位摆放之前放置。

　　将患者摆放为适当的侧卧位。在脐部外翻后,可经脐做垂直切口获得开放通道。要小心避免使筋膜开口大于机器人套管,以防止套管滑脱或对接充气后气体泄漏。直视确认位置后,放置一个 8mm 的机器人操作套管,并建立气腹。腹部充气流速应控制在较低的水平,以降低术后因腹壁快速牵拉而引起疼痛的可能性。另外 2 个工作套管在直视下放置。然后将机器人适当地放置在患者上方,进行套管与机器人对接(图 6.4)。我们首选的肾盂成形术器械是微型双极钳、单极剪刀和持针器。镜头为 30° 向下。

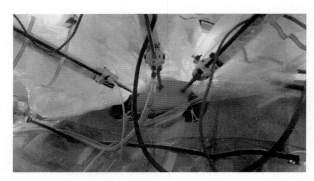

图 6.4　机器人对接中线套管

　　首先游离结肠以优化视野。一些外科医生更喜欢经肠系膜入路,这对于许多左侧手术是可行的(图 6.5)。通过锐性和钝性分离在中间显露结肠。腰肌可以作为保持正确方向的标志。在肾下极水平找到输尿管并环周分离。然后继续向近端的肾门剥离。必须注意异位血管,因为它们可能是导致梗阻的关键因素(图 6.5)。将肾盂经皮牵引缝合可使手术更便捷,而无需为床边助手或第四机械臂放置额外的套管针。如有需要,应尽早进行牵引缝合。我们首选的方法是在 Keith 针上使用细 Prolene 缝线(图 6.6)。一定要注意将缝线的尾部固定在腹腔外。针穿过肾盂,然后在相应的位置穿过腹壁。经皮牵引缝线的位置应保证最佳的牵拉,以便于显露和后续的重建。牵引缝线也可以采用弯针,在必要的时候可以将针拉直,以便更容易地通过腹壁。

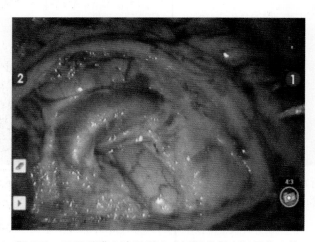

图 6.5　经肠系膜入路显露造成梗阻的肾下极异位血管

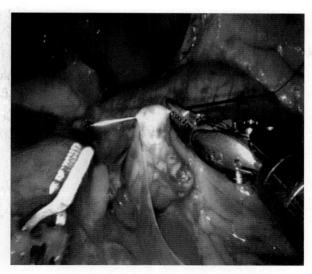

图 6.6　用 Keith 针经皮牵引缝合

　　充分显露肾盂、输尿管和梗阻位置,为修剪和重建做准备。在有症状的患者中,肾盂和输尿管可能会被较厚的组织包裹。如果发生出血,可以在保持压力的前提下通过机器人套管放入一块止血海绵以帮助止血。如果出现急性出血,为避免转为开放性手术,增加操作通道可能有助于安全控制出血。如果异位血管是造成梗阻的原因,则先用冷刀将肾盂输尿管连接部离断,然后将其转置至血管前方进行吻合。如果没有异位血管存在,则用冷刀以有利于输尿管离断后吻合的角度切断肾盂输尿管连接部。通常不进行肾盂裁剪。我们的首选是使肾盂腔与离断输尿管的管腔大小对称,以避免在肾盂输尿管连接部重建后还需要关闭残余肾盂开口。输尿管以最方便重建的方向离断,通常是外侧。在某些情况下,如输尿管内侧高位插入肾盂或外侧靠近肾实质异位插入肾盂,将肾盂输尿管连接部重新定位到正常肾盂输尿管连接部的相对位置可能是较好的重建方法。大多数手术不需要复杂的肾盂瓣重建。对于肾盂成形术失败后的二次手术,必要的情况下可以使用口腔黏膜加强重建[8]。

　　根据患者的体型,我们选择 5-0 或 6-0 可吸收缝线进行吻合。6-0 缝线通常与 BV-1 针一起使用。缝线可根据外科医生的偏好,由床边助手经机器人套管或经辅助套管递入腹腔。在重建过程中,我们更倾向于使用微型双极钳和缝合切割持针器进行缝合。缝合切割持针器在缝合时可以提高效率并减少器械交换次数。

　　尽管连续缝合更为常见,我们推荐使用间断缝合。就我们的经验来说,间隔 0.5~1mm 的间断缝合可以实现水密性良好、免支架的肾盂成形术(图 6.7)[9]。通常,首先拉近远端顶点,对齐时注意避免输尿管或肾盂扭转。缝合时,需要在选择缝线位置和打结时调整牵引缝线的张力。对于间断缝合,结通常打在腔外,但并不强制。有时为方便缝合,一些缝线将结打在腔内,特别是对于组织较脆弱的幼龄患儿。对于接受机器人肾盂成形术的小婴儿,通气时可能会有大量的呼吸运动。让麻醉师控制患儿暂停呼吸可能有助于缝合过程。

　　在完成重建之前,需要决定是否在吻合处放置支架。采用间断缝合技术时,我们常规进行免支架置入肾盂成形术。如果决定在吻合口置入支架,我们倾向于顺行置入[10]。支架可通过经皮 14 号血管导管穿过腹壁(图 6.8)。支架可以通过导丝置入,也可以在导丝已就

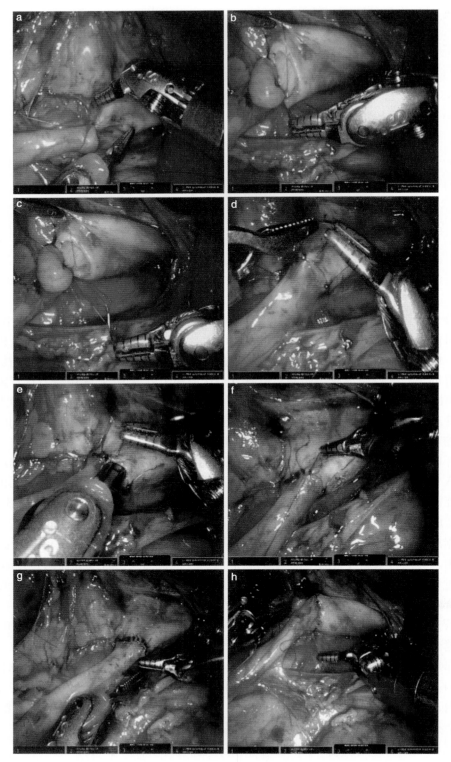

图6.7 间断缝合:(a)顶端拉近;(b)后外侧壁缝合点;(c)后外侧壁缝合完成;(d)前内侧壁缝合;(e)前内侧壁缝合点;(f)前内侧壁缝合打结;(g)完成重建后的前壁;(h)完成重建后的后壁

位的情况下单独置入。在膀胱中灌注亚甲蓝溶液,以确认膀胱中支架位置,并寻找反流液(图6.9)。另一种选择是使用术中膀胱超声来确认支架位置。通常不需要放置吻合口引流管。我们建议尽量避免留置尿道外留回收线的支架。留置输尿管支架的替代方案包括肾造瘘管,经过肾盂肾盏或通过外置肾输尿管导管支撑吻合口。

腹腔内残留的液体应该被全部清除,以预防术后肠梗阻。可以借助吸引器,或经套管放置无菌管后再负压吸引(图6.10a,b)。最后检查以确认没有出血。随后,移除套管,关闭筋膜开口。在套管周围注射局部麻醉剂作为术后疼痛管理。

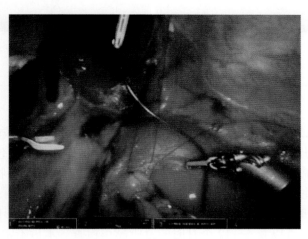

图6.8 经皮留置14号血管导管,用于通过导丝顺行置入输尿管支架,也可用于排烟

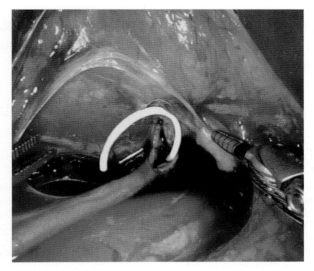

图6.9 从膀胱逆行灌注亚甲蓝溶液,以确认支架位置

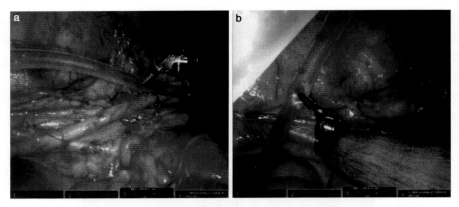

图 6.10　软导管通过套管负压吸引:(a)清除脐周液体;(b)清除肾盂内液体

术后管理

在我们中心,小儿肾盂成形术均为门诊手术,手术结束后应即刻拔除 Foley 导尿管。患者按照恢复室规定出院,无须延长住院时间。无麻醉性疼痛管理策略包括按预定方案交替服用布洛芬和对乙酰氨基酚。α 受体阻滞剂和地西泮也被用作辅助药物。夜间留观的患者按预定计划静脉输注对乙酰氨基酚和酮咯酸,不需要任何麻醉剂。如果留置了输尿管支架,一般在术后 4~6 周时移除,但许多外科医生倾向于提前一些。术后影像学检查通常包括 3 个月时的肾脏超声检查以及 6~12 个月时的肾脏超声检查。术后不常规检查肾图,只有在超声评估未观察到肾积水明显改善时才进行。

并发症

据报道,开放式和机器人/腹腔镜手术的并发症发生率相似,在 2.0%~28.0%[11-24]。大多数为 Clavien 1 级和 2 级并发症[12]。已有报道的并发症包括吻合口瘘、梗阻、尿路感染、套管部位疝、支架脱出和肠梗阻。机器人肾盂成形术的二次手术率较低,据报道为 0.7%~3.0%[24]。

(徐丽清　李贞娴 译,周辉霞 审)

参考文献

1. Bowen DK, Lindgren BW, Cheng EY, Gong EM. Can proctoring affect the learning curve of robotic-assisted laparoscopic pyeloplasty? Experience at a high-volume pediatric robotic surgery center. J Robot Surg. 2017;11(1):63–7.
2. Reinhardt S, Ifaoui IB, Thorup J. Robotic surgery start-up with a fellow as the console surgeon. Scand J Urol. 2017;51(4):335–8.
3. Tasian GE, Wiebe DJ, Casale P. Learning curve of robotic assisted pyeloplasty for pediatric urology fellows. J Urol. 2013;190(4 Suppl):1622–6.
4. Bansal D, Cost NG, DeFoor WR Jr, et al. Infant robotic pyeloplasty: comparison with an open cohort. J Pediatr Urol. 2014;10(2):380–5.
5. Paradise HJ, Huang GO, Elizondo Saenz RA, Baek M, Koh CJ. Robot-assisted laparoscopic pyeloplasty in infants using 5-mm instruments. J Pediatr Urol. 2017;13(2):221–2.

6. Gargollo PC. Hidden incision endoscopic surgery: description of technique, parental satisfaction and applications. J Urol. 2011;185(4):1425–31.

7. Hong YH, DeFoor WR Jr, Reddy PP, Schulte M, Minevich EA, VanderBrink BA, Noh PH. Hidden incision endoscopic surgery (HIdES) trocar placement for pediatric robotic pyeloplasty: comparison to traditional port placement. J Robot Surg. 2018;12(1):43–7.

8. Ahn JJ, Shapiro ME, Ellison JS, Lendvay TS. Pediatric robot-assisted redo pyeloplasty with buccal mucosa graft: a novel technique. Urology. 2017;101:56–9.

9. Fichtenbaum EJ, Strine AC, Concodora CW, Schulte M, Noh PH. Tubeless outpatient robotic upper urinary tract reconstruction in the pediatric population: short-term assessment of safety. J Robot Surg. 2018;12(2):257–60.

10. Noh PH, DeFoor WR, Reddy PP. Percutaneous antegrade ureteral stent placement during pediatric robot-assisted laparoscopic pyeloplasty. J Endourol. 2011;25(12):1847–51.

11. Chan YY, Durbin-Johnson B, Sturm RM, Kurzrock EA. Outcomes after pediatric open, laparoscopic, and robotic pyeloplasty at academic institutions. J Pediatr Urol. 2017;13(1):49.e1–6.

12. Dangle PP, Akhavan A, Odeleye M, et al. Ninety-day perioperative complications of pediatric robotic urological surgery: a multi-institutional study. J Pediatr Urol. 2016;12(2):102.e1–6.

13. Dangle PP, Kearns J, Anderson B, Gundeti MS. Outcomes of infants undergoing robot-assisted laparoscopic pyeloplasty compared to open repair. J Urol. 2013;190(6):2221–6.

14. Franco I, Dyer LL, Zelkovic P. Laparoscopic pyeloplasty in the pediatric patient: hand sewn anastomosis versus robotic assisted anastomosis--is there a difference? J Urol. 2007;178(4) Pt 1:1483–6.

15. Lee RS, Retik AB, Borer JG, Peters CA. Pediatric robot assisted laparoscopic dismembered pyeloplasty: comparison with a cohort of open surgery. J Urol. 2006;175(2):683–7; discussion 7

16. Minnillo BJ, Cruz JA, Sayao RH, et al. Long-term experience and outcomes of robotic assisted laparoscopic pyeloplasty in children and young adults. J Urol. 2011;185(4):1455–60.

17. Olsen LH, Rawashdeh YF, Jorgensen TM. Pediatric robot assisted retroperitoneoscopic pyeloplasty: a 5-year experience. J Urol. 2007;178(5):2137–41; discussion 41

18. Riachy E, Cost NG, Defoor WR, Reddy PP, Minevich EA, Noh PH. Pediatric standard and robot-assisted laparoscopic pyeloplasty: a comparative single institution study. J Urol. 2013;189(1):283–7.

19. Singh P, Dogra PN, Kumar R, Gupta NP, Nayak B, Seth A. Outcomes of robot-assisted laparoscopic pyeloplasty in children: a single center experience. J Endourol Endourol Soc. 2012;26(3):249–53.

20. Sorensen MD, Delostrinos C, Johnson MH, Grady RW, Lendvay TS. Comparison of the learning curve and outcomes of robotic assisted pediatric pyeloplasty. J Urol. 2011;185(6 Suppl):2517–22.

21. Subotic U, Rohard I, Weber DM, Gobet R, Moehrlen U, Gonzalez R. A minimal invasive surgical approach for children of all ages with ureteropelvic junction obstruction. J Pediatr Urol. 2012;8(4):354–8.

22. Yee DS, Shanberg AM, Duel BP, Rodriguez E, Eichel L, Rajpoot D. Initial comparison of robotic-assisted laparoscopic versus open pyeloplasty in children. Urology. 2006;67(3):599–602.

23. Cundy TP, Harling L, Hughes-Hallett A, Mayer EK, Najmaldin AS, Athanasiou T, Yang GZ, Darzi A. Meta-analysis of robot-assisted vs conventional laparoscopic and open pyeloplasty in children. BJU Int. 2014;114(4):582–94.

24. Boysen WR, Gundeti MS. Robot-assisted laparoscopic pyeloplasty in the pediatric population: a review of technique, outcomes, complications, and special considerations in infants. Pediatr Surg Int. 2017;33(9):925–35.

7 肾盂输尿管连接部梗阻合并解剖异常或肾结石的处理

Ram A. Pathak and Ashok K. Hemal

引言

近年来,成人和儿童患者的肾盂输尿管连接部梗阻(UPJO)的治疗已有所进步,与传统的开放手术相比,更强调微创治疗。机器人辅助治疗相对于腹腔镜手术更容易进行术中分离组织及重建[1]。使用机器人方法获得了不错的围手术期和中期效果,平均手术时间为 194 分钟,失血量约为 50mL,围手术期并发症发生率为 6%[2]。虽然机器人肾盂成形术的结果分析非常有效[3],但这些患者偶尔会出现继发性的病理或解剖结构异常,进而需要进行额外的手术干预。这一章深入探讨了 UPJO 合并肾结石以及解剖结构异常的患者的处理。

肾盂输尿管连接部梗阻患者肾结石的处理

高达 30% 的 UPJO 患者伴有肾结石[4](图 7.1)。处理原发性 UPJO 以及肾结石的取出是治疗这些患者的关键(视频 7.1)。继发尿液淤滞和结晶聚集延迟排泄是 UPJO 患者结石形成的病理生理学原因;反之,通过成核、晶体生长和聚集加速的过程,加速了结石形成。事实上,成功的肾盂成形术可以降低结石复发率[5]。

术前考虑

除了取石术以外,该手术的技术方面类似于成人和儿童肾盂成形术。

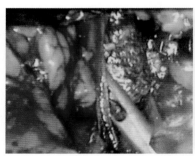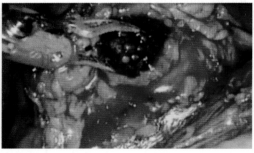

图 7.1 肾盂输尿管连接部梗阻合并肾结石。左侧图像描述了左侧机器人辅助的肾结石切除术和鹿角形结石取出。右侧图像描述了右侧肾结石切除术和鹿角形结石取出

术前和手术室设置

术前体位至关重要,例如,马蹄肾采用半侧卧位,盆腔异位肾采用仰卧位。可以通过 CT 血管造影来检查和评估与血管相关的解剖结构。腹部平片也能够用于确定是否存在肾结石。由于手术所需内镜仪器和机器人仪器,以及光源、显示器、激光仪等,外科医生可能会面临显著的空间限制。机器人光源、气腹机和能量平台放在手术台尾侧。用于钬激光碎石术的内镜架和视频设备应位于机器人设备的侧面,以免出现线缆缠绕。

套管放置的注意事项

机器人套管的放置方式可参考既往文献[6],与常规位置相同(图 7.2)。5mm 或 12mm 的助手孔可用于引导各种取石篮或输尿管软镜或肾镜(需相应增加套管直径)取出结石。对于有脊柱侧凸或脊柱融合术病史的患者,我们建议在中线放置机器人套管。

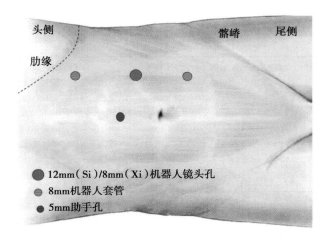

图 7.2　同时进行肾盂成形术和肾结石切除术的套管放置。于脐上腹直肌鞘侧缘置入套管作为镜头孔,机械臂套管与镜头孔间隔约 6～8cm。脐上正中线置入 5mm 套管作为助手孔

提示和技巧

前两章已经讲述过成人和儿童患者肾脏游离和肾盂显露的技术要点。在处理结石时,传统肾盂成形术的某些注意事项必须引起重视。许多患有 UPJO 和肾结石的患者可能在过去接受过结石手术,包括 SWL 或 PCNL,甚至有肾盂肾炎的病史。因此,潜在的炎症可能导致肾盂和输尿管周围脂肪存在粘连。如果需要处理巨大鹿角形结石,这个区域的解剖非常关键,因为只有通过 Gil-Vernet 平面,大部分肾盏才能被充分暴露。应当将肾盂从覆盖的肾脉管系统中分离出来,而不分离肾实质。如果怀疑肾盏憩室,则应行肾切除和憩室切除术。注意保护可能与肾盂密切相关的肾动脉分支。

在无须行肾盂成形术的情况下,根据结石的大小和位置,将肾盂 V 形切开,并延伸至漏斗部。在 UPJO 的情况下,如果存在明显的异位血管,需要进行输尿管转位。如果有大量结石,可同时进行肾盂镜检查。通常情况下,除非计划进行肾盏憩室取石,否则结石是通过同一肾盂切开术切口取出的(关于通过肾盂切开术联合取石的技术,见下文)。使用单极剪刀(或儿科

用 Potts 剪刀),将肾盂黏膜从附着的结石上分离出来,并从最小的结石开始,提高取石效率。

首先使用吸引/冲洗器,用无菌生理盐水取出结石。对于那些太大而很难取出的结石,可采用钬激光或超声波碎石术[7]。另外,除肾盂切开术外,还可进行肾切开术,以处理巨大的鹿角形结石[8]。如果结石不能通过机器人套管取出,可以将结石转移到标本袋中,并在手术完成后取出。顽固性结石可能需要软镜检查,通过辅助套管(12mm)或头侧机器臂套管(8mm)将其引入腹部。当接近不同的肾盏时,应进行加压冲洗。取较小的石头可用各种取石篮或抓钳。通常,标本袋可用于收集结石,以备后续取出。

讨论

已有多篇文章报道机器人肾盂成形术联合肾盂切开取石术的结果[3,9-13](表 7.1)。这些研究的平均手术时间为 169.8 分钟,平均估计失血量和住院时间为分别 50.1mL 和 2.26 天。结石清除率大于 80%,且复发率极低(小于 5%)。因此,机器人肾盂成形术联合肾盂切开取石术不仅安全可行,而且有效。

表 7.1   同期肾盂成形术和肾盂切开术的围手术期结果

研究(患者至少 10 名)	手术时间/min	估计失血量/mL	住院时间/d	取石率/%	并发症/%
Atug	275.8(180～345)	48.6(10～100)	1.1(1～2)	100	0
Mufarrij	235.9(145～348)	60.8(10～200)	2(1～5)	100	0
Nayyar	130(72～180)[a]	50[a]	2.7(2～6)	80	0
Gupta	121(63～278)[b]	45[b]	2.5(2～5)	88	0
Hemal	105(86～135)	77(50～250)[c]	不适用的	93.2	3.4[d]
Jensen	151(128～185)	20(0～50)	3(2～4)	83	0

[a] 描述了机器人肾盂成形术的整个队列(n=29),并不仅限于结石患者(n=10/29);

[b] 描述了机器人肾盂成形术的整个队列(n=85),并不仅限于结石患者(n=16/85);

[c] 描述了机器人取石术的整个队列(n=50),并不限于 UPJO 继发结石的患者(n=29/50);

[d] 1 例患者出现血尿,需要进行选择性血管栓塞治疗。

UPJO 合并罕见解剖异常

患者可能出现异位、旋转不良或马蹄肾的非典型 UPJO[14]。伴有上尿路罕见解剖异常的患者可能会因显露困难、异位血管、肾盂输尿管连接部变异以及隐匿的狭窄长度而使手术复杂化[15]。患有重度肾积水[12]和巨输尿管[16]的患者通常需要引流尿液、切除多余的输尿管和大面积修复[17]。接受重复 UPJO 修复术的患者可能会因术中操作和破坏血供而对同侧正常的肾盂造成损害[18]。即使那些具有丰富机器人手术经验的外科医生也很难完成这些复杂的手术。无论 UPJ 梗阻位置还是合并上尿路解剖异常,类似的机器人原理都适用。离断性肾盂成形术的技术是相似的,但有以下几点需要注意:①患者的体位;②套管孔位置;③使用辅助方法(肾固定术/肾折叠术)。

马蹄肾

马蹄肾发生率约为 1/500,是最常见的肾融合异常[19]。由于输尿管高位开口、存在多支潜在的异常血管和肾单位功能异常,该类患者人群中 UPJO 的发生率增加[11]。根据病变的侧别,患者采取半侧卧位,患侧肾脏朝上。将一个 8/12mm 的摄像头端口 (Xi 对 S/Si) 放置在脐外侧 2cm 处,2 个 8mm 的机器人套管放置在锁骨中线肋下 2cm 处和腹股沟韧带上方 3cm 处 (图 7.3)。或者,患者可以仰卧位,镜头孔置于脐下 3～4cm 处,两侧分别置入机器人套管。在这种情况下,机器人应该停靠在患者的头侧。

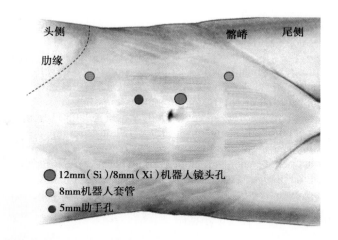

图 7.3　马蹄肾的肾盂成形术 (左侧)。镜头孔放置在脐旁 2cm 处,分别在肋下和髂窝放置 8mm 机器人套管。在镜头孔头侧放置一个 5mm 的辅助套管

　　修复马蹄肾 UPJO 的技术挑战包括常见的异常下极血管、肾实质下极和肾峡部的存在。在这些情况下 CT 血管造影可以帮助外科医生明确解剖结构的具体异常表现以及脉管系统的走行。此外,肾盂位于脐水平,并位于肾脏前方。使用逆行插管注射吲哚菁绿 (ICG) 可以显示这种结构[20] (图 7.4)。通过机器人进行马蹄肾的离断性肾盂成形术较为少见,报告的病例少于 20 例[11,21]。手术时间从 90 分钟至 210 分钟不等,估计平均失血量从 25mL 至 100mL 不等[21]。这种手术被认为是安全有效的,术后发病率和并发症的报告较少。

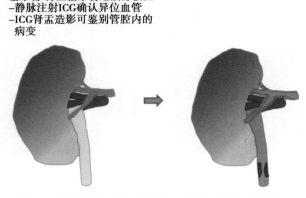

图 7.4　注射/灌注 ICG 可确认是否存在异位血管和/或输尿管腔内固有病变

一名 39 岁女性因间歇性左侧上腹疼痛 3 个月而就诊,CT 检查结果显示为马蹄肾和左肾积水(图 7.5)。Lasix 肾脏扫描证实存在左 UPJO,马蹄肾的机器人肾盂成形术的术中图像见图 7.6。患者成功完成手术,估计总失血量为 25mL,住院时间为 1 天。随访影像结果显示上尿路引流通畅,患者疼痛消失。

异位肾、盆腔肾和肾旋转不良

异位肾的发病率约为 1/3 000 至 1/2 200[22],大多数异位肾肾积水患者均伴有 UPJO[23]。对于盆腔异位肾,患者采用头低截石位以充分暴露病灶[11]。应根据目标器官的位置来调整套管位置。对于盆腔肾患者,机器人镜头孔放置在脐上位置,两侧分别置入机器臂套管(图 7.7)。辅助孔可以根据需要放置在机器人套管的外侧[23]。

盆腔肾通常具有特殊的脉管系统,导致游离困难。肾脏通常为肠系膜下方一隆起。一旦肠管从肾的表面移开,即可暴露肾盂。肾脏的移动是复杂且不必要的。同时,通过逆行放置导管,灌注 ICG 可利于观察。最后,在肾旋转不良的患者中,额外的操作如肾固定术/肾折

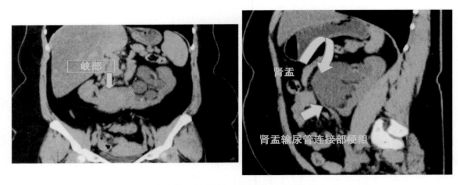

图 7.5　39 岁女性,间歇性左侧腰痛,马蹄肾和左 UPJO

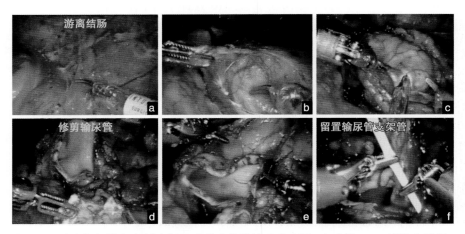

图 7.6　马蹄肾机器人离断式肾盂成形术的关键手术步骤。(a)沿 Toldt 线游离结肠。(b)显露肾盂输尿管连接部。(c)修剪多余的肾盂组织。(d)去除失去蠕动活力的输尿管,并修剪输尿管近端。(e)使用 5-0 单乔线连续缝合。(f)顺行放置输尿管双 J 管

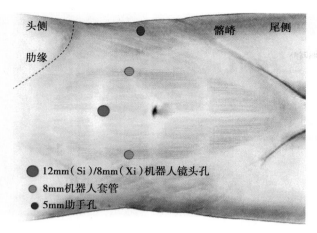

图 7.7 左侧盆腔异位肾的肾盂成形术套管放置。脐上置入镜头孔，两侧腹直肌旁置入机械臂套管，外侧置入 5mm 辅助套管

叠术，可以改善受累肾脏的引流[11]。机器人手术可满足高难度组织分离和复杂体内重建的需求，极大地改善了此类疾病预后，并缩短学习曲线。

既往有广泛的手术史

以往的手术常常会扰乱内部解剖结构，大大增加了手术难度。一名 25 岁的女性转诊到我们医院，既往有明确的腹膜后横纹肌肉瘤病史，在 8 月龄时接受过手术和辅助放疗。她在左侧 PCNL 后出现 UPJO/输尿管近端水平的梗阻和反复尿路感染（图 7.8）。考虑到患者曾接受后入路腰椎椎间融合（PLIF）治疗 T_{10}～S_1 的脊柱侧凸，定位和套管放置十分具有挑战性（图 7.9）。患者成功进行了 UPJO 修复术，术后肾图显示双侧 T1/2＜10 分钟。分离的关键包括仔细游离放疗后的组织，并使用 ICG 突出显示重要的解剖标志。

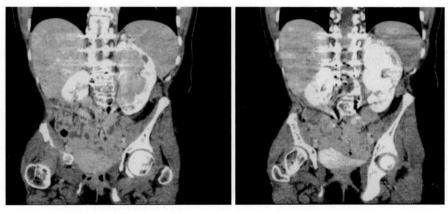

图 7.8 25 岁女性，有腹膜后横纹肌肉瘤切除术和辅助放疗病史，合并严重脊柱侧凸及后入路腰椎椎间融合（PLIF）手术史，左侧 PCNL 后出现左肾积水

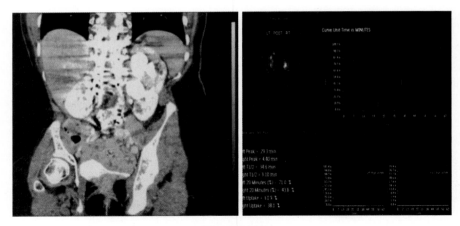

图 7.8（续）

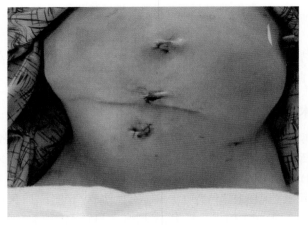

图 7.9　3 个套管置于前正中线，另一套管置于外侧。仔细分离放疗后组织，成功完成 UPJO 修复

结论

本章节，我们描述了各种手术技术和技巧。机器人辅助肾盂成形术应用于特殊（如合并结石或解剖异常）的患者群体，可成功、安全、快速地完成手术。

（李一帆　田泰 译，张沂南 审）

参考文献

1. Hemal A, Mukherjee S, Singh, K. Laparoscopic pyeloplasty versus robotic pyeloplasty for ureteropelvis junction obstruction: a series of 60 cases performed by a single surgeon.
2. Singh I, Hemal A. Robot-assisted pyeloplasty: review of the current.
3. Gupta N, Nayyar R, Hemal A. Outcome analysis of robotic pyeloplasty: a large single-centre experience.
4. Skolarikos A, Dellis A, Knoll T. Ureterpelvic obstruction and renal stones: Etiology and treatment.

5. Bernardo N, Liatsikos EDC, et al. Stone recurrence after endopyelotomy. Urology. 2000;56:378.

6. Pathak RP, Patel M, Hemal A. Comprehensive approach to port placement templates for robot-assisted laparoscopic urologic surgeries. J Endourol. 2017;31:1269–76.

7. Badalato G, Hemal A, Menon M, et al. Current role of robot-assisted Pyelolithotomy for the Management of Large Renal Calculi: a contemporary analysis. J Endourol. 2009;23:1719–22.

8. Badani K, Hemal A, Fumo M, et al. Robotic extended pyelolithotomy for treatment of renal calculi: a feasibility study. World J Urol. 2006;24:198–201.

9. Atug F, Castle E, Burgess S, et al. Concomitant management of renal calculi and pelvi-ureteric junction obstruction with robotic laparoscopic surgery. BJU Int. 2005;96:1365–8.

10. Mufarrij P, Woods M, Shah O, et al. Robotic dismembered pyeloplasty: a 6-year, multi-institutional experience. J Urol. 2008;180:1391–6.

11. Nayyar R, Gupta N, Hemal A. Robotic management of complicated ureteropelvic junction obstruction. World J Urol. 2010;28:599–602.

12. Hemal A, RIshi N, Narmada G, et al. Experience with robotic assisted laparoscopic surgery in upper tract urolithiasis. Can J Urol. 2010;17:5299–305.

13. Jensen P, Berg K, Azawi N. Robot-assisted pyeloplasty and pyelolithotomy with ureterpelvic junction stenosis. Scand J Urol. 2017;51:323–8.

14. Madi R, Hemal A. Robotic pyelolithotomy, extended pyelolithotomy, nephrolithotomy, and anatrophic nephrolithotomy. J Endourol. 2018;32:73–81.

15. Bove P, Ong A, Rha K, et al. Laparoscopic management of ureteropelvic junction obstruction in patients with upper urinary tract anamoalies. J Urol. 2004;171:77–9.

16. Hemal A, Nayyar R, Rao R. Robotic repair of primary symptomatic obstructive megaureter with intracorporeal or extracorporeal ureteric tapering and ureteroneocystostomy. J Endourol. 2009;23:2041–6.

17. Jindal L, Gupta A, Mumtaz F, et al. Laparoscopic nephroplication and nephropexy as an adjunct to pyeloplasty in UPJO with giant hydronephrosis. Int Urol Nephrol. 2006;38:443–6.

18. Metzelder M, Petersen C, Ure B. Laparoscopic pyeloplasty is feasible for lower pole pelv-ureteric obstruction in duplex systems. Pediatr Surg Int. 2007;23:907–9.

19. Natsis K, Piagkou M, Skotsimara A, et al. Horseshoe kidney: a review of anatomy and pathology. Surg Radiol Anat. 2014;36(6):517–26.

20. Pathak R, Hemal A. Intraoperative ICG-fluorescence imaging for robotic-assisted urologic surgery: current status and review of literature. Int Urol Nephrol. 2019;51:765–71.

21. Oderda MCG, Allasia M, et al. Robot-assisted laparoscopic pyeloplasty in a pediatric patient with horseshoe kidney: surgical technique and review of literature. Urologia. 2017;84:55–60.

22. Zafar F, Lingeman J. Value of laparoscopy in the management of calculi complicating renal malformations. J Endourol. 1996;10:379–83.

23. Nayyar R, Singh P, Gupta N. Robot-assisted laparoscopic Pyeloplasty with stone removal in an ectopic kidney. JSLS. 2010;14:130–2.

8 复发性肾盂输尿管连接部梗阻

Ravindra Sahadev, Joan Ko, Arun Srinivasan, and Aseem Shukla

引言

肾盂成形术在小儿泌尿外科领域被广泛应用,并取得很好的治疗效果。然而,少部分患者可能因疗效不理想,需进行二次手术。首先,由于临床症状和影像学表现的差异,对肾盂成形术失败的患者进行二次手术的决策常常是极具挑战性的;其次,解剖性梗阻的确诊是十分困难的;最后,二次手术常因感染、瘢痕纤维化以及既往狭窄或尿漏引发的炎症反应而变得复杂。以上原因可导致二次手术患者较初次手术的并发症的发生率增加、成功率降低[1,2]。

本章重点讲述初次手术失败病例的评估、手术计划的制订以及可能的干预方式,特别强调了机器人辅助腹腔镜下二次重建手术技术,以及基于最新文献和笔者经验的其他补救方式。

肾盂成形术的失败

一项基于国家数据库的回顾性研究发现,不论初次手术方式如何,大约每 9 名接受肾盂成形术的儿童中,就有 1 名儿童因复发或持续存在的肾盂输尿管连接部梗阻而需接受二次手术[3]。有研究发现,尽管可以尝试通过支架置入或其他内镜技术进行梗阻部位的补救性治疗,但仍有相当一部分患者需要进行尿路重建手术。大多数二次手术需在初次手术后的 1 年内进行。

在以往的文献中,没有关于肾盂成形术治疗失败的预测指标的报道。尽管有人认为年龄过小(小于 6 月龄)、术前功能严重受损、异位血管与梗阻部位交叉等与手术失败相关,但他们似乎都不是独立风险因素[4-7]。

技术相关的失败因素包括肾盂或输尿管的局部缺血、吻合口不平整、吻合张力过高、输尿管旋转扭曲、输尿管狭窄段切除不充分以及组织边缘钳夹粗暴导致的缺血等。离断式肾盂成形术时解剖重建的不合理,比如肾盂裁剪后过小、长段输尿管狭窄或输尿管吻合位置过高均可能增加术后并发症的发生率和失败风险,这些通常与输尿管过度游离及肾门周围解剖困难相关[8,9]。

评估

以下情况应被视为评估的要点:儿童有持续性或再发的一侧腰痛、肾蒂扭转引发的迪特尔危象、尿路感染、进行性加重或持续严重的肾积水。以上提到的症状需要进一步的诊治,而我们需要在此基础上慎重地观察和评估输尿管梗阻的类型、近期功能状态,以及肾盂、肾脏血管和输尿管的解剖。

此外,推荐对上述患者完善泌尿系 B 超、利尿肾动态显像及磁共振尿路成像(MRU)[5,10]。了解目前的肾功能状态、肾盂肾盏解剖及输尿管的情况,有助于与患儿家长进行沟通并制订手术方案。如患儿已放置肾造瘘管,可以进一步完善顺行尿路造影或肾盂灌注测压试验。

手术选择

二次手术治疗的选择包括支架置入术、肾盂内切开术(激光或冷刀)、输尿管球囊扩张术、二次肾盂成形术、输尿管肾盏吻合术、阑尾补片/回肠代输尿管等尿路重建手术、肾游离固定术、自体肾移植术、肾切除术等。近年来,口腔黏膜补片技术为治疗肾盂成形术失败所导致的输尿管狭窄的患者带来新的希望。

通常一些临时措施,如支架或双支架置入术,以及后续的规律更换支架管,可以在手术后即刻减轻和缓解输尿管及肾盂输尿管连接部继发的水肿和感染,然而大多数狭窄(约87%)都需要在 1 年内进行进一步的干预[3]。此外,无功能肾或肾功能重度损伤,在进行通畅的引流后仍无改善,应行肾切除术。

尽管肾盂内切开术被证实在一些病例中有效,但它的效果仍无法与肾盂成形术及输尿管肾盏吻合术相媲美[11]。各种肾盂内切开术(冷刀、电切、激光、Acucise 切割和球囊扩张)的治疗效果没有明显差异[11]。肾盂内切开术后的并发症发生率较高,其中异位血管与狭窄段交叉走行是该手术的禁忌证。表 8.1~表 8.3 对不同手术方式的效果进行了总结。

表 8.1 腔内泌尿外科技术治疗复发性 UPJO 的结果

治疗方案	文献作者	病例数量/个	随访时间/月	成功率[a]
支架置入/置换	Romao 等[12]	16	56	6%
肾盂内切开术	Romao 等[12]	18	56	50%
	Corbett 等[11]	92	31	75%(25%~100%)
	Kim 等[13]	31	31	94%
	Veenboer 等[14]	11	20	70%
	Parente 等[15]	9	39.3	100%
	Abdrabuh 等[16]	27	17	81.5%

[a] 成功率由作者在各自的文献中进行定义。

表 8.2 二次肾盂成形术的治疗结果

治疗方案	文献作者	病例数量/个	随访时间/月(平均数/中位数)	成功率[a]
开放手术	Romao 等[12]	13	56	92%
	Helmy 等[24]	16	28	100%
	Abdrabuh 等[16]	16	21	93.8%
腹腔镜手术	Abdel-Karim 等[25]	24	31.5	91.7%

续表

治疗方案	文献作者	病例数量/个	随访时间/月（平均数/中位数）	成功率 [a]
机器人辅助手术	Moscardi 等[26]	8	57.9	100%
	Basiri 等[27]	15[b]	14.1	100%
	Davis 等[1]	23	26	83%
	Jacobson 等[28]	31	40	100%
	Baek 等[29]	10	13.6	100%
	Asensio 等[30]	5	24.36	100%
	Hemal 等[31]	9	7.4	100%
	Niver 等[32]	20[b]	26	94.1%

[a] 成功率由作者在各自的文献中进行定义。
[b] 主要为成人患者。

表 8.3 输尿管肾盏吻合术治疗复发性 UPJO 的结果

治疗方案	文献作者	病例数量/个	随访时间/月	成功率 [a]
机器人辅助手术	Jacobson 等[28]	5	40	100%
	Casale 等[33]	9	12	100%
腹腔镜手术	Lobo[34]	1	12	100%
	Moscardi[26]	3	30.7	100%

[a] 成功率由作者在各自的文献中进行定义。

技术

大多数复发性梗阻的患儿都需实施重建手术[3,6,17,18]，而机器人辅助腹腔镜技术为我们提供了一种视野清晰、精确游离和精细重建的手术方式。它优于传统的腹腔镜技术，后者学习曲线更为陡峭且富有挑战性。在客观条件允许的情况下，机器人辅助技术应为首选方案[19,20]。

机器人辅助腹腔镜下二次肾盂成形术

二次肾盂成形术被认为是处理复发性 UPJO 的金标准。推荐术前行逆行尿路造影，以评估整体解剖及输尿管狭窄的位置和程度。术前放置输尿管支架或导管，有助于在术中辨认和解剖输尿管。值得注意的是，一些研究发现，由于支架管长时间置入所导致的输尿管广泛炎性改变，从而导致术中解剖困难的患者，建议在肾盂成形术前几周拔除先前放置的支架管[12]。

患者体位

如预计术中行膀胱镜检查、放置支架管和/或行输尿管镜检查，患者应取改良截石位。待内镜手术部分完成，将患者改为改良的侧卧位，为重建手术做准备。或者，如在重建手术中需要同时行泌尿外科内镜手术，患者可以维持截石位，并在手术侧腰部下方置入体位垫。手术机器人通常位于患者的手术侧。穿刺套管的分布通常与初次肾盂成形术一致（图 8.1）。

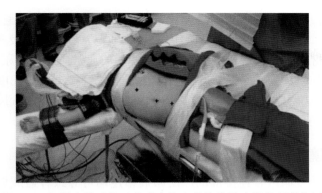

图 8.1　机器人辅助肾盂成形术的患者体位及建议的通道位置

镜头臂通道置于脐处,一个工作臂通道置于手术侧锁骨中线低于脐水平处(注意避开腹壁下血管)或置于耻骨上中线的下方(对年龄较小的患儿)。助手通道通常只在必要时使用。笔者采用缝线缝住部分肾盂组织,将其穿过机器人工作套管,并在体外打结以拉起多余组织,将支架管和 4.7Fr 的肾造瘘管同样借助 14Ga 的静脉留置针穿过腹壁进行牵引,以此来避免建立助手通道。

步骤

在确认通道安全进入腹腔后,通过打开 Toldt 间隙,将结肠从脾曲(肝曲)开始游离并翻至内侧,充分暴露肾、肾门及输尿管。

仔细地钝性与锐性结合地游离近端输尿管至肾盂输尿管连接部,游离过程注意骑跨的变异血管。从没有瘢痕粘连的位置开始游离,有助于更好地确定解剖平面。清除肾盂周围的炎性组织,并注意保护输尿管和肾盂外膜的血供。

这时,可用缝线悬吊固定肾盂,以提供足够的牵引,更好地暴露整个肾盂输尿管连接部和近端输尿管。

在剪裁肾盂,明确输尿管狭窄段的长度以及多余的肾盂组织前,一定要考虑到行翻瓣肾盂成形术的潜在可能性。

横断肾盂输尿管连接部,如存在骑跨的血管,则将输尿管转置其上方。切除纤维化的输尿管狭窄段。再次强调,在切除狭窄段前,必须仔细地确认和定位输尿管健康组织的边缘,尽可能地减少吻合口的张力。一旦输尿管被离断,在吻合肾盂与输尿管前,用 3 根可吸收单线缝合固定输尿管吻合口的边缘以便牵引。推荐行输尿管支架置入,其有利于维持吻合口的通畅,促进功能恢复,并最大限度降低尿外渗和组织纤维化的风险。确保其放置正确可以避免不必要的并发症。此外,可以应用外置的肾造瘘管,它在患者初次的肾盂成形术中也可起到相同的作用[21]。

如患者在术前存在尿外渗和组织纤维化的情况,可行输尿管内注射吲哚菁绿染色并应用近红外荧光色谱(near-infrared fluorescence, NIRF)进行显影,有助于安全、快速、准确地游离输尿管,并准确地进行狭窄段的定位,以便确定在手术中切除的位置[2,22,23]。

在游离输尿管后,如果预判无张力吻合是可行的,则推荐行二次肾盂成形术。然而,如前所述,在狭窄段较长,且肾盂组织较为宽裕的情况下,肾盂翻瓣肾盂成形术是必要的。

如患者合并长段的肾盂输尿管连接部狭窄,则可选择行肾盂垂直翻瓣或螺旋形翻瓣的非离断肾盂成形术。因垂直瓣取材于肾盂组织,该术式通常在肾积水较多时进行,此时多余的肾盂组织足以取材作为输尿管狭窄段的补片。螺旋瓣通常应用于输尿管肾盂连接位置适当的情况。肾盂瓣与输尿管吻合的顶点位置取决于输尿管狭窄段的长度,可根据具体的手术方式,从前向后或从后向前进行连续缝合。两种肾盂瓣术式均可通过在恰当的位置悬吊缝合暴露手术野,便于应用机器人完成。

机器人辅助腹腔镜下输尿管肾盏吻合术

肾内型肾盂或肾盂输尿管连接部的广泛瘢痕粘连均可导致肾盂成形术的失败。因此,即使通过术前影像评估准备实施肾盂成形术的患者,也应将输尿管肾盏吻合术作为备选方案。

术中腹腔镜超声技术(图 8.2)可以帮助确定为暴露下盏而需要切除的肾实质的范围。理想情况下,被切除的实质组织必须足够薄,以确保输尿管肾盏吻合术在技术上的可行性和安全性。

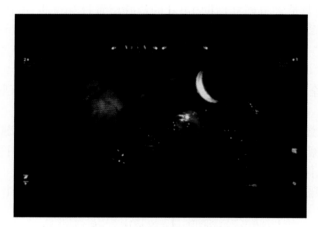

图 8.2   利用腹腔镜下超声定位肾盏的位置

术中可仔细游离肾门血管,以便在肾实质的切缘发生不可控的出血时阻断肾脏血流。此外,可以建立一个额外的助手通道,便于吸引和冲洗手术创面。

应用电凝联合血管闭合能量平台切除覆盖在下盏上的肾实质,然后应用氩束激光器进行止血。

将铲状的输尿管断端于肾下盏的尿路上皮吻合,注意不要缝入肾实质组织(图 8.3)。为达到严密的缝合效果,可以应用倒刺缝线(如 Covidien V-loc)。

如前所述,推荐置入双 J 管帮助术后尿液引流,肾造瘘术则非必需。

机器人辅助颊黏膜补片输尿管成形术

如输尿管或肾盂输尿管连接部的狭窄段较长,上述重建技术均不适用,仍有方法去处理,从而避免创伤更大的肠代输尿管和自体肾移植术。有文献报道,颊黏膜移植技术(buccal mucosal graft,BMG)作为修补输尿管缺损的一种可选择的方案,获得了满意的效果[2,22,23]。

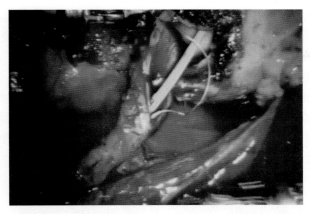

图 8.3 在输尿管下盏吻合术中置入双 J 管以辅助吻合

技术 套管位置同肾盂成形术。移植物可通过助手通道进入患者体内。在游离输尿管后(可选择应用 ICG 进行定位),如果肾盂(或肾下极)距离健康的输尿管上端过长,无法行肾盂成形或输尿管肾盏吻合术(通常在 2~8cm),则可选择行 BMG 进行重建。

基于狭窄段的长度需要,在局部注射利多卡因和肾上腺素后,可从下唇或颊部的口腔黏膜获得合适尺寸的移植物。

可用带蒂的大网膜瓣对移植物进行包裹以提供血运。当大网膜缺乏的时候,也可使用肾周脂肪或阑尾系膜作为提供血运的瓣膜。在包裹固定这些瓣膜时,可应用静脉注射 ICG 确定其血运情况(图 8.4)。

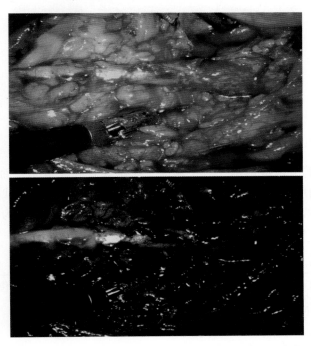

图 8.4 输尿管切开-经输尿管 ICG 管腔内注射,在自然光和近红外光下帮助鉴别健康和狭窄的输尿管组织(正常输尿管呈荧光绿色)(Image courtesy of Dr. Daniel D. Eun)

Onlay/Inlay 输尿管成形术　　如果输尿管狭窄但管腔依旧连续,可以根据情况应用 Onlay 或 Inlay 技术,通过应用 BMG 拓宽输尿管壁从而增加管腔的直径。对于背侧的 Inlay 补片,完成修复后可将网膜固定于背侧,垫于输尿管修补部位的下面。而对于腹侧的 Onlay 补片,则将大网膜直接固定在移植物上。

BMG 经由助手通道进入腹腔,应用可吸收缝线以连续缝合的方式将其吻合在切开输尿管的边缘(图 8.5)。此外,移植物还需要按照如上所述的方法与大网膜固定连接。在吻合的过程中可在输尿管内放置输尿管软镜或支架,以防止在缝合过程中的错位。缝合完成后,可用输尿管镜检查吻合口的通畅和密闭性。可在吻合口附近放置引流管。

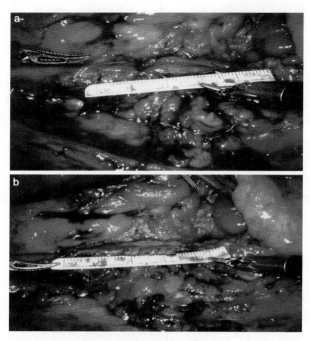

图 8.5　狭窄段的切除和距离测量:颊黏膜补片输尿管成形术(Image courtesy of Dr. Daniel D. Eun)

后壁加强吻合输尿管成形术　　对于输尿管狭窄段管腔完全闭塞而需将其切除横断的患者,可将输尿管的后壁再吻合,使输尿管的两个断端在前方形成铲状边缘。然后将 BMG 缝合充当输尿管前壁,以增加管腔的直径。同样,大网膜被用来作为提供移植物的血管床(表 8.4)

表 8.4　机器人辅助颊黏膜补片输尿管成形术的预后

治疗方案	文献作者	病例数量/个	随访时间/月(平均数/中位数)	成功率 [a]
颊黏膜补片输尿管成形术	Ahn 等[2]	3	10	100%
	Zhao 等[22]	19[b]	26	90%

[a] 成功率由作者在各自的文献中进行定义。

[b] 主要为成人患者。

总结

策略

1. 术前 MRU 或术中 RGP 显像及其他新技术（如 ICG）有利于对病理解剖的正确评估。
2. 灵活的手术计划。
3. 经腹入路有利于结肠和系膜更好地暴露。
4. 准确辨认并仔细游离输尿管及肾盂输尿管连接部。
5. 注意鉴别异位交叉血管、输尿管扭曲，以及吻合口不平整。
6. 适当地切除瘢痕及纤维组织，以获得柔软健康的组织边缘。
7. 保证吻合端健康有血供，并进行无张力缝合。
8. 选择更积极的重建技术，如对长段输尿管狭窄选择颊黏膜补片输尿管成形术。
9. 输尿管支架，放置引流管，以及充分的膀胱内引流。
10. 定期术后影像学检查及密切随访。

附件

视频：机器人输尿管肾盏吻合术（视频 8.1），机器人肾盂瓣肾盂成形术（视频 8.2）。

（冯帆 译，吴吉涛 审）

参考文献

1. Davis T, Burns A, Corbett S, Peters C. Reoperative robotic pyeloplasty in children. J Pediatr Urol. 2016;12(6):394.e1–7.
2. Ahn J, Shapiro M, Ellison J, Lendvay T. Pediatric robot-assisted redo pyeloplasty with Buccal Mucosa Graft: a novel technique. Urology. 2017;101:56–9.
3. Dy G, Hsi R, Holt S, Lendvay T, Gore J, Harper J. National trends in secondary procedures following pediatric pyeloplasty. J Urol. 2016;195(4):1209–14.
4. Kawal T, Srinivasan AK, Shrivastava D, Chu DI, Van Batavia J, Weiss D, Long C, Shukla AR. Pediatric robotic-assisted laparoscopic pyeloplasty: does age matter? J Pediatr Urol. 2018. pii: S1477-5131(18)30215-8; https://doi.org/10.1016/j.jpurol.2018.04.023.
5. Weiss DA, Kadakia S, Kurzweil R, Srinivasan AK, Darge K, Shukla AR. Detection of crossing vessels in pediatric ureteropelvic junction obstruction: clinical patterns and imaging findings. J Pediatr Urol. 2015;11(4):173.e1–5. https://doi.org/10.1016/j.jpurol.2015.04.017.
6. Thomas JC, DeMarco RT, Donohoe JM, Adams MC, Pope JC IV, Brock JW III. Management of the failed pyeloplasty: a contemporary review. J Urol. 2005;174:2363e6.
7. Pettersson S, Brynger H, Henriksson C, Johansson S, Nilson AE, Ranch T. Autologous renal transplantation and pyelocystostomy after unsuccessful pyeloplasty. J Urol. 1983;130(2):234–9.
8. Tasian GE, Casale P. The robotic-assisted laparoscopic pyeloplasty: gateway to advanced reconstruction. Urol Clin North Am. 2015;42(1):89–97. https://doi.org/10.1016/j.ucl.2014.09.008.
9. Diamond DA, Nguyen HT. Dismembered V-flap pyeloplasty. J Urol. 2001;166(1):233–5.
10. Kirsch AJ, McMann LP, Jones RA, Smith EA, Scherz HC, Grattan-Smith JD. Magnetic resonance urography for evaluating outcomes after pediatric pyeloplasty. J Urol. 2006;176(4 Pt 2):1755–61.
11. Corbett H, Mullassery D. Outcomes of endopyelotomy for pelviureteric junction obstruction in the paediatric population: a systematic review. J Pediatr Urol. 2015;11(6):328–36.
12. Romao R, Koyle M, Pippi Salle J, Alotay A, Figueroa V, Lorenzo A, et al. Failed pyeloplasty in children: revisiting the unknown. Urology. 2013;82(5):1145–9.
13. Kim EH, Tanagho YS, Traxel EJ, Austin PF, Figenshau RS, Coplen DE. Endopyelotomy

for pediatric ureteropelvic junction obstruction: a review of our 25-year experience. J Urol. 2012;188:1628e33.

14. Veenboer PW, Chrzan R, Dik P, Klijn AJ, de Jong TP. Secondary endoscopic pyelotomy in children with failed pyeloplasty. Urology. 2011;77:1450e4.

15. Parente A, Angulo J, Burgos L, Romero R, Rivas S, Ortiz R. Percutaneous endopyelotomy over high pressure balloon for recurrent ureteropelvic junction obstruction in children. J Urol. 2015;194(1):184–9.

16. Abdrabuh A, Salih E, Aboelnasr M, Galal H, El-Emam A, El-Zayat T. Endopyelotomy versus redo pyeloplasty for management of failed pyeloplasty in children: a single center experience. J Pediatr Surg. 2018;53(11):2250–5.

17. Braga LH, Lorenzo AJ, Bagli DJ, et al. Risk factors for recurrent ureteropelvic junction obstruction after open pyeloplasty in a large pediatric cohort. J Urol. 2008;180:1684.

18. Lindgren BW, Hagerty J, Meyer T, et al. Robot assisted laparoscopic reoperative repair for failed pyeloplasty in children: a safe and highly effective treatment option. J Urol. 2012;188:932.

19. Tasian GE, Wiebe DJ, Casale P. Learning curve of robotic assisted pyeloplasty for pediatric urology fellows. J Urol. 2013;190(4 Suppl):1622–6. https://doi.org/10.1016/j.juro.2013.02.009. Epub 2013 Feb 11.

20. O'Brien ST, Shukla AR. Transition from open to robotic-assisted pediatric pyeloplasty: a feasibility and outcome study. J Pediatr Urol. 2012;8(3):276–81. https://doi.org/10.1016/j.jpurol.2011.04.005.

21. Chu DI, Shrivastava D, Van Batavia JP, Bowen D, Tong CC, Long CJ, Weiss DA, Shukla AR, Srinivasan AK. Outcomes of externalized pyeloureteral versus internal ureteral stent in pediatric robotic-assisted laparoscopic pyeloplasty. J Pediatr Urol. 2018. pii: S1477-5131(18)30182–7; https://doi.org/10.1016/j.jpurol.2018.04.012.

22. Zhao LC, Weinberg AC, Lee Z, Ferretti MJ, Koo HP, Metro MJ, Eun DD, Stifelman MD. Robotic ureteral reconstruction using buccal mucosa grafts: a multi-institutional experience. Eur Urol. 2017. pii: S0302-2838(17)31000-X; https://doi.org/10.1016/j.eururo.2017.11.015.

23. Lee Z, Waldorf BT, Cho EY, Liu JC, Metro M, Eun DD. Robotic ureteroplasty with Buccal Mucosa Graft for the management of complex ureteral strictures. J Urol. 2017;198(6):1430–5. https://doi.org/10.1016/j.juro.2017.06.097.

24. Helmy T, Sarhan O, Hafez A, Elsherbiny M, Dawaba M, Ghali A. Surgical management of failed pyeloplasty in children: single-center experience. J Pediatr Urol. 2009;5(2):87–9.

25. Abdel-Karim A, Fahmy A, Moussa A, Rashad H, Elbadry M, Badawy H, et al. Laparoscopic pyeloplasty versus open pyeloplasty for recurrent ureteropelvic junction obstruction in children. J Pediatr Urol. 2016;12(6):401.e1–6.

26. Moscardi P, Barbosa J, Andrade H, Mello M, Cezarino B, Oliveira L, et al. Reoperative laparoscopic ureteropelvic junction obstruction repair in children: safety and efficacy of the technique. J Urol. 2017;197(3):798–804.

27. Basiri A, Behjati S, Zand S, Moghaddam SM. Laparoscopic pyeloplasty in secondary ureteropelvic junction obstruction after failed open surgery. J Endourol. 2007;21:1045–51; discussion 1051.

28. Jacobson DL, Shannon R, Johnson EK, Gong EM, Liu DB, Flink CC, Meyer T, Cheng EY, Lindgren BW. Robot-assisted laparoscopic reoperative repair for failed pyeloplasty in children: an updated series. J Urol. 2018; https://doi.org/10.1016/j.juro.2018.10.021.

29. Baek M, Silay MS, Au JK, Huang GO, Elizondo RA, Puttmann K, Janzen NK, Seth A, Roth DR, Koh CJ. Quantifying the additional difficulty of pediatric robot-assisted laparoscopic Re-Do pyeloplasty: a comparison of primary and Re-Do procedures. J Laparoendosc Adv Surg Tech A. 2018;28(5):610–6. https://doi.org/10.1089/lap.2016.0691.

30. Asensio M, Gander R, Royo GF, Lloret J. Failed pyeloplasty in children: is robot-assisted laparoscopic reoperative repair feasible? J Pediatr Urol. 2015;11(2):69.e1–6. https://doi.org/10.1016/j.jpurol.2014.10.009. Epub 2015 Feb 24

31. Hemal AK, Mishra S, Mukharjee S, Suryavanshi M. Robot assisted laparoscopic pyeloplasty in patients of ureteropelvic junction obstruction with previously failed open surgical repair. Int J Urol. 2008;15:744e6.

32. Niver BE, Agalliu I, Bareket R, Mufarrij P, Shah O, Stifelman MD. Analysis of robotic-assisted laparoscopic pyeloplasty for primary versus secondary repair in 119 consecutive cases. Urology. 2012;79(3):689–94. https://doi.org/10.1016/j.urology.2011.10.072.

33. Casale P, Mucksavage P, Resnick M, Kim S. Robotic ureterocalicostomy in the pediatric population. J Urol. 2008;180(6):2643–8.

34. Lobo S, Mushtaq I. Laparoscopic ureterocalicostomy in children: the technique and feasibility. J Pediatr Urol. 2018;14(4):358–9. https://doi.org/10.1016/j.jpurol.2018.06.012.

第四篇　输尿管中上段狭窄

Michael D. Stifelman

　　本篇主要讲述上尿路修复最困难的挑战——输尿管上段和中段狭窄。这些手术需要根据患者病史和影像学进行详细的术前评估，以根据损伤的情况和输尿管损伤机制来确定狭窄的长度和组织活性。外科医生必须为任何事情做好计划，熟悉并考虑本篇中列出的所有术式。必须做到精细地解剖、轻柔地组织操作、尽可能保留血供以及使用灵活的策略。这些章节通过识别辅助技术和术中窍门为您应对这一挑战做好了准备，这些技术和窍门将有助于指导您规划和执行最佳的微创修复。本书的编者将效仿整形外科之父 Harold Gillies 的做法，围绕"用相似取代相似"和"不要浪费活体组织"的核心原则展开。

9 输尿管上段修复重建：端端吻合、颊黏膜、腔静脉后输尿管

Nabeel Shakir, Min Suk Jan, and Lee C. Zhao

引言

上段和中段输尿管狭窄，历来是泌尿外科治疗上的难题。当引起输尿管狭窄的病因涉及既往放射治疗史和缺血性损伤，或患者之前进行过多次治疗，导致输尿管周围血供不良、输尿管纤细或闭锁，以及解剖平面紊乱时，修复手术则更为复杂并具有挑战性[1]。这种情况下的治疗措施包括自体移植或回肠替代，可能需要术者更多的技术专业知识，并且会增加围手术期风险。

为了用血供丰富的健康组织修复顽固性近端狭窄，外科医生已经对传统的输尿管端端吻合术（ureteroureterostomy，UU）、口腔黏膜移植物和阑尾补片等技术进行了改进或再利用。然而，任何手术方法的成功都依赖于病变输尿管的充分暴露和解剖；在开放手术中，向上拉长膀胱进行吻合的同时进行肾下移固定以实现无张力吻合可能会导致术后并发症的风险提高，甚至再次手术。

Nezhat 等人于 1992 年完成了首例腹腔镜输尿管端端吻合术，与开放式手术相比，腹腔镜手术可能会提高术后恢复速度和术后切口的美化，但由于图像精细程度差、游离缝合操作空间有限等挑战尚未被广泛采用[2,3]。为了解决这种困境，从 2007 年开始，机器人辅助治疗输尿管梗阻的报道越来越多[4]。机器人平台可能特别适合于这种情况下的手术，因为它具有三维放大视觉、改善操作功能等优点，并且可同时使用吲哚菁绿等试剂帮助识别病变组织[5]。本章节基于开放手术的基本原则描述了机器人手术治疗近端输尿管狭窄的价值和要点。

术前计划

输尿管狭窄患者通常的临床表现为肾积水和肾绞痛，伴或不伴肾盂肾炎。此时的检查通常包括泌尿系（腹部）CT 扫描，可见输尿管积水，并且有输尿管明显地由扩张转为缩窄的移行点，提示输尿管狭窄。这些患者有急性发作症状时通常会放置输尿管支架。检查还应包括核素肾图以评估肾脏的功能，因为肾切除术可能适用于肾脏功能低于总功能 20% 的患者。

诊疗的第 1 步是经皮肾造瘘术，该操作通常通过 B 超或 CT 引导下完成。已留置的输尿管支架有助于经皮肾脏的穿刺，因为输尿管支架可通过超声识别。或者可以提前留置导尿管，并通过导尿管向膀胱内注入生理盐水，可以使肾盂积水，为医生提供更明确的目标。拔出输尿管支架管，给予一段时间的"输尿管休息"，这一概念类似于前尿道狭窄中普遍接受的"尿道休息"理论[6]。

在 4～6 周的"输尿管休息"后，我们常规会进行顺行/逆行输尿管造影，必要时进行输尿管镜检查。找到输尿管狭窄的位置、狭窄的长度和狭窄程度。重要的是，这还提供了一个明确排除恶性肿瘤导致输尿管梗阻的可能。在这之后，患者会得到医生的治疗建议，并准备进行输尿管狭窄的修复。

手术室准备及手术器械

女性取改良患侧抬高截石位。男性取侧卧位而非截石位，除常规手术消毒外会阴部同样进行消毒准备，以方便进行下尿路操作，如应用软性膀胱镜进入输尿管。肾造口管应加盖铺单，并随时准备用于操作。气管插管用胶带固定在口腔一侧，向下放置，以便在需要时获取口腔黏膜。

外科技术

在前正中线脐上方建立通道作为镜头孔。然后在锁骨中线肋缘下方两横指宽及髂前上棘上方两横指分别置入机器人套管。虽然这是一种理想的设置，但患者通常都曾接受过腹部手术，粘连的存在可能影响套管的位置。我们更喜欢使用 Maryland 双极钳、单极剪刀和 ProGrasp 抓钳。

在每个患者手术开始时都会进行膀胱镜检查，并放置导丝，便于进行输尿管镜检查。将输尿管镜进镜直至狭窄位置。输尿管镜的白光有助于鉴别输尿管是否狭窄，荧光模式可以通过红外线探测光线。值得注意的是，数字输尿管软镜不会发射近红外光谱，因此镜头不会检测到光线。另一种帮助识别输尿管的方法是通过肾造瘘管或输尿管逆行的方式向腔内注射吲哚菁绿（图 9.1）。值得注意的是，一旦接触到尿路上皮，它将在一定时间内持续显像，在评估输尿管血供方面起到重要的作用。静脉注射吲哚菁绿是评估输尿管血供的另一有效工具。一旦给药，灌注良好的组织将在几秒钟内在红外摄像头下发出绿色荧光。如果输尿管断端的近端或远端血供不良，应考虑扩大切除，直至血供良好的输尿管。吲哚菁绿也可用于描绘阑尾补片的血供。

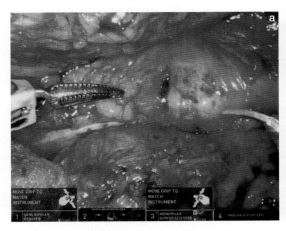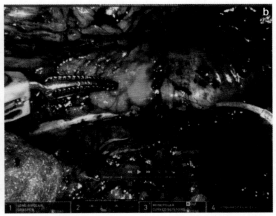

图 9.1　近红外相机可以识别出输尿管镜发出的白光，协助输尿管的识别。（a）正常模式观看输尿管。（b）近红外模式检测到输尿管内的白光透过输尿管组织

　　无论采用何种技术,输尿管成形术的最后一步都是相同的。使用输尿管镜检查确认输尿管的通畅性和水密性。在膀胱镜下放置导丝,并以常规方式放置输尿管支架。如果不再需要肾造瘘管,则在固定输尿管支架的同时将肾造瘘管取出,以避免输尿管支架意外移位。最后留置引流管。

输尿管端端吻合术

　　对于近端输尿管相对较短(小于 3cm)的狭窄,输尿管端端吻合术是一种可行且简便的选择。这是我们在输尿管管腔完全闭塞的情况下首选的技术。Lee 等人在 2010 年的病例系列中报告了第 1 例机器人辅助输尿管端端吻合术,之后在 2013 年扩大至 12 名患者,中期随访时仅有 1 例复发[3,7]。其他文献报道了类似的结果,平均手术时间为 2.5 小时[8]。然而,输尿管外膜附近的解剖可能会导致其血液供应的中断,尤其是狭窄较长或放射治疗引起的狭窄,因此,该技术可能更适合于非放射治疗所致的单处短段狭窄,可进行病变段切除和无张力吻合[4]。

　　输尿管端端吻合术需要对输尿管进行移动。病变的输尿管被切除,修剪留下正常的输尿管近端和远端为扇形。在 Lee 等人的病例系列中,所有近端输尿管狭窄病例均同时进行肾下移固定以保证无张力吻合,这也需要对近端输尿管段进行完全的解剖分离。游离包裹肾脏的包膜后重新固定于较低的位置。使用可吸收倒刺线将肾脏固定到腰肌筋膜。虽然这项技术已被证明是有效的,但我们在治疗长段输尿管闭锁时更倾向颊黏膜输尿管成形(视频 9.1),无须采用肾下移固定术。将输尿管末端修剪 1~2cm 并使用可吸收缝线以连续方式进行吻合。

口腔黏膜补片移植物

　　1984 年,Somerville 和 Naude 首次在动物模型中描述了颊黏膜补片(BMG)。1999 年,Naude 又将其用于人类开放性输尿管狭窄成形术中,颊黏膜补片在重建放射治疗或多次手术史的近端输尿管缺损病例中具有很多优势[9,10]。颊黏膜是一种可以适应潮湿环境的上皮,自身血供丰富,且固有层菲薄,颊黏膜取材区并发症发生低。在过去的 20 年里,这些优点造就了颊黏膜补片在尿道重建中的成功并奠定了其日益突出的地位[11]。Zhao 等人于 2015 年首次报道了机器人辅助颊黏膜补片输尿管成形术,该术式随后扩展至多中心应用,19 例患者中位狭窄长度为 4cm[12,13]。在本报告中,大多数修复是用镶嵌式移植物补片和大网膜包裹的方式,在中位随访 26 个月时,90% 患者没有复发。

　　与输尿管端端吻合术相比,颊黏膜移植物需要进行相对较少的输尿管解剖分离,从而更好地保留了输尿管血液供应。此外,在有严重输尿管周围纤维化的区域,可能只需要解剖分离腹侧输尿管。对于非闭锁性输尿管狭窄,这种方法可以进一步减少输尿管血供的破坏。此外,输尿管后方可能紧密地附着在髂血管上,而环形分离的代价是有着显著的出血风险。正是因为这个原因,我们现在更倾向于对所有非闭塞性输尿管狭窄进行补片式输尿管成形术。对于较短的闭锁性狭窄(1.5~3cm),可以进行加强吻合输尿管成形术,避免吻合时遗留血供或功能不良的组织[4]。无论颊黏膜的位置如何,它都可以由任何带血管蒂的组织包裹提供血供,包括大网膜、肾周脂肪或腰大肌等。在这些情况下使用颊黏膜移植物,尤其是对于既往放射治疗史、肾功能不全、短肠综合征或婴儿期肠病的患者，可以避免损伤更大的回肠代输尿管术或肾移植术。然而，在颊黏膜移植物修复失败的情况下，上述选择仍然可用。与尿道重建类似，应该避免使用管状移植物，而应使用血供良好的移植物进行补片式修复。对于长段闭锁性输尿管，应避免移植物补片和管状替代[11]。

显露输尿管后，于输尿管前壁做一小切口，延展输尿管狭窄处。吲哚菁绿可用于确认断端输尿管是否有足够的血液供应。一旦确认，断端用缝线标记。如果输尿管腔血供缺失，则应切除血供不良的部分，并对输尿管两端的腹侧部分进行修剪。然后用可吸收缝线连续吻合输尿管背侧，形成"输尿管板"。腹侧输尿管缺损利用颊黏膜移植物补片覆盖修复。

确定输尿管狭窄的长度后获取相应长度的颊黏膜。前照灯很有用，因为机器人可能会挡住顶灯的路径。可利用缝线对唇部进行牵拉以便显露，识别腮腺导管。然后标记所需的移植物大小；移植物根据输尿管狭窄的长度来定制，宽度为 1cm。颊黏膜下注射利多卡因和肾上腺素，然后快速获取颊黏膜，颊部肌肉留在原位。将颊黏膜放入盐水中并剪除多余脂肪。颊黏膜供体部位可用电灼止血。根据外科医生的选择，亦可缝合创面。将移植物送到手术视野中，颊黏膜边缘用 3-0 可吸收缝线进行吻合（图 9.2）。然后用 4-0 可吸收缝线将大网膜缝合在修补好的颊黏膜上。

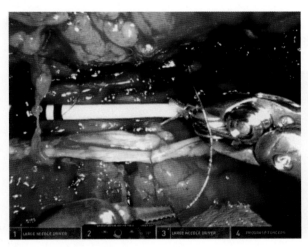

图 9.2 左侧输尿管颊黏膜移植物补片成形术。正在进行内侧吻合。外侧吻合还未开始。输尿管支架放置在"输尿管板"的前面，可以看到颊黏膜移植物此时位于内侧

阑尾补片

1912 年，Melnikoff 首次用端端吻合描述了阑尾用于输尿管狭窄的治疗[14]。虽然这项技术具有一些明显的优势，包括阑尾相对容易游离、血液供应良好、较小的表面积、可忽略其对尿液的吸收作用，以及可以用于全输尿管狭窄的治疗，但在发表此方法后的近一个世纪以来，很少进行阑尾替代输尿管[15,16]。除了阑尾切除术的风险外，缺点还包括不同患者阑尾长度和管腔直径变异程度较大，尤其是在血供受损的情况下，可能因手术造成瘢痕组织形成，以及由于管腔直径相对狭窄，端端吻合的手术方式可能出现吻合口狭窄。并且使用阑尾进

行左侧输尿管修复虽然在技术上可行,但可能操作困难,迄今为止仅在儿童患者的治疗中进行过描述[17]。

近年来,随着人们对微创技术迭代越来越感兴趣。2009 年,Reggio 等人描述了右侧非闭锁性输尿管近端狭窄的腹腔镜阑尾补片输尿管成形术,包括纵向切开病变输尿管段,从而保留输尿管后壁的血液供应,并将去除阑尾管状结构的阑尾补片与输尿管后壁进行吻合[18]。2015 年,同一组研究扩大了这项技术的样本量,回顾了 6 例平均输尿管狭窄长度为 2.5cm 的患者,均为右侧输尿管狭窄。平均随访 16 个月,所有患者均无复发[19]。随后,Yarlagadda 等人进行了一例 5cm 右侧医源性中上段输尿管闭锁的病例报道,采用机器人辅助阑尾补片的方式进行治疗[20]。患者术后 10 个月无症状复发。同样,Gn 等人在 2018 年报道了机器人辅助完全阑尾替代输尿管治疗医源性输尿管撕脱伤,术中为缩短输尿管缺损长度,联合右肾下盏吻合术、肾下移固定术和腰肌悬吊术[21]。

我们在允许的情况下优先使用阑尾瓣,因为其治疗效果良好。有人甚至认为这种技术可以预防阑尾炎。虽然操作套管位置与前面描述类似,但需要放置一个 12mm 的套管以进入腹腔镜切割器,该切割器用于将阑尾从盲肠中分割出来。切下阑尾后,打开阑尾的两端,通过抽吸和冲洗清洗阑尾管腔。阑尾沿其对肠系膜缘纵向打开。仔细游离阑尾系膜以达到无张力吻合的目的。在该操作过程中可静脉注射吲哚菁绿,因为它可以清晰显示阑尾上的主要血管蒂(图 9.3)。吻合操作与之前描述的颊黏膜移植物类似(图 9.4)。如果阑尾不适合进行输尿管成形术,将其与肠系膜分离,完成阑尾切除术。

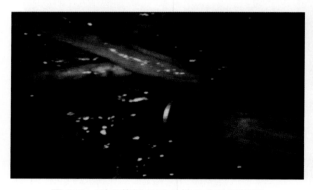

图 9.3　吲哚菁绿显示血供充分的阑尾瓣

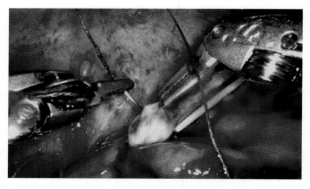

图 9.4　正在将阑尾瓣与输尿管吻合。阑尾瓣在图中可见

腔静脉后输尿管

对于下腔静脉后输尿管导致继发性输尿管梗阻的患者,传统的选择包括输尿管端端吻合术或肾盂成形术来改变输尿管的走行。在经腹腹腔镜入路中,最耗时的部分可能是腹腔内端端吻合[22]。2006 年,LeRoy 等人首次报道了下腔静脉后输尿管的机器人辅助输尿管端端吻合术在儿科中的应用[22,23]。在这种情况下,输尿管的腔静脉后段留在原位,正常的输尿管被切断并向前转移到腔静脉前,是否解剖和保留腔静脉后段的输尿管仍有争议;如果保留,理论上有导致恶性肿瘤的风险。Simforoosh 等人报告了 6 例未进行腔静脉后输尿管切除的病例,并建议只要这部分没有发育异常或其他严重异常,就可以保留在原位不予处理[24]。为了尽量减少狭窄复发的可能性,建议对远端输尿管进行最低程度的分离[25]。

术后管理

患者在术后第 1 天可以拔除导尿管,此后不久,患者在引流管拔除的同一天出院。无论采用何种治疗手段,术后 4 周可以取出输尿管支架,术后 6 周进行肾脏超声检查。如果没有任何症状,术后 6 个月复查肾动态显像。如果症状复发或超声检查结果提示梗阻,肾动态显像可提前。

讨论

目前输尿管成形术有许多技术手段。当面对近端输尿管狭窄时,我们采用系统的治疗方法。虽然输尿管端端吻合术是一种被广泛接受的手段,但如果可能的话,我们会避免使用这种技术,因为它需要游离输尿管周围的组织,分离输尿管的局部血供。输尿管必须依靠其纵向来源的血液供应,而纵向血液供应因输尿管周围组织的分离而中断。我们认为,这一概念在二次手术和血管供应受损的输尿管狭窄患者中尤为重要。我们的做法是经腹侧进行输尿管切开术。阑尾瓣是我们的首选。如果阑尾不可用或肠系膜长度太短,则进行颊黏膜移植输尿管成形术。重要的是,术前向患者告知回肠代输尿管的可能性,以防术中其他技术无法奏效。自体肾移植可以作为一种补救的方法。

结论

我们经常接收到连续数年定期更换输尿管支架治疗的转诊患者,他们的病情被其他医院告知没有外科治疗的办法。但是使用上述的治疗手段,能够为大多数患者提供持久有效的外科治疗,使他们不再依赖于留置输尿管支架。

(应沂岑　陈至鑫 译,李兵 审)

参考文献

1. Knight RB, Hudak SJ, Morey AF. Strategies for open reconstruction of upper ureteral strictures. Urol Clin North Am. 2013;40:351–61.
2. Nezhat C, Nezhat F, Green B. Laparoscopic treatment of obstructed ureter due to endometriosis by resection and Ureteroureterostomy: a case report. J Urol. 1992;148:865–8.
3. Lee Z, et al. Single surgeon experience with robot-assisted ureteroureterostomy for pathologies at the proximal, middle, and distal ureter in adults. J Endourol. 2013;27:994–9.
4. Tracey AT, et al. Robotic-assisted laparoscopic repair of ureteral injury: an evidence-based review of techniques and outcomes. Minerva Urol Nefrol. 2018; https://doi.org/10.23736/S0393-2249.18.03137-5.
5. Lee Z, Moore B, Giusto L, Eun DD. Use of Indocyanine Green during robot-assisted ureteral reconstructions. Eur Urol. 2015;67:291–8.
6. Terlecki RP, Steele MC, Valadez C, Morey AF. Urethral rest: role and rationale in preparation for anterior urethroplasty. Urology. 2011;77:1477–81.
7. Lee DI, Schwab CW, Harris A. Robot-assisted Ureteroureterostomy in the adult: initial clinical series. Urology. 2010;75:570–3.
8. Buffi NM, et al. Robot-assisted surgery for benign ureteral strictures: experience and outcomes from four tertiary care institutions. Eur Urol. 2017;71:945–51.
9. Somerville JJF, Naude JH. Segmental ureteric replacement: an animal study using a free non-pedicled graft. Urol Res. 1984;12
10. Naude JH. Buccal mucosal grafts in the treatment of ureteric lesions. BJU Int. 2001;83:751–4.
11. Wessells H, et al. Male urethral stricture: American urological association guideline. J Urol. 2017;197:182–90.
12. Zhao LC, Yamaguchi Y, Bryk DJ, Adelstein SA, Stifelman MD. Robot-assisted ureteral reconstruction using buccal mucosa. Urology. 2015;86:634–8.
13. Zhao LC, et al. Robotic ureteral reconstruction using buccal mucosa grafts: a multi-institutional experience. Eur Urol. 2018;73:419–26.
14. Melnikoff A. Sur le replacement de l'uretere par anse isolee de l'intestine grele. Rev Clin Urol. 1912;1:601–3.
15. Richter F, Stock JA, Hanna MK. The appendix as right ureteral substitute in children. J Urol. 2000;163:1908–12.
16. Juma S, Nickel JC. Appendix interposition of the ureter. J Urol. 1990;144:130–1.
17. Deyl RT, Averbeck MA, Almeida GL, Pioner GT, Souto CAV. Appendix interposition for total left ureteral reconstruction. J Pediatr Urol. 2009;5:237–9.
18. Reggio E, Richstone L, Okeke Z, Kavoussi LR. Laparoscopic ureteroplasty using on-lay appendix graft. Urology. 2009;73:928.e7–10.
19. Duty BD, Kreshover JE, Richstone L, Kavoussi LR. Review of appendiceal onlay flap in the management of complex ureteric strictures in six patients: Appendiceal onlay flap in management of ureteric strictures. BJU Int. 2015;115:282–7.
20. Yarlagadda VK, Nix JW, Benson DG, Selph JP. Feasibility of intracorporeal robotic-assisted laparoscopic appendiceal interposition for ureteral stricture disease: a case report. Urology. 2017;109:201–5.
21. Gn M, Lee Z, Strauss D, Eun D. Robotic Appendiceal interposition with right lower pole calycostomy, downward nephropexy, and psoas hitch for the management of an iatrogenic near-complete ureteral avulsion. Urology. 2018;113:e9–e10.
22. LeRoy TJ, Thiel DD, Igel TC. Robot-assisted laparoscopic reconstruction of Retrocaval ureter: description and video of technique. J Laparoendosc Adv Surg Tech A. 2011;21:349–51.
23. Gundeti MS, Duffy PG, Mushtaq I. Robotic-assisted laparoscopic correction of pediatric retrocaval ureter. J Laparoendosc Adv Surg Tech A. 2006;16:422–4.
24. Simforoosh N, Nouri-Mahdavi K, Tabibi A. Laparoscopic Pyelopyelostomy for Retrocaval ureter without excision of the Retrocaval segment: first report of 6 cases. J Urol. 2006;175:2166–9.
25. Liu E, et al. Retroperitoneoscopic ureteroplasty for retrocaval ureter: report of nine cases and literature review. Scand J Urol. 2016;50:319–22.

10 输尿管修复重建：阑尾替代及输尿管肾盏吻合术

Sij Hemal, Anna Quian, and Robert J. Stein

阑尾替代

阑尾替代是一种利用管状的阑尾替代输尿管的手术。早在 1912 年，Melnikoff 等人[1]就描述了这种手术。从那时起，一些小儿[2-10]和成人[11-20]患者的病例研究就逐渐被报道，但该手术仍然很少应用。就最近的文献而言，大多数研究仅限于小样本回顾性研究，且报道的成功率不一，这与评估修复后输尿管通畅的标准异质性和不同的随访时间有关。目前针对输尿管狭窄病变已经有许多输尿管重建和修复的方法，如输尿管端端吻合术、腰肌悬吊术、膀胱瓣、自体肾移植、回肠替代和颊黏膜补片移植。在某些情况下，上述几种技术可能无法实现，比如输尿管狭窄段太长以至于无法桥接时，简单的端端输尿管吻合可能不可行。同样地，如果输尿管狭窄位于近端，腰肌悬吊和膀胱瓣技术都不可行。自体肾移植则相对复杂，手术需要依靠血管吻合的专业技术，并且通常伴随更多的并发症，因此，自体移植是保留肾脏的最后手段。对于复杂的、较长的或多发的输尿管狭窄，回肠替代是较好的修复手段。与阑尾替代相比，使用回肠替代输尿管可能在技术上更具挑战性，而且必须进行肠道吻合。此外，阑尾可能比小肠更有优势，因为阑尾较细的管腔表面吸收营养物质的黏膜较少，而且不需要缩窄就可以直接与输尿管吻合[9,21]。另外，回肠替代更可能导致代谢性酸中毒和血清电解质水平异常[8,15]。一些理论认为，虽然 Estevão-Costa[9] 与 Komatz 和 Itoh 等人[22]没有遇到替代部分抗蠕动的并发症，但阑尾也有天然的蠕动能力，从而有助于尿液流动。然而，使用阑尾替代输尿管也可能存在某些缺点，例如由于阑尾管腔较小，可能会增加吻合口狭窄或替代处狭窄形成的风险[8]。

阑尾替代的适应证

与其他手术类似，阑尾替代术适用于修复仍具肾功能的复杂输尿管病损。在中上段输尿管损伤中，由于狭窄段太长而无法进行输尿管端端吻合的情况下，其他输尿管修复手段往往不可行，因而最常使用这种方法[7]。盆腔手术中的医源性损伤、创伤、恶性肿瘤、先天发育畸形和放射治疗等多种原因都会导致输尿管损伤。输尿管狭窄、坏死、梗阻或其他由恶性肿瘤等既往疾病引起的输尿管病变，或继发于复发性肾结石的输尿管狭窄是阑尾替代术最常见的适应证[7,8,23,24]。在考虑进行阑尾替代手术时，应检查阑尾的长度和血运，以确保长度足够，并尽量减少术后阑尾缺血的风险。阑尾的长度需要足以替代要替换的输尿管的长度。在将阑尾向输尿管病损处移动时，应确保充分的血运，并防止因扭转周围供血血管而造成缺血。手术前应检查肾功能和肾盂造影，以评估输尿管病损的长度和位置。一些研究报道建

73

议在手术前 2 周拔除留置的双 J 管,以减轻输尿管水肿,并在手术中能更好地确定输尿管病损处的情况。一些学者报道了术前利尿肾图提示肾功能低至 11% 的成功案例[7]。手术时可在膀胱镜下进行逆行肾盂造影。术后患者应做影像学检查和肾功能检查以确认阑尾替代是否成功。术后 8 周进行顺行和逆行肾盂造影,术后 6 个月进行肾脏扫描,以评估尿路情况和受累肾脏的功能[11]。

获取阑尾的技术

最近的文献报道表明,阑尾替代手术可以通过机器人或腹腔镜完成,并取得良好的效果(视频 10.1)。在微创手术的条件下,术者使用超声刀打开右髂窝上方的右侧腹膜,然后将阑尾和盲肠向内侧移动。仔细解剖以确定输尿管的位置,并充分游离输尿管病损处,注意保留输尿管外膜周围组织。大致确定输尿管病损的近端和远端界限,并切开中间的区域。如有必要,可进一步游离输尿管病损远近端,并注意保留血供。然后,术者在术中判断病损长度是否长到不能通过简单的输尿管端端吻合进行连接。一旦决定进行阑尾替代,应沿着对肠系膜边缘游离阑尾,并注意保留阑尾系膜和阑尾动脉的完整性。使用腔镜下 GIA 切割吻合器将阑尾从盲肠上分离[14,15]。根据阑尾的位置适当游离盲肠和结肠有助于减小张力,然后可以通过在其底部打开一个小口放置 GIA 来结扎阑尾,接着打开阑尾的尖端以暴露管腔。将 6Fr 或 8Fr 的导管穿过管腔以确认通畅性,并用消毒液体进行冲洗[12]。

输尿管准备:补片嵌插或完全替代

术者应将目标长度的输尿管病损处从其周围组织中游离出来,并根据需要进行部分切除和清理。阑尾完全替代需要完全切除输尿管的部分管腔,而使用阑尾补片嵌插技术则只需要切开或部分切除输尿管管壁。通常可能首选阑尾补片来修复输尿管,因为这种情况可以保留一部分输尿管壁,以保持血液供应并有助于固定和吻合阑尾补片[16]。

在进行阑尾完全替代时,首先修整近端输尿管,并用 3-0 微乔缝线将其与阑尾管腔底部间断缝合半周。将导丝穿过管腔使其进入肾盂,在导丝的辅助下,一个 6Fr 的双 J 输尿管支架被放置到肾脏的近端。或者,支架的放置可以在开始手术之前与逆行肾盂造影同时进行。为确保输尿管的通畅性,双 J 输尿管支架可通过膀胱镜或术中从术野区域由导丝从膀胱放置到肾盂。然后可以通过连续缝合方式完成近端吻合。接着,远端输尿管可以通过类似的方式进行处理,一旦确认支架的位置没有问题,则可以完成剩余的远端吻合。保持缝线的切割端长度有助于牵引和旋转输尿管,以便对输尿管进行操作和确定每一步缝合的位置[12]。

摆脱张力的定位技巧

虽然阑尾替代是修复右侧输尿管病损的理想手段,但也已经有了用此方法进行左侧输尿管修复的病例。在小儿患者中,阑尾和左侧输尿管之间的距离较短,这有助于阑尾替换应用于左侧输尿管修复[2,5,6,25]。对于成年患者,在特定情况下,阑尾也可用于左侧输尿管手术,例如 Horwitz 和 Jarrard 报道,在构建 Indiana 膀胱时,他们将阑尾从乙状结肠系膜下转移到左侧腹膜后腔[26]。

阑尾不可使用时的替代方案

如果阑尾有炎症、长度不足，或者患者既往已经做过阑尾切除术，则必须采取其他方式。可供选择的方法还包括腰肌悬吊、膀胱瓣、回肠替代、自体肾移植或颊黏膜补片移植。

修复失败的后续治疗手段

根据手术后并发症的性质，阑尾替代的术后补救也有不同的手段。在某些出现再狭窄的情况下，放置输尿管支架可能足以使尿路恢复通畅。如果阑尾替代的部分不再有血运，可能需要进行回肠替代手术[12]。在肾脏失去功能的极端情况下，可能需要进行患侧肾脏切除术。较轻的尿漏可能会在支架置入保守治疗后自行修复，或需要进一步二次手术修复[18]。常见的术后并发症包括反复性尿路感染、尿漏伴或不伴尿性囊肿形成、输尿管狭窄、盲肠粪瘘、输尿管黏液性梗阻、吻合口狭窄和瘘管形成[2,3,9,10,15]。大多数病例报告显示，术后 3～16个月的肾脏扫描显示患者术后排尿通畅，效果良好[2,6,7,11,12,16,25,27,28]。

鉴于文献中报道的病例数量较少，阑尾补片嵌插或完全替代的长期成功率尚不清楚。然而，一些研究报道了 5%～15% 的失败率。根据再发狭窄的长度和严重程度，治疗方案选择包括长期输尿管支架置入、输尿管内切开术、开放重建（例如回肠代输尿管、自体肾移植）或肾切除术。

输尿管肾盏吻合术

输尿管肾盏吻合术（ureterocalicostomy，UC）（视频 10.2）重建的原理是在切除积水的下极肾实质后，通过吻合下极肾盏与近端输尿管来提供一个畅通的尿流通道。输尿管肾盏吻合术的优势是可以完全避开肾盂和狭窄的肾盂输尿管连接部区域，建立从下极肾盏直接进入输尿管的尿流通路[29,30]。

适应证

输尿管肾盏吻合术是一种重建性的、挽救性的泌尿外科手术，需要将下极暴露的肾盏与上段输尿管的正常部分直接吻合[31]。该手术由 Neuwirt 在 1947 年首次报道，作为复杂肾盂输尿管连接部（ureteropelvic junction，UPJ）梗阻患者的潜在治疗手段[32]。从那时起，它已在涉及肾盂和输尿管上段的各种疾病的外科治疗中得到描述。UC 主要适用于复发性 UPJ 梗阻、肾盂成形术失败导致致密纤维化瘢痕组织形成或肾盂旁炎性粘连、输尿管高位插入、巨大肾积水、肾旋转不良或马蹄肾、解剖结构不良的 UPJ 梗阻（如位于肾盂内）、医源性输尿管上段损伤，或继发于盆腔手术和放疗的狭窄形成[29,30,33,34]。

技术

手术的关键步骤包括截断肾实质的下极，进入下极肾盏，保留输尿管周围组织及其血供,重建管腔宽阔的健康输尿管,以及使用适当的内支架进行黏膜对黏膜的无张力吻合[35,36]。通常情况下,为了防止形成吻合口狭窄,需要对下极肾实质进行横行截断,而不是楔形切除[37]。过程中一个关键点是正确识别集合系统中下极肾盏最依赖的部分,并将该部分与修整出宽阔管腔的近端输尿管吻合。用 6-0 的 PDS 缝线在近端输尿管和开放的肾盏之间进行无张力吻合,注意确保输尿管管腔内的尿路上皮和开放的肾盏表面之间的连续性[33,38]。

　　Gill 等人描述了一种采用经腹膜途径的腹腔镜技术,其中 UPJ 首先被游离并缝合结扎,修整近端输尿管的断端,截断变薄的下极肾实质,最后在支架辅助下用 4-0 可吸收缝线进行黏膜对黏膜的输尿管连续吻合。除了使用不同的平台和机器人器械外,机器人技术的过程基本上与腹腔镜技术相同。与腹腔镜体内缝合相比,使用机器人使得缝合更加方便简单;目前的文献对这两种微创重建方式都进行了详细描述[29,32,33]。

　　在开始手术之前,需要进行逆行肾盂造影以评估输尿管病损的长度并判断 UPJ 的解剖结构。然后通过膀胱镜将输尿管支架插入下极肾盏。该技术的具体步骤讨论如下[31,33,36]:

　　1. 患者体位为改良的侧卧位,在直视下插入腹腔镜或机器人套管。

　　2. 将结肠移到内侧,充分暴露肾门血管,以便整体夹闭。如果遇到出血,肾门必须在截断下极肾实质前解剖,这样血管夹夹闭肾血管就可以相对容易地完成。

　　3. 将肾脏与 Gerota 筋膜一起移动,并确定肾下极。

　　4. 将输尿管及其周围组织从周围的纤维化和炎症组织中向头侧朝着 UPJ 方向解剖。

　　5. 如果需要的话,应使用超声波探头来确定下极肾盏的位置。将下极肾实质尖端约 2cm 的圆形边缘切除,并使用电刀(机器人平台使用单极剪刀,腹腔镜平台使用锋利的内剪式剪刀)切除,然后进入下极肾盏。

　　6. 下极肾实质的较多出血可通过使用可吸收的连续缝线加强缝合出血的实质组织来控制,同时避免缝到肾盏开口部位。

　　7. 横断 UPJ,切除病损区域,接着对 UPJ 开口断端进行缝合结扎。

　　8. 对近端输尿管进行修整,以获得健康正常的管腔。过程中要小心避免切断双 J 支架。

　　9. 使用 RB-1 缝针和两根 3-0 薇乔线完成两次半圆形连续缝合进行黏膜对黏膜的输尿管端端吻合。

　　10. 外科医生可自行决定是否注射靛蓝胭脂红染料以确认修复的水密性,并插入 Jackson-Pratt 引流管以监测是否有尿液渗漏。

术后监测

　　可在术后 1~2 个月和 6 个月进行排泄性尿路造影,如延迟期 CT 或 MR 以及利尿肾图,以评估是否有渗漏或梗阻以及受累肾单位肾功能的保留情况。术后也可进行输尿管镜检查,以确保吻合部位是否完好,但只有在逆行肾盂造影或 CT 尿路造影提示有必要时才应进行检查[29,36,39]。

文献综述

　　关于 UC 的文献主要局限于病例报告和病例系列报道,其适应证正如导言部分所讨论的,如肾盂成形术失败后导致肾盂周围纤维化和瘢痕形成的复杂 UPJ 梗阻。手术后最常见的并发症是尿路感染,在一些病例系列报道中概率高达 31%,尿漏的概率则约为 6%[30,39]。不足为奇的是,一些研究者也曾报道过肾盂肾炎病史、瘢痕程度、较差的基线肾功能(GFR <20)和肾皮质变薄(<5mm)与不良预后相关[30]。上述情况的失败案例大多在术后第 1 年内出现,其发生率据报道约为 66%,因此在术后第 1 年对这些患者进行密切随访非常重要[30,39]。此外,有必要根据不良预后指标对修复可能失败的患者进行密切监测,这也有助于确定可能需要进一步行挽救性治疗的患者。

结论

在此,我们描述了 2 种输尿管修复的手段,它们相对而言并不是常见的选择,但在重建输尿管和挽救受累肾单位的功能方面具有很好的效果。在这 2 种修复过程中,外科医生需要在术前和术中做出良好的临床判断,以评估手术的适用人群,同时密切关注细节以优化手术效果。

(应沂岑 译,杨昆霖 李学松 审)

参考文献

1. Melnikoff A. Sur le replacement de I'uretere par anse isolee de l'intestine grele. Rev Clin Urol. 1912;1:601–3.
2. Cao H, Zhou H, Yang F, Ma L, Zhou X, Tao T, et al. Laparoscopic appendiceal interposition pyeloplasty for long ureteric strictures in children. J Pediatr Urol. Available from: http://www.sciencedirect.com/science/article/pii/S1477513118303607
3. Moscardi PRM, Blachman-Braun R, Labbie A, Castellan M. Staged ureteral reconstruction using the appendix in a complex pediatric patient. Urol Case Report. 2018;21:98–100.
4. Kumar P, Sarin YK. Use of appendix as neoureter – a ray of hope. J Neonatal Surg. 2017;6(3):64.
5. Obaidah A, Mane SB, Dhende NP, Acharya H, Goel N, Thakur AA, et al. Our experience of ureteral substitution in pediatric age group. Urology. 2010;75(6):1476–80.
6. Deyl RT, Averbeck MA, Almeida GL, Pioner GT, Souto CAV. Appendix interposition for total left ureteral reconstruction. J Pediatr Urol. 2009;5(3):237–9.
7. Dagash H, Sen S, Chacko J, Karl S, Ghosh D, Parag P, et al. The appendix as ureteral substitute: a report of 10 cases. J Pediatr Urol. 2008;4(1):14–9.
8. Richter F, Stock JA, Hanna MK. The appendix as right ureteral substitute in children. J Urol. 2000;163(6):1908–12.
9. Estevão-Costa J. Autotransplantation of the vermiform appendix for ureteral substitution. J Pediatr Surg. 1999;34(10):1521–3.
10. Martin LW. Use of the appendix to replace a ureter. Case Report J Pediatr Surg. 1981;16(6):799–800.
11. Gn M, Lee Z, Strauss D, Eun D. Robotic appendiceal interposition with right lower pole calycostomy, downward nephropexy, and psoas hitch for the Management of an Iatrogenic Near-complete Ureteral Avulsion. Urology. 2018;113:e9–10.
12. Yarlagadda VK, Nix JW, Benson DG, Selph JP. Feasibility of intracorporeal robotic-assisted laparoscopic appendiceal interposition for ureteral stricture disease: a case report. Urology. 2017;109:201–5.
13. Alcántara-Quispe C, Xavier JM, Atallah S, Romagnolo LGC, Melani AGF, Jorge E, et al. Laparoscopic left ureteral substitution using the cecal appendix after en-bloc rectosigmoidectomy: a case report and video demonstration. Tech Coloproctol. 2017;21(10):817–8.
14. Adani GL, Pravisani R, Baccarani U, Bolgeri M, Lorenzin D, Terrosu G, et al. Extended ureteral stricture corrected with appendiceal replacement in a kidney transplant recipient. Urology. 2015;86(4):840–3.
15. Duty BD, Kreshover JE, Richstone L, Kavoussi LR. Review of appendiceal onlay flap in the

management of complex ureteric strictures in six patients. BJU Int. 2015;115(2):282–7.

16. Ordorica R, Wiegand LR, Webster JC, Lockhart JL. Ureteral replacement and onlay repair with reconfigured intestinal segments. J Urol. 2014;191(5):1301–6.

17. Antonelli A, Zani D, Dotti P, Tralce L, Simeone C, Cunico SC. Use of the appendix as ureteral substitute in a patient with a single kidney affected by relapsing upper urinary tract carcinoma. ScientificWorldJournal. 2005;5:276–9.

18. Jang TL, Matschke HM, Rubenstein JN, Gonzalez CM. Pyeloureterostomy with interposition of the appendix. J Urol. 2002;168(5):2106–7.

19. Medina JJ, Cummings JM, Parra RO. Repair of ureteral gunshot injury with appendiceal interposition. J Urol. 1999;161(5):1563.

20. Goldwasser B, Leibovitch I, Avigad I. Ureteral substitution using the isolated interposed vermiform appendix in a patient with a single kidney and transitional cell carcinoma of the ureter. Urology. 1994;44(3):437–40.

21. Global Burden of Disease Child and Adolescent Health Collaboration, Kassebaum N, Kyu HH, Zoeckler L, Olsen HE, Thomas K, et al. Child and adolescent health from 1990 to 2015: findings from the global burden of diseases, injuries, and risk factors 2015 study. JAMA Pediatr. 2017;171(6):573–92.

22. Komatz Y, Itoh H. A case of ureteral injury repaired with appendix. J Urol. 1990;144(1): 132–3.

23. Okada Y, Ogura K, Ueda T, Kakehi Y, Terachi T, Arai Y, et al. Urinary reconstruction using appendix as a urinary and catheterizable conduit in 12 patients. Int J Urol. 1997;4(1):17–20.

24. Corbetta JP, Weller S, Bortagaray JI, Durán V, Burek C, Sager C, et al. Ureteral replacement with appendix in pediatric renal transplantation. Pediatr Transplant. 2012;16(3):235–8.

25. Springer A, Reck CA, Fartacek R, Horcher E. Appendix vermiformis as a left pyelo-ureteral substitute in a 6-month-old girl with solitary kidney. Afr J Paediatr Surg. 2011;8(2):218–20.

26. Horwitz GJ, Jarrard DF. Extension of a shortened ureter using the in situ appendix during Indiana pouch urinary diversion. Urology. 2004;63(1):167–9.

27. Thaker H, Patel N, García-Perdomo HA, Aron M. Open and robotic techniques for appendiceal interposition in ureteral stricture disease. Videourology. 2017;31(5). Available from: https://www.liebertpub.com/doi/full/10.1089/vid.2017.0011

28. Thomas A, Eng MM, Hagan C, Power RE, Little DM. Appendiceal substitution of the ureter in retroperitoneal fibrosis. J Urol. 2004;171(6 Pt 1):2378.

29. Matlaga BR, Shah OD, Singh D, Streem SB, Assimos DG. Ureterocalicostomy: a contemporary experience. Urology. 2005;65(1):42–4.

30. Srivastava D, Sureka SK, Yadav P, Bansal A, Gupta S, Kapoor R, et al. Ureterocalicostomy for reconstruction of complicated Ureteropelvic junction obstruction in adults: long-term outcome and factors predicting failure in a contemporary cohort. J Urol. 2017;198(6):1374–8.

31. Cherullo EE, Gill IS, Ponsky LE, Banks KLW, Desai MM, Kaouk JH, et al. Laparoscopic Ureterocalicostomy: a feasibility study. J Urol. 2003;169(6):2360–4.

32. Lobo S, Mushtaq I. Laparoscopic ureterocalicostomy in children: the technique and feasibility. J Pediatr Urol. 2018;14(4):358–9.

33. Korets R, Hyams ES, Shah OD, Stifelman MD. Robotic-assisted laparoscopic ureterocalicostomy. Urology. 2007;70(2):366–9.

34. Casale P, Patel RP, Kolon TF. Nerve sparing robotic extravesical ureteral reimplantation. J Urol. 2008;179(5):1987–90.

35. Raj A, Kudchadker S, Mittal V, Nunia S, Mandhani A. Importance of lower pole nephrectomy during ureterocalicostomy. Urology Annals. 2017;9(4):407.

36. Gill IS, Cherullo EE, Steinberg AP, Desai MM, Abreu SC, et al. Laparoscopic ureterocalicostomy: initial experience. J Urol. 2004;171(3):1227–30.

37. Jameson SG, McKinney JS, Rushton JF. Ureterocalyostomy: a new surgical procedure for correction of ureteropelvic stricture associated with an intrarenal pelvis. J Urol. 1957;77(2):135–43.

38. Ragoori D, Chiruvella M, Kondakindi PR, Bendigeri MT, Enganti B, Ghouse SM. Upper ureteric stricture secondary to celiac plexus block managed by robotic ureterocalicostomy. J Endourol Case Report. 2018;4(1):183–5.

39. Arap MA, Andrade H, Torricelli FCM, Denes FT, Mitre AI, Duarte RJ, et al. Laparoscopic ureterocalicostomy for complicated upper urinary tract obstruction: mid-term follow-up. Int Urol Nephrol. 2014;46(5):865–9.

11 机器人辅助腹腔镜自体肾移植术和回肠代输尿管术

Robert Steven Gerhard and Ronney Abaza

引言（机器人辅助腹腔镜自体肾移植术）

Hardy[1]在 50 多年前首次描述了自体肾移植术（renal autotransplantation，RATx）用于治疗严重的输尿管近端狭窄。此后，RATx 已成功用于多种不同的疾病，包括伴有明显输尿管缺损的复杂输尿管损伤、腹膜后纤维化、腰痛 - 血尿综合征、严重胡桃夹综合征和肾血管异常等。

传统的 RATx 采用剑突到耻骨的长正中切口或 2 个分开的独立切口（供体肾切除的侧切口、自体移植的骨盆切口）进行的。虽然这样可以获得良好的视野和手术效率，与此同时往往伴随着较高的并发症发生率和更长的术后恢复期。随着腹腔镜技术的进步，外科医生现在可以在腹腔镜下进行 RATx，然后在髂窝内进行传统的开放自体肾移植术（视频 11.1）。在机器人手术发展之前，使用完全体内方法进行自体肾移植手术在技术层面上是不可行的。

根据文献报道，迄今只有 4 例研究报道专门探讨了完全体内机器人 RATx。2014 年报道了第 1 次完全体内机器人 RATx[2]。从那时起，加拿大[3]、日本[4]和欧洲[5]的外科医生都报告了他们用类似的技术进行完全体内机器人 RATx 的经验。

上述的研究证实，完全体内机器人 RATx 由经验丰富的外科医生实施时是安全可行的。从治疗效果上看，在经过合理选择的患者中自体移植肾的功能恢复良好。使用机器人辅助的方法具有独特的优势，因为移植肾本身已在体内，因此允许在最长约 12mm 的切口下进行手术。伴随着这种完全微创方法，切口相关的发病率显著降低。

术前准备和计划

术前评估

完成对患者标准的术前评估。外科医生应检查输尿管的解剖结构，采用 CT 成像和顺行和/或逆行肾盂造影评估病变输尿管的位置和范围。进行核素肾图扫描，以明确相关肾脏有足够的功能来保证 RATx。这些检查结果与血清肌酐一起共同作为治疗决策的参考。如果在上述影像学检查中发现任何异常，外科医生可以考虑进行计算机断层血管造影以获得血管解剖的更多细节。

手术室准备、定位和器械

该手术利用达芬奇机器人系统通过经腹腔入路进行。使用第二代头孢菌素预防感染，放置空气波压力治疗仪（sequential compression device），留置胃管减压。放置 Foley 导尿管。患者的体位应允许进入肾窝和髂窝，并满足体外肾脏低温灌注。患者取仰卧位，在肾脏下放置一个橡胶垫以稍微抬高侧腹部。固定器有助于将患者固定在所需的位置。如果使用达芬奇 S 或 Si 机器人,腿放置在脚蹬中并向外展开,机器人在骨盆部分的手术期间放置于双腿之间。使用泡沫衬垫将手臂固定在身边。固定带环绕在胸部,以确保患者的安全,并允许改变床的位置。在手术的肾切除部分,旋转手术床以进一步抬高侧腹部(图 11.1)。

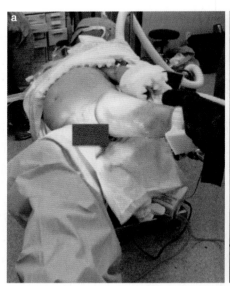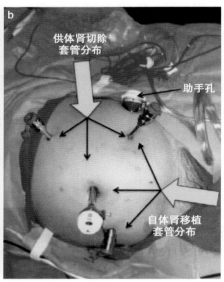

图 11.1　左侧 RATx 的患者体位(a)和手术机器人套管放置(b)。这种方法允许在术中重新定位手术床和手术机器人(Picture from Gordon et al.[2])

手术技术

步骤 1:套管位置和器械

对于左侧手术,仅使用 5 个套管:①12mm 套管位于脐周,作为镜头孔(30° 镜头);②8mm 套管置于左上象限;③8mm 套管置于左下象限;④8mm 套管右下象限;⑤12mm 辅助套管置于左下象限套管更外侧。对于右侧的手术,外科医生也可以考虑增加 1 个额外的切口来牵开肝脏。对于手术的肾切除术部分,作者采用三臂方法,在左上象限 8mm 套管中使用 Maryland 双极钳,在左下象限 8mm 套管中使用单极剪刀。如果需要,可以放置 1 个额外的 8mm 套管,供机器人第四臂使用。对于自体移植骨盆手术部分,使用 0° 镜,并且利用所有 3 个 8mm 套管操作。在手术的吻合部分,使用持针器和 DeBakey 无损伤镊。对于血管结扎,作者使用机器人腹腔镜阻断钳和 Hem-o-Lok 夹。

步骤 2:机器人供体肾脏切除术

左侧肾脏获取

结肠被推向内侧,游离肾门血管至主动脉以获得最大的血管长度。用 Hem-o-Lok 结扎左肾静脉的静脉分支(性腺、肾上腺、腰部)。充分游离肾脏,移除肾周脂肪,小心处理肾下极以保持输尿管的血液供应。仔细游离输尿管,同时尽可能多地保留外膜组织。尽可能向远端继续分离,直到到达输尿管病变部位。术中证实保证输尿管活力、管腔通畅、黏膜正常以及长度足够。在肾血管结扎之前,麻醉师给予 10mg 呋塞米和 12.5mg 甘露醇。准备保护性体内肾低温的建立。

右侧肾脏获取

右侧操作的体位和技术类似于左侧。主要考虑的是右肾静脉的解剖。出于这个原因,必须在腔静脉附近结扎静脉,以确保尽可能长的长度。肾动脉可以在主动脉处获得额外的长度。

保护性体内肾低温

在常规供体移植肾切除术中用于保护性肾低温的设备和器械可以容易地在体内使用(LifeShield Macrobore Extension Set, No. 12655-28)。灌注套管和管道通过无阀气密辅助套管引入;使用 3 000 单位的肝素,用机器人 Hem-o-Lok 在主动脉水平结扎肾动脉。使用大于 1 个血管夹,并留下足够的动脉残端是至关重要的,可以防止高血压引起的主动脉移位。如果多个夹子导致移植肾可用的动脉缩短,一种替代方法是仅放置 1 个血管夹,然后开始冷灌注后再将动脉残端缝合打结。另一种方法是使用血管吻合器,目的是最大化血管的长度。肾静脉用血管夹夹闭,不需要任何额外的控制措施。然后在夹子上方分开血管。将灌注套管放入肾动脉的内腔,通过重力用冰乳酸林格液(或其他溶液)灌注肾脏。从肾静脉可以看到清澈的液体流出。当重新摆放体位后将肾脏放入骨盆,用一条丝线将插管固定在肾动脉上,以保持其位置不变。在手术区域确认止血,关闭气腹,撤出机器人。为了进一步进行骨盆部分的手术,手术床和机器人将重新摆放和对接。

步骤 3:血管吻合

调整手术床的位置至头低足高体位,机器人移动到两腿之间进行骨盆部分的手术。重要的是,这种方法不需要患者改变体位,并且保持了无菌区的稳定。

进入 Retzius 间隙的方式类似于前列腺切除术。首先识别髂外动脉和静脉,并从周围组织中环形游离。继续分离血管周围组织,直到达到足够的长度,以便有足够的空间夹闭和吻合。肾脏被放置在骨盆和膀胱间隙,通过导管一直保持冷灌注。

使用哈巴狗钳夹闭髂外静脉。进行静脉切开术,利用缝线在施夹钳和肾静脉之间进行连续的端侧吻合术。在完成之前,通过一根 5Fr 输尿管导管用肝素盐水冲洗管腔。当吻合完成时,移除夹闭髂外静脉的血管夹。

移除肾动脉的灌注套管,修剪血管的远端部分。随后以前述静脉吻合相同的方式进行动脉端侧吻合。此时应该有 3 个血管阻断夹:远端髂外动脉、近端髂外动脉和肾静脉。吻合完毕后首先移除远端髂外动脉的血管阻断夹,开始测试是否漏血,其次是肾静脉,最后是近端髂外动脉。随着肾脏开始灌注,肾脏应该开始产生尿液并恢复到粉红色外观,使用腹腔镜多普勒超声探头确认血流通畅。

步骤 4:输尿管重建

输尿管重建的方法和技术取决于患者的病因、输尿管和膀胱的状况以及外科医生的偏好。其最终目的是实现不漏水、无张力的修复,使修复的黏膜接近于正常黏膜。重建的选择包括但不限于输尿管端端吻合术、输尿管膀胱再植术和肾盂膀胱吻合术。重建完毕后应在重建的输尿管中留置 2 根输尿管支架。通过用盐水灌注膀胱来测试修复效果,以确保其不漏水。在输尿管重建完成后,必须将肾脏固定在腹壁上。笔者(RA)使用机器人 Hem-o-Lok 夹子将肾脏前方的囊状脂肪固定在腹膜上来实现这一点。

最后,重新检查包括血管吻合在内的整个手术区域。然后移除机器人器械,关闭各套管孔,将引流管放入盆腔重建输尿管附近(图 11.2)。

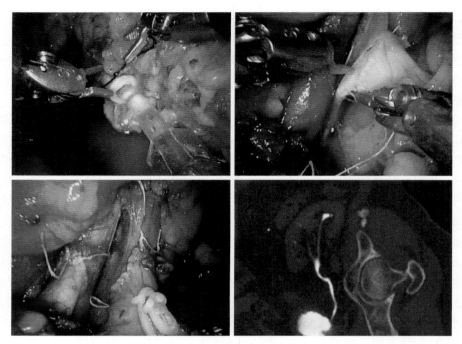

图 11.2　从左上动脉顺时针插管进行冷灌注,静脉吻合,完成血管吻合,自体肾移植 CT 扫描

手术技术探讨

文献中报道的关于完全体内机器人 RATx 的经验有限,而且都是针对长段输尿管近端狭窄疾病。这些病例使用了如上所述类似的手术技术。Lee 等人将这种手术分为 3 个独立的阶段,而不是传统的 2 个阶段,主要区别在于初始阶段就分离膀胱、评估下尿路和游离髂血管,以确保在进行肾脏切除手术之前评估重建的适宜性。另外,Decaestecker 及其同事开发了一种机器人手术技术,该技术利用体外工作台治疗患有复杂肿瘤和尿石症以及多血管移植的患者。虽然这允许外科医生通过体外处理肾脏来解决某些复杂的问题,然后再通过机器人手术系统将活体肾脏重新植入体内,但它需要比完全体内技术更大的切口。

术后护理

术后护理和出院标准与其他主要的泌尿外科机器人手术相似,强调早期下床活动、避免麻醉镇痛药物的应用和早期恢复饮食。假设患者的肾功能和肝功能正常,作者一般使用静脉注射酮咯酸和口服对乙酰氨基酚抗炎和镇痛。如果不存在尿漏情况,则可尽早移除引流管。可在术后第 1 天进行多普勒超声检测移植肾血流,并在住院期间对血清肌酐进行连续监测。如果这些检查没有显示异常,那么可以在患者病情平稳的情况下安排出院。

在常规的术后随访中,若肾功能正常,可在输尿管支架取出术后约 6 周进行核素肾图检查,以鉴别由于肾功能受损还是输尿管梗阻引起的肾排泄率减低。也可以获得对比和延迟的 CT 图像,确保对比剂迅速排泄到集合系统,以评估输尿管和血管吻合的情况。

与该手术相关的并发症包括在任何微创或机器人手术中可见的典型并发症(如切口损伤、肠损伤)以及与开放式或机器人同种异体肾移植相关的潜在并发症(如动脉血栓形成、淋巴囊肿、移植物扭转等)。当然,本手术不会发生移植物排斥反应[6]。

引言（机器人回肠代输尿管）

Goodwin 于 1959 年首次报道了利用部分小肠代输尿管治疗长段和复杂的输尿管疾病[7]，回肠代输尿管在经过适当选择的患者中显示了良好的长期随访结果。后来，Gill 及其同事在 2000 年首次在腹腔镜下进行了这项手术[8]。

Wagner 在 2008 年报道了第 1 例机器人辅助下完全体内回肠代输尿管术[9]。随后，其他几位研究者报告了类似的病例[10-13]。迄今为止最大的队列由 Ubrig 及其同事在 2018 年发表[14]，该队列包括 7 名接受完全体内回肠代输尿管的患者。

手术技术

手术室准备、体位和器械

患者位于侧卧位，将床稍弯曲。机器人器械包括单极电刀、血管钳、持针器、Cadiere 双极镊和缝合器等。采用经腹腔途径，常规留置导尿管（图 11.3）。

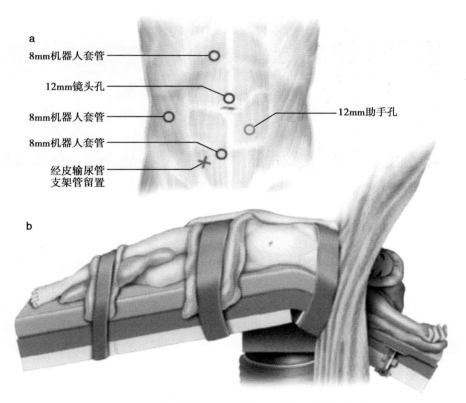

a
- 8mm机器人套管
- 12mm镜头孔
- 8mm机器人套管
- 8mm机器人套管
- 经皮输尿管支架管留置
- 12mm助手孔

b

图 11.3　Ubrig 等[14]描述的套管位置（a）与体位摆放（b）

操作步骤

利用具有辅助套管的四臂法。1 个 12mm 套管位于脐上方，引入 30° 的摄像头。在同一条线上的肋缘下和下腹部放置 2 个 8mm 套管作为左右机械臂的操作孔。同时，在髂前上棘上方放置 1 个额外的 8mm 套管作为第四臂通道。在镜头孔和下腹套管之间置入 8mm 辅助套管。

　　与常规肾手术相同,手术开始时,首先将肠管向内侧游离,确定肾盂和输尿管位置。游离肾盂并将其从周围组织中分离出来,以便最终与回肠吻合。病变的输尿管全长由上而下游离至膀胱,如有必要,进行腰肌悬吊。

　　识别回肠和回盲瓣,保留约 20cm 的末端回肠,并确定用于替代输尿管的肠管。已知长度的血管环可用于辅助测量。一旦确定了所需的回肠部分,使用腔镜直线切割吻合器对其进行横切。在要利用的回肠段的远端放置标记缝线。通过使用缝合器或缝线进行标准的端端吻合术,随后将肠有序地放回原位。Ubrig 等人通过腹壁引入 14Fr 引流管,并在直视下将该引流管放置到膀胱中,该引流管最终将作为支撑管穿过肾盂回肠和回肠膀胱吻合口。在膀胱顶部做一横径约 3cm 切口,将回肠与膀胱吻合。将用于替代输尿管的回肠置于腹膜后腔。若为右侧回肠代输尿管,必须旋转调整肠管,以确保尿液运输与蠕动方向相适应。若在左侧,需要在乙状结肠和左侧结肠系膜上开口,以便让回肠通过。接下来,利用上象限的机械臂,将先前放置的 14Fr 引流管从膀胱穿出并穿过肠管。然后用 2 根 4-0PDS 缝线分别以半圆形方式完成肾盂/输尿管和回肠的吻合。向膀胱灌注生理盐水以确保这些吻合口是密闭的。在每个吻合口附近放置外科引流管,完成手术(图 11.4)。

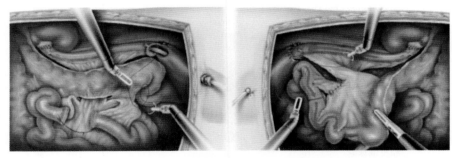

图 11.4　Ubrig 等描述右侧与左侧回肠代输尿管[14]

术后护理

　　患者接受常规的术后护理。Ubrig 及他的同事在术后 10～12 天取出支架。支架取出后第 2 天,进行肾脏超声检查。出院后随访包括肾功能和超声检查,以确保无梗阻迹象。

　　与该手术相关的潜在并发症包括腹腔镜或机器人手术中常见的任何潜在并发症(如切口损伤、切口疝)以及使用肠段和输尿管手术特有的并发症,包括尿漏、吻合口狭窄、肠梗阻、反流性肾病、复杂性尿路感染(即由反流引起)和由于替代肠管的吸收作用引发的水电解质紊乱。使用抗反流机制或抗蠕动的术式作用尚不明确,有可能会导致更多的并发症[7,15]。

(何宇辉　高文治 译,罗光恒 审)

参考文献

1. Hardy JD, Eraslan S. Autotransplantation of the kidney for high ureteral injury. J Urol. 1963;90:563.
2. Gordon ZN, Angell J, Abaza R. Completely intracorporeal robotic renal autotransplantation. J Urol. 2014;192(5):1516–22.

3. Lee JY, Alzahrani T, Ordon M. Intra-corporeal robotic renal auto-transplantation. Can Urol Assoc J. 2015;9(9–10):E748.

4. Araki M, Wada K, Mitsui Y, Sadahira T, Kubota R, Nishimura S, et al. Robotic renal autotransplantation: first case outside of North America. Acta Med Okayama. 2017;71(4):351–5.

5. Decaestecker K, Van Parys B, Van Besien J, Doumerc N, Desender L, Randon C, et al. Robot-assisted kidney autotransplantation: a minimally invasive way to salvage kidneys. Eur Urol Focus. 2018;4(2):198–205.

6. Territo A, Mottrie A, Abaza R, Rogers C, Menon M, Bhandari M, Ahlawat R, Breda A. Robotic kidney transplantation: current status and future perspectives. Minerva Urol Nefrol. 2017;69(1):5–13.

7. Goodwin WE, Winter CC, Turner RD. Replacement of the ureter by small intestine: clinical application and results of the ileal ureter. J Urol. 1959;81:406–18.

8. Gill IS, Savage SJ, Senagore AJ, et al. Laparoscopic ileal ureter. J Urol. 2000;163:1199–202.

9. Wagner JR, Schimpf MO, Cohen JL. Robot-assisted laparoscopic ileal ureter. JSLS. 2008;12:306–9.

10. Brandao LF, Autorino R, Zargar H, et al. Robotic ileal ureter: a completely intracorporeal technique. Urology. 2014;83:951–4.

11. Baumgarten AS, Shah BB, Patel TB, et al. Robotic ileal interposition for radiation-induced ureteral stricture disease. Urology. 2017; https://doi.org/10.1016/j.urology.2017.02.033.

12. Abhyankar N, Vendryes C, Deane LA. Totally intracorporeal robot-assisted laparoscopic reverse seven ileal ureteric reconstruction. Can J Urol. 2015;22:7748–51.

13. Sim A, Todenhöfer T, Mischinger J, et al. Intracorporeal ileal ureter replacement using laparoscopy and robotics. Cent Eur J Urol. 2014;67:420–3.

14. Ubrig B, Janusonis J, Paulics L, Boy A, Heiland M, Roosen A. Functional outcome of completely Intracorporeal robotic Ileal ureteric replacement. Urology. 2018;114:193–7.

15. Shokeir AA, Ghoneim MA. Further experience with the modified ileal ureter. J Urol. 1995;154(1):45–8.

12　输尿管松解术及膀胱瓣技术

Nathan Cheng，Mutahar Ahmed，and Michael D. Stifelman

输尿管松解术的适应证

输尿管松解术(视频 12.1)常用于治疗外源性压迫导致的输尿管中上段梗阻。病因主要包括感染、肿瘤以及最常见的腹膜后纤维化(retroperitoneal fibrosis，RPF)。RPF 是一种罕见疾病[发病率(0.1~1.3)/10 万人年]，主要起源于腹主动脉、髂总动脉外膜及其周边软组织。RPF 以腹膜后纤维化和慢性炎症为主要特征，常导致输尿管受累梗阻。有 70% 的 RPF 为特发性，目前认为此类 RPF 属于大血管炎谱系疾病；其余 30% 的 RPF 与医源性不良反应有关，原因包括二甲麦角新碱等麦角生物碱的使用，以及放疗、恶性肿瘤和感染等。在过去十年中，人们认为特发性 RPF 属于 IgG4 相关谱系疾病，此类疾病表现为一种纤维化炎症紊乱的过程，其特征包括淋巴细胞浆细胞化、纤维化以及 IgG4+ 浆细胞在各器官系统(如淋巴结、胰腺和胆道系统)的浸润[1]。

输尿管受累是 RPF 最常见的并发症，可为单侧或双侧。单侧输尿管受累患者在首次出现症状的几周到几年内，很少会有对侧输尿管病情进展[2]。RPF 合并输尿管受累的患者可能会造成急性肾功能不全，尤其是双侧受累患者。该类患者以全身症状为主，包括疲劳、体重减轻、厌食和输尿管绞痛等。

此外，特发性 RPF 与类风湿性关节炎、强直性脊柱炎、系统性红斑狼疮以及最常见的甲状腺炎等其他自身免疫性疾病有关。

相关检查

RPF 患者需在术前明确病因。若考虑为特发性或自身免疫性疾病，建议用糖皮质激素和/或免疫抑制剂治疗，同时还要放置输尿管支架或行肾造瘘术来缓解输尿管梗阻，尤其是对轻到中度输尿管梗阻患者[3]。一线治疗药物是泼尼松，起始剂量为 0.75~1mg/(kg·d)，在 6~9 个月内逐渐减少到 5~7.5mg/d[4]。常用的免疫抑制剂包括吗替麦考酚酯和环磷酰胺。也有研究认为应在治疗前行腹膜后组织活检，以排除淋巴瘤或其他恶性肿瘤[5-8]。对于活检患者，如果冰冻切片排除了淋巴瘤或其他恶性肿瘤，在行机器人辅助腹腔镜输尿管松解术的时候还可以再行手术切除活检[9]。

当药物治疗失败或拟将输尿管松解术联合术中活检作为初始治疗方案时，尤为重要的是要在术前明确输尿管病变的长度和位置。输尿管影像学检查包括 CT 尿路成像或 MR 尿路成像。研究表明，MRI 在鉴别淋巴瘤和 RPF 方面具有特殊优势[10]。对于肾萎缩或肾功能不全患者，建议行利尿肾图来评估残余肾功能，一般要求分肾功能大于 15%。

为明确输尿管梗阻的程度和长度,应在术中行膀胱镜检查和逆行肾盂造影。术前应置入或更换输尿管支架,以便术中可以在超声引导下识别、保护输尿管,并能及时发现游离过程中的意外损伤。已造瘘的完全性输尿管梗阻患者可行顺逆行联合造影以便更好地显示病情。值得注意的是,多项研究表明单侧梗阻的患者发生对侧输尿管梗阻的风险很小,因而我们不建议对单侧梗阻患者行双侧输尿管松解术[8,11,12]。

医生要将复杂输尿管重建术中所有可能使用到的技术告知患者并取得同意,这些技术包括输尿管松解术、膀胱瓣输尿管成形术、腰大肌悬吊术、输尿管吻合术、内镜下输尿管内切开成形术、输尿管肾盏吻合术、输尿管再植术、肾切除术,甚至自体肾移植术等。

机器人辅助腹腔镜输尿管松解术联合网膜包裹技术

单侧手术

患者体位

行单侧输尿管松解联合网膜包裹技术的患者应采取类似于机器人辅助腹腔镜肾盂成形术的半侧卧改良头低截石位,患侧朝上。对于女性患者,可将其双腿置于脚托上,以便术中膀胱镜和逆行操作时更容易进入尿道。若需行膀胱瓣输尿管成形术或输尿管再植术,则需朝盆腔方向重新定位和对接机器人。

套管布局

用达芬奇 Xi 系统进行多孔腹腔镜手术时,我们常用全部 4 个机械臂外加 1 个 5mm 助手套管。8mm 的镜头套管置于脐部或脐水平。2 个 8mm 机械臂套管沿同侧腹直肌外侧缘分布:一个位于肋缘下 2~3cm,另一个位于髂嵴水平或距镜头套管 8cm 尾侧处。机器人的第四臂自尾侧套管外侧的套管进入。辅助套管位于正中线脐下 8~10cm 处。建议在摄像头直视下妥善放置所有套管后连接机器人(图 12.1)。

双侧手术

患者体位

双侧输尿管松解术采用类似于机器人双侧腹膜后淋巴结清扫术的体位。患者取仰卧

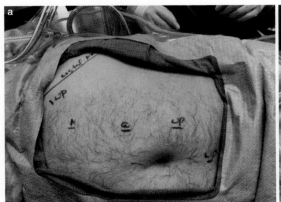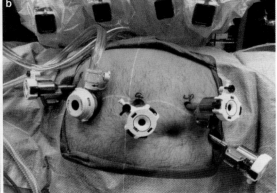

图 12.1 (a)和(b)为左侧机器人辅助腹腔镜输尿管松解术的套管布局

位,女性患者取仰卧截石位以便经尿道操作。将患者双上肢适当包裹并置于身侧。为了让肠管移向头侧,取轻微头低足高位(Trendelenburg position)。双侧腹膜后淋巴结清扫术的套管布局多采用 James Porter 布局,详述如下[13,14]。

套管布局

同样是使用达芬奇 Xi 系统的全部 4 个机械臂和 1 个辅助操作孔。于左上腹 Palmer 点用 Veress 针穿刺建立气腹。8mm 的镜头套管置于脐与耻骨联合连线的中点。其余 4 个套管,包括 2 个操作孔、第四臂和 1 个 5mm 辅助孔,置于下腹部呈线性布局。操作套管置于镜头套管两侧,第四臂套管则置于更外侧,5mm 辅助孔置于第四臂对侧。如图 12.2 所示。

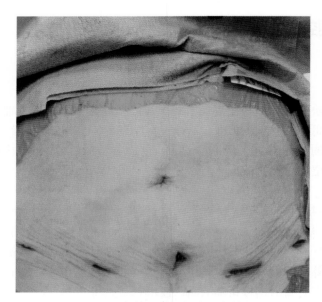

图 12.2　双侧输尿管松解术的套管布局

腹膜后显露

手术的第 1 步是进入腹膜后腔,此步骤的关键是要充分显露输尿管全长。单侧手术时,切开 Toldt 线后,可借助重力将结肠翻向内侧。右侧手术时,从结肠右曲向膀胱方向将整个升结肠翻转;而左侧手术时,从结肠左曲向膀胱方向将整个降结肠翻转。右侧手术时,翻开升结肠后应找到十二指肠;再用 Kocher 法将小肠翻转至内上方,以充分显露右肾静脉、下腔静脉和性腺血管。术中可用 Raytec 纱布防止机械臂直接接触到脆弱的组织。

行双侧输尿管松解术时,从盲肠内侧后腹膜切开直至 Treitz 韧带,先游离盲肠和回肠,进入腹膜后腔。可用 V-loc 缝线、Weck 夹或磁性抓钳将后腹膜切缘固定至前腹壁,从而更好地显露腹膜后腔。第四臂可辅助向头侧牵开肠管。

识别输尿管

腹膜后腔充分显露后即可开始寻找输尿管,根据疾病的程度不同,该步骤可能极具挑战性。包裹输尿管的纤维组织往往很厚,会使输尿管偏向内侧,尤其是左侧输尿管。我们一般会从近端或远端的正常输尿管向梗阻段分离,即从明确的部分向不明确的部分进行分离。在此过程中,需要注意一些解剖学要点,比如,在输尿管跨髂血管处识别远端输尿管;在后腹腔靠内侧寻找输尿管;沿脐内侧韧带从前腹壁进入盆腔,此处的输尿管膀胱连接部更靠内侧。如果此过程中遇到困难,则可以通过使用术中机器人超声探头识别输尿管支架来定位输尿管。也可以使用输尿管镜(ureteroscope,URS)代替输尿管支架,利用 URS 的光线来定位输尿管,而近红外成像(near-infrared imaging,NIRF)模式则可以进一步增强定位功能。此外,也可以经输尿管导管注射 5mL 稀释的吲哚菁绿(ICG),并在 NIRF 模式下寻找输尿管。在确定了输尿管的位置后,接下来最重要的是确认输尿管前壁及外膜。为了最大限度降低因输尿管缺血导致术后迟发性尿漏的风险,在分离组织过程中应谨慎使用电凝(图 12.3)。

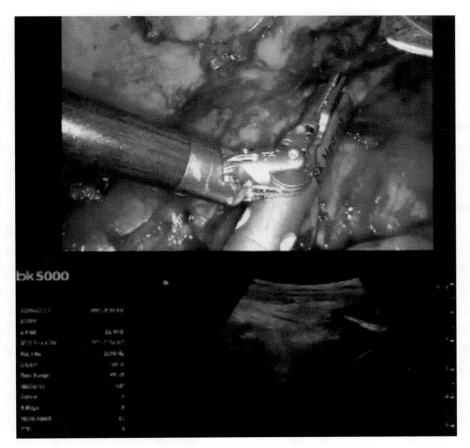

图 12.3　术中超声确定纤维组织下的输尿管支架

输尿管松解术

在显露输尿管外膜后,可换用 Potts 剪进行更精细的剪切。输尿管松解术应分步进行,首先要暴露一段输尿管前壁外膜,然后环绕输尿管剥离,使输尿管与后方纤维组织完全分离,然后用血管束带牵拉输尿管。行单侧输尿管松解术时,输尿管松解方向应从足侧向头侧,而双侧手术时则相反。血管束带应向输尿管松解的方向滑动,以协助分离输尿管。如果术者在正确的解剖层面操作,从输尿管上分离纤维组织应该不难。当看到正常输尿管周围脂肪组织时,便可确定输尿管远端和近端的松解范围(图 12.4)。

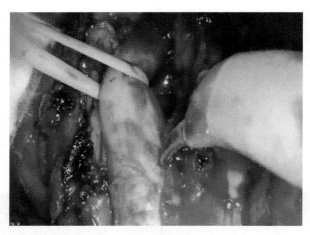

图 12.4   使用血管束带（VessiLoop）从纤维组织中辅助
牵拉显露的输尿管，以便环行剥离输尿管远端

纤维肿物的活检

将输尿管从粘连的腹膜后肿物中完全游离后，应对肿块进行活检和常规病理检查。

在输尿管松解后，为了确保其具有良好的血供，可静脉注射 2mL ICG 来评估输尿管的血流灌注情况。

狭窄段成形术及输尿管意外损伤

外因性疾病所致输尿管节段性狭窄并不少见。如果狭窄段长度小于 1.5cm 或输尿管意外切割伤，可按 Heineke-Mikulicz 法行狭窄段成形术。先用 Potts 剪沿狭窄段纵向或垂直方向切开输尿管，然后用薇乔线横向或水平缝合纵行切开的输尿管。对于较长段输尿管狭窄，应考虑行颊黏膜补片（buccal mucosa graft，BMG）输尿管成形术。BMG 输尿管成形术于 20世纪 90 年代中期首次报道，如今已被证实可用于机器人手术；2015 年，Stifelman 和 Zhao 报道了采用 BMG 进行机器人辅助腹腔镜扩大吻合输尿管成形术治疗 6cm 以内输尿管狭窄的经验（图 12.5）[15]。之后的研究表明，BMG 甚至可修复长达 11cm 的输尿管节段狭窄[16,17]。这些手术方式都可防止输尿管腔狭窄，从而降低术后梗阻风险。

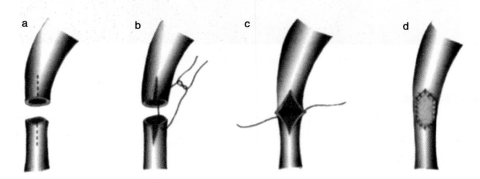

图 12.5   输尿管扩大吻合成形术。（a）切除输尿管狭窄段，将两断端剪为铲状。（b）吻合横断的肾盂背部与输尿管。（c）腹侧留下菱形缺损区。（d）颊黏膜补片覆盖缺损区

网膜包裹术

完全松解输尿管后,可以用正常网膜包裹全长输尿管,以防止纤维组织造成输尿管再梗阻及内侧移位。用电剪刀、双极电凝和/或血管切割闭合器夹持大网膜的远端边缘并将其朝胃的方向切开。关键是要游离足够的网膜来包裹松解后的全长输尿管。如需更长段的网膜,可结扎胃短血管,游离胃周的大网膜。但是要注意保护胃网膜左动脉和胃网膜右动脉,因为它们是大网膜的主要血供来源。我们通常会静脉注射 2mL ICG 来确认大网膜的血供。一般从输尿管远端开始用大网膜包裹,大网膜应置于输尿管后方,并用可吸收缝线固定在侧壁上,然后将大网膜的内侧部分置于输尿管的前方,这样完成包裹后可以将输尿管向外侧牵拉。在用大网膜包裹近端的时候,可将大网膜固定在肾水平的腰肌筋膜上(图 12.6 和图 12.7)。

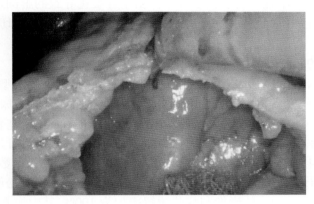

图 12.6 剪开网膜以备行网膜包裹术

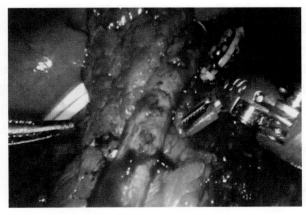

图 12.7 ICG 证实输尿管(前景)和后方的网膜包裹(后景)血供良好

输尿管腹膜化

还有一种我们几乎没有经验的方法是输尿管腹膜化,将结肠周围的腹膜置于输尿管的后方,用腹膜来分隔输尿管与腹膜后病灶。然而,这种方法并不能像网膜包裹那样可提供更多的血供并防止输尿管向内侧移位,因此我们认为该方法只能作为一种最后的处理手段。

术后管理

关于是否需要外科引流的问题,文献并没有达成共识。理论上讲,如果未行狭窄段成形术、输尿管吻合术或其他打开输尿管管腔的操作,就应该没有尿漏的风险。但是,通常在手术结束后,还是会在包裹的网膜周围留置引流管。若有留置输尿管支架,可于术后 4 周取出。随后结合患者症状、肾脏超声和 MAG3 肾动态显像来评估术后梗阻情况。输尿管松解术后 2 个主要获益是梗阻症状的缓解和影像学上的改善。

并发症

除了已知的常见围手术期并发症(包括血栓栓塞、心肌梗死以及由于患者体位不当引起的并发症)外,还有一些机器人输尿管松解术特有的并发症。

输尿管梗阻未解除是一种常见并发症,在行挽救性输尿管松解术的患者中更为常见[9]。这类患者可能需要其他干预措施来缓解梗阻,包括二次机器人手术(输尿管松解术、输尿管吻合术、输尿管再植术)和输尿管腔内切开术。由于纤维化导致的解剖结构不清,腹膜后结构的医源性损伤往往在不经意间发生。如前一节所述,医源性输尿管切割伤应立即修复并留置输尿管支架。

输尿管松解术的转归

尽管 RPF 相对罕见,也还没有对输尿管松解术进行长期随访的大型前瞻性或随机对照研究,但现有的几项研究肯定了其安全性和有效性。文献报道开放输尿管松解联合网膜包裹后 12 个月的患者 GFR 增加 6%,无支架率为 94%[18]。Kavoussi 研究表明,腹腔镜和开放输尿管松解术的结果相似,在并发症、估计失血量和梗阻缓解方面没有显著差异,但前者住院时间显著缩短(3.41 天 vs. 10.88 天,$P<0.001$)[19]。近十年来的最新数据支持机器人输尿管松解术的治疗效果。一项包含 21 例患者的研究显示,常规输尿管松解术组($n=11$)和挽救性输尿管松解术组($n=10$)的影像和症状缓解率均为 100%,其中挽救性手术组有 3 例患者需二次手术解除梗阻[9]。一项纳入 40 例患者的回顾性研究显示,在末次随访(平均 16.1 个月)时,输尿管松解术的影像学缓解率和症状缓解率均为 97%,其中有 7 例患者需二次手术解除梗阻[20]。大多数研究表明,输尿管松解术的平均住院时间为 2~3 天。

在开放输尿管松解术时代,一般认为即使对侧输尿管没有受累,也要预防性干预,以免对侧输尿管出现病变时再次手术。Fugita 等于 2002 年首次对这一策略提出异议。他们对 13 例患者仅行单侧腹腔镜输尿管松解术,术后并未发现 RPF 影响到对侧输尿管[21]。2008 年,Simone 和他的同事也发现,6 例行腹腔镜输尿管松解联合网膜包裹术的患者,术后也未出现对侧输尿管受累[12]。2010 年,Keehn 和 Stifelman 观察了 13 例行机器人单侧输尿管松解术的患者,结果同样没有发现 RPF 累及对侧输尿管[9]。

机器人辅助腹腔镜抗反流膀胱瓣输尿管成形术

膀胱瓣输尿管成形术的适应证和相关检查

当输尿管和膀胱无法做到无张力吻合时,应考虑行膀胱瓣输尿管成形术(视频 12.2)。该术式最常用于盆腔放疗等引起的医源性中下段输尿管损伤,以及存在输尿管长段狭窄、组织条件差或血运不佳等情况而无法直接修复的 RPF 患者。对于任何需要行膀胱瓣成形术的患者,应确保患者的膀胱容量、术前膀胱造影及尿动力学检查正常。目前尚无比较膀胱瓣术前和术后的尿动力学变化的研究,但由于既往接受过盆腔放疗或膀胱手术导致膀胱容量变小和/或膀胱顺应性较差的患者可能无法接受膀胱瓣手术。此外,有关腰大肌悬吊术的尿动力学研究也较少。一项纳入 13 例来自妇科行腰大肌悬吊术患者的研究表明,除了首次排尿尿量有所增加之外,其他尿动力学参数与术前相比并无显著变化[22]。但对于膀胱容量较小或顺应性较差的患者,膀胱瓣术后可能会因膀胱容量减少而出现明显的尿频、尿急等症状。除了影响生活质量外,膀胱容量小或顺应性差还会导致膀胱静息压和排尿压均升高,不论是否行隧道式输尿管膀胱吻合,患者术后都可能出现膀胱输尿管反流。术前尿流动力学提示膀胱容量小或顺应性差的患者更适合行回肠代输尿管术或膀胱扩大术,可以最大限度降低肾损伤风险,尤其是那些有潜在肾功能不全或孤立肾的患者。

患者体位

拟行膀胱瓣成形术的患者,一般男性取仰卧位,女性取头低截石位。对于初次行输尿管修复手术的患者,如果术前并未打算行输尿管膀胱再植术而仅仅是把膀胱瓣成形术作为一种备用术式的话,我们会取如前所述的改良侧卧位(参照单侧输尿管松解术体位)。

套管布局

膀胱瓣成形术的套管布局与单侧输尿管膀胱再植术类似。但套管位置会更靠头侧,第四臂则置于健侧以便牵拉。

同样会用到达芬奇 Xi 的全部 4 个臂以及 1 个额外的 5mm 辅助套管。8mm 镜头套管位于脐上数厘米处。2 个工作臂套管分别位于镜头套管外侧和尾侧,而健侧工作臂套管则比患侧套管更靠尾侧。第四臂套管位于健侧,便于更好地显露术野。5mm 的辅助套管位于正中线脐下 8～10cm 处。内镜直视下将所有套管放置妥当后连接机械臂。

显露腹膜后腔

患者取头低足高仰卧位,切开 Toldt 线,将结肠从肾下极一直到盆腔方向都翻转至内侧。我们常将性腺血管分开,以便充分显露输尿管。

识别并游离输尿管

输尿管的识别方法如输尿管松解术中所述。术者应将输尿管游离到尽可能靠近梗阻区的部分,然后断扎输尿管。为确定有无恶性病变,我们通常会将梗阻段输尿管送冰冻和常规病理检查。除非考虑有上尿路尿路上皮癌且拟行输尿管远端切除术,否则我们一般不会彻底游离切除下段病变输尿管,因为那样会增加不必要的术中并发症风险。确保吻合口周围输尿管组织的血运情况至关重要。若血运好,在白光下输尿管会呈现粉色且输尿管黏膜断端可见出血,也可以静脉推注 ICG 并在 NIRF 模式下观察判断。然后用剪刀将输尿管向后切开约 15mm。此时,可用缝线标记切开的输尿管远端,并暂时无张力固定至后壁,以此估计需要裁剪膀胱瓣的长度。

根据需要将肾下移

为了确保输尿管足够长,可在不增加肾门张力的前提下,尽量将肾游离下移,一般游离后可下移 3～4cm,然后将肾下极与腰大肌缝合以固定患侧肾(图 12.8)。

该步骤仅在初始体位为侧卧位时才能完成,仰卧位则无法完成。

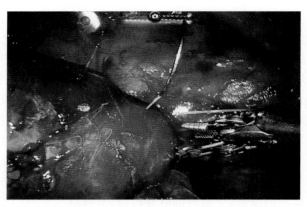

图 12.8　（方向：左为头侧，右为尾侧）肾下极固定术：将
肾下极（左）与腰肌筋膜缝合两针固定

膀胱游离与腰大肌悬吊

如前所述，大多数患者取仰卧位，以类似经腹腔前列腺切除术的方式游离膀胱。从脐内侧韧带外侧切开腹膜至对侧脐内侧韧带并横断脐尿管。游离对侧的膀胱时要注意不要误伤对侧输尿管。

一旦膀胱完全游离、前壁显露，可用不可吸收缝线缝合膀胱顶至同侧腰大肌，完成膀胱的腰大肌悬吊。对于更靠近端的输尿管病变，通过腰大肌悬吊来最大限度缩短输尿管缺损长度是非常重要的；即使悬吊后膀胱处于张力状态，只要膀胱瓣和输尿管能做到无张力吻合即可。

随后，向膀胱注入 300～500mL 生理盐水，用电刀电灼标记出膀胱瓣的轮廓。如果膀胱容量充足，通过精心设计甚至可以构建长达 10～15cm 的膀胱瓣。为了最大限度减少膀胱瓣的缺血风险，膀胱瓣底部的宽度至关重要，通常应保证至少 4cm。如图 12.9 所示，该瓣底部较宽，向膀胱颈方向逐渐变细；应保证膀胱瓣顶端成管后的直径与待吻合的输尿管直径相近。如需更长的长度，可沿膀胱前部对角线方向裁剪膀胱瓣。例如，行右侧膀胱瓣术时，膀胱瓣底部应位于右侧膀胱顶部，而膀胱瓣顶端应向左侧膀胱颈方向裁剪，而非直接向前延伸至右侧膀胱颈。另一种方法是制作带血管蒂的螺旋状膀胱瓣，长度甚至可达 20cm（见图 12.9）[23]。

在充盈的膀胱上标记出膀胱瓣的轮廓后，切开膀胱全层。由于膀胱血管丰富，一般都可以裁剪出健康的膀胱瓣。也可用 ICG 来确定膀胱瓣的血运。为进一步减少吻合张力，可将膀胱瓣的近心端固定于后方的腰大肌（图 12.10 和图 12.11）。

然后将膀胱瓣牵拉至修剪后的输尿管断端。从输尿管后壁开始吻合，使用 4-0 薇乔线间断全层缝合重建输尿管后壁。此时，应将双 J 支架置入输尿管近断端，然后继续全层缝合完成环状吻合。吻合过程中，确保吻合口处尿路上皮黏膜对黏膜的贴合非常重要。然后将剩余的膀胱瓣卷成管状，用 4-0 薇乔线连续向下分 2 层缝合至膀胱：第 1 层要靠近黏膜，第 2 层要关闭膀胱逼尿肌。随后再用 3-0 薇乔线单层或双层缝合关闭裁剪后的膀胱切口。最后，经尿管注入 300mL 无菌生理盐水来测试水密性（图 12.12～图 12.14）。

考虑到要进行抗反流吻合，输尿管断端与膀胱瓣远端吻合时应进行隧道化处理。为防止膀胱输尿管反流，隧道化的输尿管长度与输尿管直径之比应超过 4∶1。具体步骤为：在

1.　　　　　　　　　　　　2.

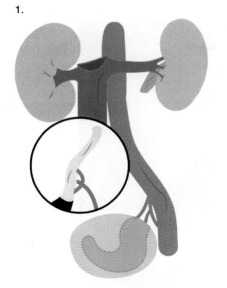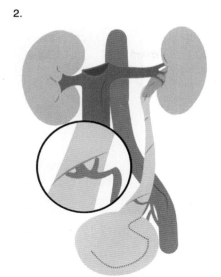

图 12.9　螺旋状膀胱瓣

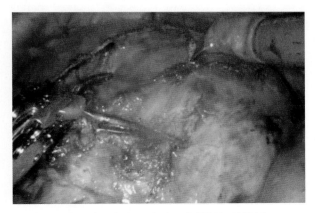

图 12.10　在充盈膀胱上电灼标记膀胱瓣

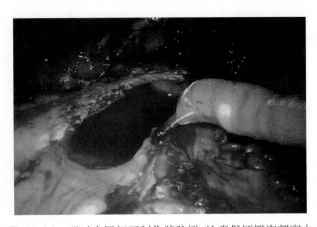

图 12.11　通过全层切开制作膀胱瓣,注意保证瓣底部宽大

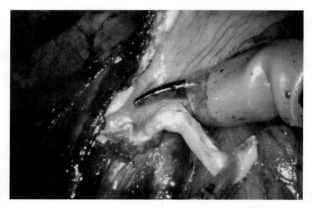

图 12.12   修剪经 ICG 证实血运不佳的膀胱瓣组织

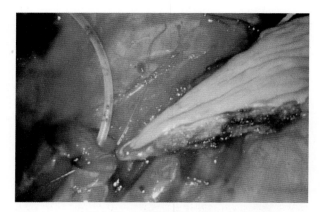

图 12.13   在输尿管后壁缝合输尿管-膀胱瓣吻合口的第 1 针

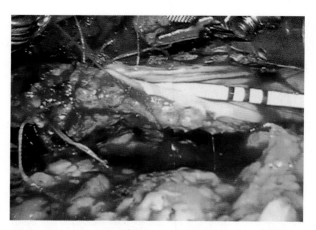

图 12.14   完成输尿管断端-膀胱瓣顶部吻合后,将剩余膀胱瓣卷为管状

膀胱瓣末端做 3～4cm 的黏膜下隧道,将输尿管残端穿过黏膜下隧道,输尿管残端上方与膀胱瓣末端的黏膜下层缝合固定,而输尿管残端的黏膜则与膀胱瓣黏膜下隧道开口的黏膜行端端吻合,之后再缝合关闭输尿管残端上方多余的膀胱瓣黏膜,从而完成吻合口的隧道化处理[24]。如图 12.15 所示,要先将输尿管前壁剪开。

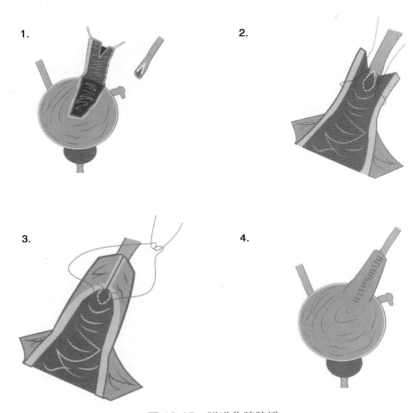

图 12.15　隧道化膀胱瓣

　　开放和腹腔镜膀胱瓣输尿管成形术远期效果都很好,相比之下,腹腔镜组的住院时间较短[25,26]。虽然目前机器人辅助腹腔镜术式仅见于单中心小样本研究,但初步结果也已表明该术式同样具有良好的梗阻解除效果[27,28]。

并发症及相关处理

　　如果患者术后仍有输尿管梗阻,可通过逆行肾盂造影来确定狭窄部位。

　　若导丝可沿输尿管逆行至肾脏水平,则可用球囊扩张术处理狭窄段,并留置输尿管支架 4～5 周。由于慢性纤维化狭窄段可被扩张开,此类患者术后效果较好。

　　如果复发,可多次重复球囊扩张或置入输尿管支架。不过,有时也应考虑再次行重建手术,包括口腔黏膜补片修复术、输尿管离断吻合术、回肠代输尿管术,甚至自体肾移植术等。

未来展望:单孔机器人辅助腹腔镜手术

　　单孔(single-port, SP)机器人辅助腹腔镜手术已被 FDA 批准用于泌尿外科手术,并于

2018 年投入临床使用。该机器人系统配备 1 个摄像头和 3 个独立机械臂,通过 27mm 的单孔进入腹腔,四臂均可实现腕部的自由活动。该系统专为在狭小深部空间内进行复杂手术而设计,非常适合膀胱瓣成形术和输尿管松解术等复杂的尿路重建手术。

该系统可经脐置入腹腔,这样单孔套管刚好正对手术区域。选择切口时应考虑到套管末端与目标手术区域之间的距离为 10~25cm,也可以使用 Gelpoint 和"浮动"套管技术。这样可以让柔性机械臂的肘和腕关节充分展开,从而最大限度减少手术操作时的器械碰撞。SP 系统的另一个重要优势体现在目标重定位方面。该系统从一个区域移动到另一个区域时,无须重新连接机械臂系统。此外 SP 系统在输尿管松解术和膀胱瓣成形术中,可以尽可能靠近肾脏操作,而且向输尿管远端延伸操作时,也无须重新对接机器人。上文所述的所有手术步骤、注意事项和技术都同样可以用于该新型机器人平台。SP 的早期经验表明,该系统安全、可重复且具有同样优异的疗效[29]。

(陈思鹭 译,吴进锋 审)

参考文献

1. Khosroshahi A, Carruthers MN, Stone JH, Shinagare S, Sainani N, Hasserjian RP, Deshpande V. Rethinking Ormond's disease: "idiopathic" retroperitoneal fibrosis in the era of IgG4-related disease. Medicine (Baltimore). 2013;92:82–91.

2. Kermani TA, Crowson CS, Achenbach SJ, Luthra HS. Idiopathic retroperitoneal fibrosis: a retrospective review of clinical presentation, treatment, and outcomes. Mayo. Clin Proc. 2011;86:297–303.

3. Scheel PJ Jr, Feeley N. Retroperitoneal fibrosis. Rheum Dis Clin N Am. 2013;39:365–81.

4. Vaglio A, Palmisano A, Alberici F, Maggiore U, Ferretti S, Cobelli R, Ferrozzi F, Corradi D, Salvarani C, Buzio C. Prednisone versus Tamoxifen in patients with idiopathic retroperitoneal fibrosis: an open-label randomized controlled trial. Lancet. 2011;378:338–46.

5. Drake M, Nixon P, Crew J. Druginduced bladder and urinary disorders: incidence, prevention and management. Drug Saf. 1998;19:45–55.

6. Drieskens O, Blockmans D, Van Den Bruel A, Mortelmans L. Riedel's thyroiditis and retroperitoneal fibrosis in multifocal fibrosclerosis: positron emission tomographic findings. Clin Nucl Med. 2002;27:413–5.

7. Kottra J, Dunnick N. Retroperitoneal fibrosis. Radiol Clin N Am. 1996;34:1259–75.

8. Vaglio A, Salvarani C, Buzio C. Retroperitoneal fibrosis. Lancet. 2006;367:241–51.

9. Keehn A, Mufarrij P, Stifelman M. Robotic ureterolysis for relief of ureteral obstruction from retroperitoneal fibrosis. Urology. 2010;77(6):1370–4.

10. Rosenkrantz AB, Spieler B, Seuss CR, Stifelman MD, Kim S. Utility of MRI features for differentiation of retroperitoneal fibrosis and lymphoma. Am J Roentgenol. 2012;199(1):118–26.

11. Baker LR, Mallinson WJ, Gregory MC, et al. Idiopathic retroperitoneal fibrosis. A retrospective analysis of 60 cases. Br J Urol. 1987;60:497–503.

12. Simone G, Leonardo C, Papalia R, et al. Laparoscopic ureterolysis and omental wrapping. Urology. 2008;72:853–8.

13. Stepanian S, Patel M, Porter J. Robot-assisted laparoscopic retroperitoneal lymph node dissection for testicular cancer: evolution of the technique. Eur Urol. 2016;70:661–7.

14. Klaassen Z, Hamilton R. The role of robotic retroperitoneal lymph node dissection for testis cancer. Urol Clin N Am. 2019;46:409–17.

15. Zhao L, Yamaguhi Y, Bryk D, Adelstein S, Stifelman M. Robot-assisted ureteral reconstruction using buccal mucosa. Urology. 2015;86(3):635–8.

16. Zhao L, Weinberg A, Lee Z, Ferretti M, Koo H, Metro M, Eun D, Stifelman M. Robotic ureteral reconstruction using buccal mucosa grafts: a multi-institutional experience. Eur Urol. 2018;73:419–26.

17. Lee Z, Keehn A, Sterling M, Metro M, Eun D. A review of buccal mucosa graft ureteroplasty. Curr Uro Rep. 2018;19:23.

18. O'Brien T, Fernando A. Contemporary role of ureterolysis in retroperitoneal fibrosis: treatment of last resort or first intent? An analysis of 50 cases. BJU Int. 2017;120:556–61.

19. Srinivasan A, Richstone L, Permpongkosol S, Kavoussi L. Comparison of laparoscopic with open approach for ureterolysis in patients with retroperitoneal fibrosis. J Urol. 2008;179:1875–8.

20. Marien T, Bjurlin M, Wynia B, Bilbily M, Rao G, Zhao L, Shah O, Stifelman M. Outcomes of robotic-assisted laparoscopic upper urinary tract reconstruction: 250 consecutive patients. BJU Int. 2015;116:604–11.

21. Fugita OE, Jarrett TW, Kavoussi P, et al. Laparoscopic treatment of retroperitoneal fibrosis. J Endourol. 2002;16:571–4.

22. Carmignani L, Ronchetti A, Amicarelli F, Vercellini P, Spinelli M, Fedele L. Bladder psoas hitch in hydronephrosis due to pelvic endometriosis: outcome of urodynamic parameters. Fertil Steril. 2009;92(35):40.

23. Li Y, Li C, Yang S, Song C, Liao W, Xiong Y. Reconstructing full-length ureteral defects using a spiral bladder muscle flap with vascular pedicles. Urology. 2014;83(5):1199–204.

24. Simmons M, Gill IS, Fergany A, Kaouk JH, Desai MM. Technical modifications to laparoscopic Boari flap. J Urol. 2007;69(1):175–80.

25. Fugita OE, Dinlenc C, Kavoussi L. The laparoscopic Boari flap. J Urol. 2001;166:51–3.

26. Mauck RJ, Hudak SJ, Terlecki RP, Morey AF. Central role of Boari bladder flap and downward nephropexy in upper ureteral reconstruction. J Urol. 2011;186:1345–9.

27. Yang C, Jones L, Rivera ME, Verlee G, Deane LA. Robotic-assisted ureteral reimplantation with Boari flap and psoas hitch: a single-institution experience. J Laparoendosc Adv Surg Tech. 2011;21(9):829–33.

28. Bansal A, Sinha RJ, Jhanwar A, Prakash G, Purkait B, Singh V. Laparoscopic ureteral reimplantation with Boari flap for the management of long-segment ureteral defect: a case series with review of literature. Turk J Urol. 2017;43:313–8.

29. Billah MS, Stifelman M, Munver R, Tsui J, Lovallo G, Ahmed M. Single port robotic assisted reconstructive urologic surgery-with the da Vinci SP surgical system. Transl Androl Urol. 2020;9(2):870–878. https://doi.org/10.21037/tau.2020.01.06. PMID: 32420202; PMCID: PMC7214978.

13 小儿输尿管中上段修复重建

Jonathan S. Ellison and Courtney Rowe

引言

随着机器人辅助腹腔镜手术技术的持续发展,小儿泌尿系疾病的外科治疗前景变得更加广阔,尤其是机器人输尿管吻合术在治疗重复肾并发症中逐渐广泛的应用更加印证了这一点。重复肾的传统治疗方法以肾部分切除术为主,但越来越多人选择采用同侧输尿管吻合术(视频 13.1),因其可以在保留肾单位的同时减少并发症。

同妇科医生、肛肠外科医生和血管外科医生一样,泌尿外科医生也越来越倾向于选择微创手术,因此机器人手术导致的医源性输尿管损伤也可能会随之增多。因此,泌尿外科医生应该对这些疾病做好评估准备,并尽可能采用机器人下同期处理并发损伤,减少中转开放的发生。

先天性输尿管畸形

重复输尿管

重复输尿管主要由输尿管芽的重复或早期分裂导致,发病率约为 0.8%~1.8%[1,2]。完全性重复输尿管通常遵循 Weigert-Meyer 定律,引流上半肾的输尿管通常开口于膀胱的内下,临床表现以阻塞、异位或伴输尿管囊肿为主。引流下半肾的输尿管通常开口于膀胱的外上,主要与输尿管反流的发生有关[3]。重复输尿管也可以是不完全性的,表现为重复肾盂伴两支上部输尿管,其下部在进入膀胱前合为一条输尿管。先天性输尿管畸形有很强的遗传因素,在筛查的患者中,其兄弟姐妹和父母患有该病的约占 12%[4]。

重复输尿管通常无症状,多在超声检查中偶然发现。但约一半的患者有相关的异常,包括梗阻、输尿管囊肿或膀胱输尿管反流,有感染和肾实质受损的风险[5]。对于女性患者来说,引流上半肾的输尿管可开口于尿道内的外尿道括约肌远端,也可开口于子宫或阴道等的米勒管结构,此类患者常表现为持续性尿失禁或排尿困难[6]。对于男性患者来说,异位输尿管可开口于尿道外括约肌附近或中肾结构,如附睾或前列腺,临床表现为复发性附睾炎,也可无明显症状[7]。梗阻是由于输尿管异位开口于膀胱引起的,异位开口通常位于膀胱内侧,导致输尿管在膀胱壁内的隧道延长。也可异位开口于膀胱颈、近端尿道或阴道等位置,由于胚胎发育异常,此类开口可能存在狭窄。

输尿管中段狭窄

先天性输尿管中段狭窄占儿童肾积水病例的 4%~5%。胚胎学原因尚不清楚,已提出的机制包括缺血、输尿管瓣膜和输尿管肌肉排列紊乱[8]。输尿管中段狭窄通常无症状,可采用逆行肾盂造影或 MRI 进行诊断,因为超声和核医学检查诊断的灵敏度较差[9]。

腔静脉后输尿管

　　腔静脉后输尿管更准确的名称应该是"输尿管前腔静脉"。虽然通常表现为泌尿系统疾病,但其胚胎学原因是后主静脉未萎缩导致的异常前下腔静脉对输尿管造成了外源性压迫[2]。静脉肾盂造影(intravenous pyelo-graphy,IVP)、逆行肾盂造影、核医学检查或计算机断层扫描(computed tomography,CT)见输尿管出现典型的"鱼钩"征时可诊断该症[10,11]。腔静脉后输尿管也可在术中诊断出来,所以计划进行肾和输尿管手术的外科医生应该做好准备以应对这种罕见的情况[12]。

输尿管损伤

医源性损伤

　　成人输尿管损伤最常见的原因是医源性损伤,随着微创技术在妇科、血管和结直肠手术中应用的增加,成人输尿管损伤的发病率也在增加[13]。虽然医源性输尿管损伤在儿童中很少见,但随着经皮手术、腹腔镜手术和机器人手术的增加,其发生率可能也会增加[14,15]。与此同时,虽然儿童肾结石的发病率有所上升,但目前公布的输尿管镜检查和经皮肾镜取石术治疗结石后输尿管狭窄的发生率相当低,仅 0.2% 左右[16,17]。

　　在经历开放或微创手术的儿童患者中,只有大约 40% 的医源性输尿管损伤可以在手术过程中被发现[18,19],这一概率与成人相似。但与成人不同的是,儿童患者在输尿管损伤后预后较好,无论是输尿管再植术还是输尿管膀胱再植术,其狭窄率都很低,并且有一名儿童患者的输尿管医源性损伤仅通过置入输尿管支架即得到解决[14,20]。术中及时诊断出输尿管损伤的主要优点包括避免并发症(如尿毒症等),以及减少手术次数[19]。

　　有学者在成人患者中术前使用输尿管支架,以降低医源性损伤的发生率,但疗效尚不确切。部分研究报道了使用支架的优点,但也有研究指出,支架的并发症大于获益[21]。目前,术前输尿管支架置入术在儿童患者中尚不常见。

创伤性损伤

　　输尿管损伤约占所有泌尿生殖道创伤的 2.5%。根据报道,成人只有 38% 的输尿管损伤由钝性外伤导致,而交通事故导致输尿管损伤的大多是儿童患者[22,23]。与泌尿系统其他疾病一样,输尿管损伤的诊断主要依赖于 CT 增强延时扫描成像,以评估排泄期的尿路情况。虽然创伤性输尿管损伤很少见,但如果不及时诊断干预,会导致尿漏、败血症或肾功能丧失[24]。

术前评估

　　所有儿童患者术前都应该进行完整的病史评估,包括产前情况和产前病史、体格检查和既往影像资料。如果拟进行输尿管吻合术,则需要做排泄性膀胱尿路造影(voiding cystourethrogram,VCUG),以确保无输尿管反流。虽然目前的研究无法明确肾功能受损是否会导致手术并发症增加,但术前进行泌尿系统功能性核医学检测是可行的,可评估分肾功能,并为医生对患儿家属进行病情解释提供依据[25]。99m-硫代乙酰三甘氨酸(MAG3)肾图是诊断梗阻的金标准,但儿童约在 6 月龄时肾脏发育成熟,并且由于其体型较小,可能直到1 岁时肾脏仍会有变化,为了获得较准确的结果,需要在其大于 1 月龄时进行 MAG3 肾图检查[26-28]。

如果解剖结构在超声或 MAG3 肾图中显示不清,可以选择其他检查方法,如 MRI 尤其有助于诊断肾脏发育不良,而超声和 MAG3 肾图则难以识别。MRI 在识别输尿管中段狭窄方面可能比其他检查方式更灵敏,但在评估异位输尿管时存在假阳性的风险[9,29,30]。CT 和 MRI 都可用于诊断腔静脉后输尿管。值得注意的是,这些先进的影像学研究大多是在患儿处于麻醉状态下进行的,因此,在某些情况下,最好在输尿管修复手术之前立即使用膀胱镜检查和逆行肾盂造影,以适当地确定解剖结构,避免因为这些检查单独使用麻醉剂。

术中评估

当术中怀疑有医源性损伤时,进行膀胱镜检查和逆行肾盂造影是评估的金标准[31],但手术体位可能会影响膀胱镜的检查。输尿管损伤的评估有许多其他方法可供选择,但所有检查方法的灵敏度都不能达到 100%。如果没有靛蓝胭脂红,静脉注射荧光素钠和膀胱内注射 10% 葡萄糖溶液也可用于辅助在膀胱镜下观察输尿管开口处尿液的喷射[32]。另一种方法是通过膀胱镜检查或膀胱切开术逆行放置开放的输尿管导管,若放置顺利则损伤输尿管的可能性很小。由于输尿管损伤存在漏诊的情况,如果上述方法效果不佳或无法实现,应该适度放宽开放手术、腹腔镜或机器人手术修复输尿管的指征[33]。

手术方式

开放手术与机器人辅助腹腔镜手术

对儿童患者来说,输尿管修复是安全有效的。与开放手术相比,机器人辅助腹腔镜手术的手术时间和出血量相似,但平均住院时间缩短了半天[34]。

切除术与修复术

对于功能不全的肾脏,选择修复术还是切除术取决于外科医生,因为目前尚无明确的数据对比二者的优劣。输尿管吻合术后肾功能损伤的发生率可能低于半肾切除术,但该结论缺乏足够的数据支撑[35,36]。

近端吻合术与远端吻合术

传统的输尿管吻合术是在输尿管近端进行的,可以避免远端吻合后形成的 Y 形输尿管导致的"溜溜球"综合征[37,38]。近期有术者倾向于在盆腔边缘进行吻合,他们发现此处吻合也很少出现"溜溜球"综合征[39],并且还具有更容易暴露输尿管及避免导致肾门损伤的优势。

手术方法

手术入路及体位

　　机器人辅助腹腔镜输尿管修复通常采用经腹腔入路[40,41],其具有更容易暴露术区、更大的腹腔内操作空间(尤其是在婴儿中)以及外科医生更熟悉腹腔内解剖结构等优势。无论是在肾盂水平吻合还是在盆腔边缘水平吻合,标准的机械臂套管通常围绕术区呈三角形放置(图13.1)。近期有学者提出了隐藏切口式腹腔镜手术(HIdES)技术,将机械臂套管位置进行了改动:1个套管位于脐内,其余套管均位于脐下 Pfannenstiel 线水平。术后切口瘢痕掩藏于 Pfannenstiel 线褶皱处,增强了美容效果(图13.2)。采用 HIdES 技术时,建议在患侧的肩部上方完成机器人对接,可最大限度地减少机械臂的相互干扰[42]。

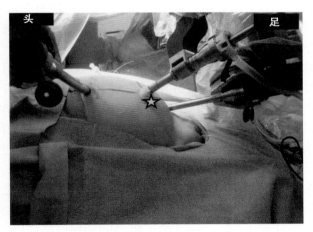

图 13.1　机器人辅助腹腔镜输尿管吻合术的套管布局,橙色星形标志为镜头孔

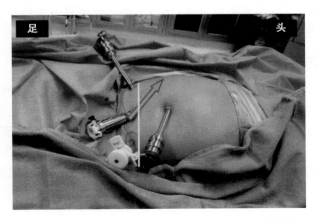

图 13.2　右侧上尿路重建术的隐藏式切口腹腔镜技术,镜头孔和机械臂孔与病变部位呈三角形排布(蓝色箭头),套管置于腰带水平以下(白线)减小术后瘢痕的外露

患者取健侧卧位,暴露患侧。暴露后腹膜时不需要抬高手术台的腰桥,但此方式可减少手术台对机械臂的阻碍,增加机械臂的机动性。头低足高位有助于减少肠道的干扰,尤其是对盆腔附近的手术。

同侧输尿管吻合术(重复输尿管)

正确识别扩张的输尿管,以便将其离断后与同侧正常输尿管进行端侧吻合,对于手术的成功至关重要。但即便患者存在严重的输尿管积水,术中也难以肉眼识别出扩张的输尿管,因此,建议在手术开始时先行膀胱镜检查,并在同侧健康的输尿管内逆行放置输尿管支架或导管。

作者建议采取盆腔内吻合,不仅便于暴露输尿管,还可避免损伤肾血管。患者固定体位,机器人完成对接,将结肠推至一侧,识别扩张的输尿管并最小限度地进行游离,动作要小心轻柔,避免破坏血供,尤其是盆腔附近需特别注意,此处可能有中段输尿管血供的分支。此外,正常输尿管置入支架后,向上牵拉会使支架向近端移位,若担心支架移位,可在术后行X线检查明确支架的位置。

可经皮在扩张的输尿管上留置体外牵引线,起到牵拉及暴露的作用,牵引线可使用掰直的SH针配2-0聚对二氧环己酮缝线。最好在扩张的输尿管离断之前留置牵引线,可避免输尿管断端回缩。为了实现抗反流和无张力吻合而采取输尿管完全离断时,吻合的输尿管(即扩张的输尿管)和被吻合的输尿管(即正常输尿管)直径的差异不会对手术的成功率产生影响[43]。吻合时切口大小的确定可以通过辅助套管置入尺子直接测量,也可参考机器人操作器械的尖端大小进行估量。

吻合完成后切除远端残留的输尿管,机器人辅助腹腔镜的好处之一是在远端有最佳的视觉效果,有助于最大限度地切除输尿管残端(图13.3),甚至可以完全切除,但切除过程中必须小心避免损伤沃尔夫(Wolffian)或米勒(Mullerian)结构以及膀胱颈或输尿管的括约肌[44]。据已有文献报道,输尿管残端引发并发症的概率高达5%~10%,但这些数据大多来自开放手术,可能不适用于机器人下进行的更广泛的输尿管切除[45]。在没有膀胱输尿管反流的情况下,可部分切除输尿管残端,以完整保留输尿管后壁和远端的血供,并可将对正常输尿管的损伤风险降至最低。

腔静脉后输尿管的治疗

腔静脉后输尿管的处理方法与其他上尿路修复类似,但通常需推开十二指肠以暴露足够的术野[46]。将输尿管移向腔静脉后内侧之后,为了在输尿管横断之前获得足够的视野,输尿管的近端和远端都要解剖游离,通常在腔静脉梗阻的近端进行游离。可直接观察确定输尿管是否存在狭窄或节段性病变,进而选择是否切除梗阻输尿管[47]。然后将输尿管移到下腔静脉前方,按照机器人辅助腹腔镜肾盂成形术的方法放置输尿管支架,再行输尿管吻合术[48]。

医源性损伤的输尿管吻合术

进行医源性输尿管损伤修复之前必须充分评估输尿管的损伤长度及损伤机制。逆行肾盂造影有助于确定输尿管损伤的位置和长度。为避免术前长期留置输尿管支架,必要时可

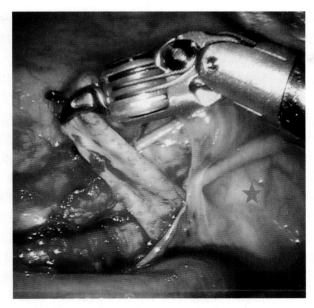

图13.3　上半肾输尿管异位伴远端残端梗阻的男性患者一例。
关键解剖结构已显露,输精管:蓝色标记,膀胱:红色星星

行肾造瘘,有助于充分评估受损输尿管和正常输尿管之间的界线。所有受损的输尿管都应切除,输尿管吻合术必须在无张力的情况下进行,以获得最佳的效果。

确定输尿管损伤程度后,应小心仔细地游离暴露输尿管。如果条件允许,手术时逆行放置输尿管支架可能会有所帮助。了解损伤的机制至关重要,使用双极电灼经常导致至少2mm横向扩展的热损伤,因此切断输尿管时应特别注意。鉴于需要充分的活动度和避免吻合口的张力,一期输尿管吻合术通常仅限于长度小于2~3cm的损伤或狭窄[49]。如上文所述留置牵引线可以提供更多牵引和暴露,将输尿管近端和远端吻合后,吻合术即完成[50]。

输尿管长段狭窄的治疗进展

由于输尿管吻合术仅限于较短的输尿管狭窄,外科医生应掌握输尿管多段狭窄和/或较长段狭窄的替代重建技术。处理这些复杂病例的策略根据狭窄的位置和可获得的替代组织而有所不同。

膀胱瓣输尿管成形术:适用于膀胱容量充足的输尿管远端狭窄患者,可在机器人辅助下完成。除了正式的辅助开口之外,膀胱内置缝线可能会起到防止输尿管回缩的作用。因为膀胱瓣是一种随机的皮瓣,没有特定的终末动脉血供,所以皮瓣的宽度对存活能力至关重要。建议长宽比至少为2:1[51]。膀胱容量较小的儿童应慎用此法。

阑尾管状替代或阑尾镶嵌:阑尾因直径与输尿管相似,且在腹内与之相邻较近而成为输尿管镶嵌的选择之一。阑尾切除时可保留阑尾系膜蒂以保持血液供应,因此可将其完整或部分替代输尿管。对左侧输尿管的修复,阑尾应该以腹膜后途径穿过降结肠系膜的腹膜窗,然后将阑尾分别与输尿管的近端和远端进行吻合,完成阑尾代输尿管。理想情况下阑尾应该以顺行蠕动的方向进行吻合,即远端阑尾与远端输尿管吻合,但这可能不是必要条件[52]。最近的一个病例系列报道了在4名儿童患者中进行腹腔镜阑尾代输尿管的良好结果,其中

同时使用了顺行蠕动和逆行蠕动吻合方式,并对左右侧输尿管都进行了替代[53]。阑尾镶嵌不是替代整段输尿管,而是将一段切开的阑尾段移植到切开的长段狭窄输尿管上进行吻合,阑尾的切除与管状替代类似,但需要沿着对系膜边缘将其切开[54]。

颊黏膜输尿管成形术:颊黏膜为许多泌尿外科医生所熟悉,并已成功应用于狭窄输尿管的背侧或腹侧镶嵌移植。纵向劈开输尿管狭窄段的近端和远端,直至达到血供良好的正常输尿管,获取颊黏膜并通过辅助口置入进行移植。有时可经切开的输尿管于体内建立输尿管镜通道,有助于确保是否完整切开了全部的狭窄输尿管。然后将颊黏膜镶嵌在输尿管的背侧或腹侧,在这种情况下,为了更易于识别和吻合输尿管,可在开始腹腔镜或机器人手术之前逆行置入输尿管支架。值得一提的是,颊黏膜移植需要皮瓣来供血,输尿管背侧镶嵌移植可以由腰肌提供;背侧和腹侧镶嵌移植都可以由网膜提供。在进行背侧镶嵌时,输尿管切开术在输尿管下方进行,可以打开腰肌筋膜,在吻合后将颊黏膜固定到腰肌上[55]。对于距离较远而难以吻合到腰肌上的腹侧或背侧颊黏膜镶嵌,可以使用网膜包绕覆盖移植的颊黏膜。此技术已在儿童患者中应用并取得了良好的短期效果,一个包含 3 例患者的小样本研究显示出,在中位随访时间 10 个月内,患者均保持输尿管通畅。该病例队列输尿管狭窄的中位长度为 4.3cm,此次颊黏膜替代前进行输尿管修复次数的中位数为 2 次[56]。该方法的安全持久性和进一步的适用性有待更长期的随访和更大的儿童病例样本量来验证。

并发症的防治

尿漏

上尿路修复术后出现尿漏的概率为 1%~5%[57,58]。从肾盂成形术得出的数据推断,虽然输尿管修复可在不置入输尿管支架的情况下完成,但输尿管支架的置入可降低术后再次行尿流改道术的风险[59,60]。由于下尿路功能障碍的儿童支架并发症发生率较高,因此决定是否放置支架应权衡这些相互矛盾的问题[61],虽然尚不清楚更积极的肠道和膀胱管理能否减轻这些风险,但应该处理可以解决的风险因素。同时,吻合口周围引流可以帮助判断和处理术后尿漏。如果确定存在尿漏,应尽快留置并定期更换导尿管 5~7 天,以实现最大程度的膀胱减压。若不能通过保守治疗解决,可考虑行肾造瘘进行上尿路减压。

吻合口狭窄

儿童机器人辅助输尿管吻合术的短期结果相当好[62],尽量减少对正常输尿管的操作,同时确保足够的血供和无张力吻合是提高成功率的关键,但其长期无须再次手术的成功率尚不清楚。吻合口狭窄可表现为肾绞痛、复发性肾盂肾炎或无症状性肾积水,应通过核医学肾图和尿路造影(横断面成像或逆行造影)进行评估,以进一步确定狭窄情况。小于 1cm 的短段狭窄可通过输尿管镜处理,而较长的狭窄可能需要再次手术进行修复。

反向吻合

对于双根输尿管均扩张而进行输尿管吻合术的儿童,正确识别吻合和被吻合输尿管是避免反向吻合的必要条件。在无法逆行插入输尿管支架或导管的情况下,作者强烈建议通过输尿管切开术置入输尿管导管进行术中成像,以明确解剖结构(表 13.1)。

表 13.1　机器人辅助输尿管吻合术提示的技巧

技巧 1：逆行置入输尿管支架有助于识别同侧正常输尿管，如果支架难以置入可考虑术中输尿管切开术，逆行置入导管行肾盂造影以确认输尿管情况

技巧 2：仅解剖正常输尿管的前表面，尽量减少损伤

技巧 3：在待吻合输尿管横断之前经皮留置牵引线，防止断端头部回缩

技巧 4：对照 Maryland 双极抓钳估算被吻合输尿管切开的合适长度

技巧 5：在腹股沟附近的手术区域进行三角测量法，以充分暴露盆腔中的输尿管吻合口，并可使输尿管残端切除时具有最佳视野和操作空间

结论

　　儿童泌尿系统疾病具有更复杂的解剖结构、需要更精细的腹腔内缝合等特点，为机器人平台的发展提供了良好的机会。新颖的套管位置和器械可以改善美容效果以及提高外科医生的效率。对于常见的应用，如重复肾中上半肾输尿管伴远端梗阻，将其与下半肾输尿管进行吻合时，由于改善了缝合时的器械抖动，并且在进行输尿管远端残端游离和切除时达到了最佳视野效果，进而取得了良好的结果。机器人平台有助于在复杂的输尿管修复中保持微创的同时探索新的手术方法。

（吕雪雪 译，周辉霞 审）

参考文献

1. Privett JT, Jeans WD, Roylance J. The incidence and importance of renal duplication. Clin Radiol. 1976;27:521–30.
2. Wein AJ, Kavoussi LR, Novick AC, Partin AW, Peters CA. Campbell-Walsh urology. St. Louis: Elsevier Health Sciences; 2011.
3. Meyer R. Normal and abnormal development of the ureter in the human embryo; a mechanistic consideration. Anat Rec. 1946;96:355–71.
4. Carter CO. The genetics of urinary tract malformations. J Genet Hum. 1984;32:23–9.
5. Doery AJ, Ang E, Ditchfield MR. Duplex kidney: not just a drooping lily. J Med Imaging Radiat Oncol. 2015;59:149–53.
6. Borer JG, et al. A single-system ectopic ureter draining an ectopic dysplastic kidney: delayed diagnosis in the young female with continuous urinary incontinence. Br J Urol. 1998;81:474–8.
7. Mohamed F, Jehangir S. Coexistent duplication of urethra and a refluxing ectopic ureter presenting as recurrent epididymo-orchitis in a child. BMJ Case Rep. 2017; https://doi.org/10.1136/bcr-2017-220278.
8. Hwang AH, et al. Congenital mid ureteral strictures. J Urol. 2005;174:1999–2002.
9. Arlen AM, et al. Magnetic resonance urography for diagnosis of pediatric ureteral stricture. J Pediatr Urol. 2014;10:792–8.
10. Hoffman CF, Dyer RB. The 'fish hook' sign of retrocaval ureter. Abdom Radiol (NY). 2018;43:755–7.
11. López González PA, et al. Retrocaval ureter in children. Case report and bibliographic review. Arch Esp Urol. 2011;64:461–4.
12. Junejo NN, et al. High retrocaval ureter: an unexpected intraoperative finding during robotic redo pyeloplasty. Urol Case Rep. 2018;20:19–21.
13. Palaniappa NC, Telem DA, Ranasinghe NE, Divino CM. Incidence of iatrogenic ureteral injury after laparoscopic colectomy. Arch Surg. 2012;147:267–71.

14. Chacko JK, Noh PS, Barthold JS, Figueroa TE, González R. Iatrogenic ureteral injury after laparoscopic cholecystectomy in a 13-year-old boy. J Pediatr Urol. 2008;4:322–4.
15. Ruatti S, Courvoisier A, Eid A, Griffet J. Ureteral injury after percutaneous iliosacral fixation: a case report and literature review. J Pediatr Surg. 2012;47:e13–6.
16. Ishii H, Griffin S, Somani BK. Ureteroscopy for stone disease in the paediatric population: a systematic review. BJU Int. 2015;115:867–73.
17. Onal B, et al. Factors affecting complication rates of percutaneous nephrolithotomy in children: results of a multi-institutional retrospective analysis by the Turkish pediatric urology society. J Urol. 2014;191:777–82.
18. Elliott SP, McAninch JW. Extraperitoneal bladder trauma: delayed surgical management can lead to prolonged convalescence. J Trauma. 2009;66:274–5.
19. Routh JC, Tollefson MK, Ashley RA, Husmann DA. Iatrogenic ureteral injury: can adult repair techniques be used on children? J Pediatr Urol. 2009;5:53–5.
20. Lu L, Bi Y, Wang X, Ruan S. Laparoscopic resection and end-to-end ureteroureterostomy for midureteral obstruction in children. J Laparoendosc Adv Surg Tech A. 2017;27:197–202.
21. Coakley KM, et al. Prophylactic ureteral catheters for colectomy: a national surgical quality improvement program-based analysis. Dis Colon Rectum. 2018;61:84–8.
22. Siram SM, et al. Ureteral trauma: patterns and mechanisms of injury of an uncommon condition. Am J Surg. 2010;199:566–70.
23. Kotkin L, Brock JW. Isolated ureteral injury caused by blunt trauma. Urology. 1996;47:111–3.
24. Helmy TE, Sarhan OM, Harraz AM, Dawaba M. Complexity of non-iatrogenic ureteral injuries in children: single-center experience. Int Urol Nephrol. 2011;43:1–5.
25. Kawal T, et al. Ipsilateral ureteroureterostomy: does function of the obstructed moiety matter? J Pediatr Urol. 2018; https://doi.org/10.1016/j.jpurol.2018.08.012.
26. Conway JJ, Maizels M. The 'well tempered' diuretic renogram: a standard method to examine the asymptomatic neonate with hydronephrosis or hydroureteronephrosis. A report from combined meetings of the Society for Fetal Urology and members of the Pediatric Nuclear Medicine Council – The Society of Nuclear Medicine. J Nucl Med. 1992;33:2047–51.
27. Ozcan Z, Anderson PJ, Gordon I. Robustness of estimation of differential renal function in infants and children with unilateral prenatal diagnosis of a hydronephrotic kidney on dynamic renography: how real is the supranormal kidney? Eur J Nucl Med Mol Imaging. 2006;33:738–44.
28. Brink A, Sámal M, Mann MD. The reproducibility of measurements of differential renal function in paediatric 99mTc-MAG3 renography. Nucl Med Commun. 2012;33:824–31.
29. Gylys-Morin VM, et al. Magnetic resonance imaging of the dysplastic renal moiety and ectopic ureter. J Urol. 2000;164:2034–9.
30. Figueroa VH, Chavhan GB, Oudjhane K, Farhat W. Utility of MR urography in children suspected of having ectopic ureter. Pediatr Radiol. 2014;44:956–62.
31. Elliott SP, McAninch JW. Ureteral injuries: external and iatrogenic. Urol Clin North Am. 2006;33:55–66, vi.
32. Espaillat-Rijo L, et al. Intraoperative cystoscopic evaluation of ureteral patency: a randomized controlled trial. Obstet Gynecol. 2016;128:1378–83.
33. Burks FN, Santucci RA. Management of iatrogenic ureteral injury. Ther Adv Urol. 2014;6:115–24.
34. Lee NG, et al. Bi-institutional comparison of robot-assisted laparoscopic versus open ureteroureterostomy in the pediatric population. J Endourol. 2015;29:1237–41.
35. Herz D, et al. Robot-assisted laparoscopic management of duplex renal anomaly: comparison of surgical outcomes to traditional pure laparoscopic and open surgery. J Pediatr Urol. 2016;12:44.e1–7.
36. Michaud JE, Akhavan A. Upper pole heminephrectomy versus lower pole Ureteroureterostomy for ectopic upper pole ureters. Curr Urol Rep. 2017;18:21.
37. Chacko JK, Koyle MA, Mingin GC, Furness PD. Ipsilateral ureteroureterostomy in the surgical management of the severely dilated ureter in ureteral duplication. J Urol. 2007;178:1689–92.
38. Husmann DA, Ewalt DH, Glenski WJ, Bernier PA. Ureterocele associated with ureteral duplication and a nonfunctioning upper pole segment: management by partial nephroureterectomy alone. J Urol. 1995;154:723–6.
39. Lashley DB, McAleer IM, Kaplan GW. Ipsilateral ureteroureterostomy for the treatment of vesicoureteral reflux or obstruction associated with complete ureteral duplication. J Urol. 2001;165:552–4.
40. Corbett ST, Burris MB, Herndon CDA. Pediatric robotic-assisted laparoscopic ipsilateral ureteroureterostomy in a duplicated collecting system. J Pediatr Urol. 2013;9:1239.e1–2.

41. Leavitt DA, Rambachan A, Haberman K, DeMarco R, Shukla AR. Robot-assisted laparoscopic ipsilateral ureteroureterostomy for ectopic ureters in children: description of technique. J Endourol. 2012;26:1279–83.
42. Gargollo PC. Hidden incision endoscopic surgery: description of technique, parental satisfaction and applications. J Urol. 2011;185:1425–31.
43. McLeod DJ, Alpert SA, Ural Z, Jayanthi VR. Ureteroureterostomy irrespective of ureteral size or upper pole function: a single center experience. J Pediatr Urol. 2014;10:616–9.
44. Biles MJ, Finkelstein JB, Silva MV, Lambert SM, Casale P. Innovation in robotics and pediatric urology: robotic ureteroureterostomy for duplex systems with ureteral ectopia. J Endourol. 2016;30:1041–8.
45. Ade-Ajayi N, Wilcox DT, Duffy PG, Ransley PG. Upper pole heminephrectomy: is complete ureterectomy necessary? BJU Int. 2001;88:77–9.
46. Hemal AK, Rao R, Sharma S, Clement RGE. Pure robotic retrocaval ureter repair. Int Braz J Urol. 2008;34:734–8.
47. Li H-Z, et al. Retroperitoneal laparoscopic ureteroureterostomy for retrocaval ureter: report of 10 cases and literature review. Urology. 2010;76:873–6.
48. Gundeti MS, Duffy PG, Mushtaq I. Robotic-assisted laparoscopic correction of pediatric retrocaval ureter. J Laparoendosc Adv Surg Tech A. 2006;16:422–4.
49. Marien T, et al. Outcomes of robotic-assisted laparoscopic upper urinary tract reconstruction: 250 consecutive patients. BJU Int. 2015;116:604–11.
50. Passerotti CC, et al. Robot-assisted laparoscopic ureteroureterostomy: description of technique. J. Endourol. 2008;22:581–4, discussion 585.
51. Musch M, et al. Robot-assisted reconstructive surgery of the distal ureter: single institution experience in 16 patients. BJU Int. 2013;111:773–83.
52. Yarlagadda VK, Nix JW, Benson DG, Selph JP. Feasibility of intracorporeal robotic-assisted laparoscopic appendiceal interposition for ureteral stricture disease: a case report. Urology. 2017;109:201–5.
53. Cao H, et al. Laparoscopic appendiceal interposition pyeloplasty for long ureteric strictures in children. J Pediatr Urol. 2018; https://doi.org/10.1016/j.jpurol.2018.06.017.
54. Duty BD, Kreshover JE, Richstone L, Kavoussi LR. Review of appendiceal onlay flap in the management of complex ureteric strictures in six patients. BJU Int. 2015;115:282–7.
55. Zhao LC, et al. Robotic ureteral reconstruction using buccal mucosa grafts: a multi-institutional experience. Eur Urol. 2017;73:419–26.
56. Ahn JJ, Shapiro ME, Ellison JS, Lendvay TS. Pediatric robot-assisted redo pyeloplasty with buccal mucosa graft: a novel technique. Urology. 2017;101:56–9.
57. Silay MS, et al. Global minimally invasive pyeloplasty study in children: results from the Pediatric Urology Expert Group of the European Association of Urology Young Academic Urologists working party. J Pediatr Urol. 2016;12:229.e1–7.
58. Avery DI, et al. Robot-assisted laparoscopic pyeloplasty: multi-institutional experience in infants. J Pediatr Urol. 2015;11:139.e1–5.
59. Sturm RM, Chandrasekar T, Durbin-Johnson B, Kurzrock EA. Urinary diversion during and after pediatric pyeloplasty: a population based analysis of more than 2,000 patients. J Urol. 2014; https://doi.org/10.1016/j.juro.2014.01.089.
60. Silva MV, Levy AC, Finkelstein JB, Van Batavia JP, Casale P. Is peri-operative urethral catheter drainage enough? The case for stentless pediatric robotic pyeloplasty. J Pediatr Urol. 2015;11:175.e1–5.
61. Chrzan R, et al. Short-term complications after pyeloplasty in children with lower urinary tract anomalies. Urology. 2017;100:198–202.
62. Ellison JS, Lendvay TS. Robot-assisted ureteroureterostomy in pediatric patients: current perspectives. RSRR. 2017;4:45–55.

第五篇　输尿管下段修复重建

Daniel D. Eun

在本篇中,我们将介绍成人和儿童输尿管远端病变的机器人重建技术。尽管儿童和成人患者都可能有梗阻和反流的相关问题,但在这两种人群中,通常都会进行输尿管再植术。虽然病因可能不同,但儿童和成人外科医生都有许多相通的技巧和窍门。此外,盆腔放射治疗各种泌尿系统、妇科和结直肠恶性肿瘤的作用不断扩大,导致越来越多的患者患有具有挑战性的输尿管远端狭窄和瘘,需要重建和微创泌尿外科医生的干预治疗。在这个时代,即使是涉及输尿管远端的最具挑战性的病例,也可以由经验丰富的机器人外科医生顺利完成。本篇介绍了在过去 20 年中发展起来的传统和改良的机器人辅助技术,以满足各种输尿管远端重建的需求。希望读者在阅读本部分内容时不仅能借鉴我们的经验,而且能将这些技能融入手术技巧中。

14 输尿管下段重建：诊断、评估和术前准备

Uzoamaka Nwoye and Andrew A. Wagner

损伤机制及其意义

急性输尿管损伤

术中输尿管损伤

手术损伤占急性输尿管损伤的 80%，但是大多数在手术时未被发现，而以迟发表现出现[1]。在医源性输尿管损伤中，50%～82% 发生在妇科手术中，11%～30% 发生在泌尿外科手术中，5%～25% 发生在普外科（结肠直肠、盆腔和血管手术）[1-3]。

医源性输尿管损伤可通过撕裂、缝合结扎、撕脱伤、挤压伤、缺血性损伤或与能量相关的损伤发生。撕裂伤往往是洁净的伤口，边缘组织活性好，可以通过内置输尿管支架进行重建和修复。如果早期发现结扎伤，可以解开并置入支架。与撕裂伤和结扎伤不同，挤压伤、缺血性损伤以及与能量相关的损伤与血供受损或输尿管节段性损伤有关。重建前应将其切除至切缘出血的健康组织。热损伤或血供受损往往不会立即发现。因此，如果怀疑，临床医生应在术中评估并放置支架和/或密切监测术后输尿管通畅情况[1,2]。当输尿管损伤通过放置支架进行保守治疗时，后续应通过 CT 尿路造影或逆行肾盂造影进行影像学检查，以评估输尿管狭窄和肾脏功能。

开放性腹部或盆腔手术中的输尿管损伤，应通过直视下判断损伤输尿管部位来评估。在目视检查输尿管之前，可通过静脉注射或直接向肾盂注射亚甲蓝或靛蓝胭脂红，以评估是否有外渗或确定梗阻程度。

在腹腔镜或机器人手术病例中，可根据外科医生的方便程度和经验，使用同一方式进行评估和修复。根据外科医生的经验无法行最佳微创输尿管重建的情况下，应该毫不犹豫地转向开放式手术。在 24 小时内即时修复通常是可行的，比延迟输尿管重建更好。

在经阴道手术中，评估输尿管的方法比较有限。因此，在这种情况下金标准是膀胱镜检查和逆行肾盂造影，应尽一切努力进行透视检查以准确完成评估。如有异常需及时干预。当无法进行透视检查时，静脉注射靛蓝胭脂红或亚甲蓝，如果可以看到蓝色尿液从输尿管口流出，至少证明输尿管是通畅的。

创伤相关或医源性损伤后输尿管的评估

钝性创伤或刺伤导致的损伤往往涉及一小段输尿管，可能需要进行输尿管再植或输尿管吻合术。枪弹伤（gunshot wound，GSW）、电灼术、冷冻消融或任何其他产热装置造成的输尿管损伤可能涉及更长的输尿管节段，许多时候超过目测所及。在军事实验室进行的一项弹道损伤研究中，Amato 等人表明，在严重损伤的输尿管两端，微血管损伤可出现在外观正常输尿管，

长达 2cm[4]。因此,在评估 GSW 或其他产热装置造成的输尿管损伤时,外科医生应广泛切除输尿管,直至出血边缘,再置入输尿管支架管,并使用可吸收缝线间断缝合进行重建和修复。

对于合并其他更严重的损伤或血流动力学不稳定而无法安全进行输尿管重建的患者,应结扎输尿管,使用肾造瘘管引流肾脏作为临时措施,待患者情况稳定后进行二期修复。如果损伤与结肠或胰腺相关,进行输尿管重建时,建议使用网膜包裹隔离输尿管修复处。这可以防止输尿管周围粘连,并保护修复部位免受体液或胰酶的影响。对于对侧肾脏正常的病情不稳定患者,肾切除术可以作为最后手段。

输尿管损伤可能不伴有血尿。因此,损伤的机制和轨迹可作为指导来决定是否评估输尿管损伤。最新的 AUA 尿路创伤指南支持 CT 尿路造影检查用于评估钝性或穿透性创伤患者的输尿管情况,前提是患者病情稳定,可以转移到 CT 机[5]。

对于穿透性创伤或需要立即探查的任何外部暴力创伤,在 CT 扫描不能进行的情况下,可行床旁静脉肾盂造影:使用造影剂(2mL/kg)静脉注射,在 10 分钟后进行 X 线透视检查[6,7]。

隐匿性远端输尿管疾病

起病更隐匿的输尿管损伤表现为输尿管狭窄、尿性囊肿或瘘。评估输尿管狭窄或瘘的目标是确定病变段的范围和性质,排除恶性肿瘤,评估毗邻组织病理,并确定同侧肾脏的分肾功能。

CT 或 MR 尿路造影通常是必要的,以评估狭窄/瘘的位置、尿性囊肿的存在和毗邻器官的疾病。高脚杯征、输尿管的充盈缺损或腹膜后、盆腔淋巴结肿大的存在提示恶性病因。如果怀疑有这种情况,可以进行输尿管镜检查,同时进行输尿管刷检或输尿管活检。此外,通常需要逆行和/或顺行肾盂造影来确定病变输尿管段的长度。

利尿肾图用于评估同侧肾单位的分肾功能,以及诊断输尿管梗阻。传统上,分肾功能小于 20% 的功能不良肾脏被认为在输尿管重建后失败风险更高。至少在一篇关于良性输尿管狭窄的内切开治疗的综述中提到,肾功能低于 25% 的输尿管狭窄内镜治疗均告失败[8]。然而,回顾性研究发现,分肾功能小于 25% 的患者行肾盂成形术与分肾功能大于 25% 的患者行肾盂成形术的成功率相似,但后者随访时间相对较短[9,10]。在分肾功能差的患者中,进行侵入性手术只能维持最小肾功能的获益,这是决定是否进一步治疗的因素之一。对于无症状的同侧肾功能较差的患者,应与患者讨论保守治疗的可能性;对于有症状的对侧肾功能良好且无显著并发症危及对侧肾脏的患者,应考虑行肾切除术的可能性。

反流与抗反流吻合的适应证

在进行输尿管乙状结肠造口术的年代,为了防止粪便和结肠气体从高压乙状结肠进入上尿路,进行了抗反流吻合术。尽管新的尿流通道能够保持低压,避免了对抗反流结构的需求,但反流的不良影响仍然令人担忧[11,12]。Jorge Lockhart 等人证实了反流组与抗反流组的肾盂肾炎发生率或肾功能恶化率没有差异,帮助解决了这些担忧[13]。其他研究在膀胱输尿管吻合术伴或不伴回肠膀胱术中记录了类似发现[14-16]。

不过上述结论适用于成年人群,膀胱输尿管反流对儿童的影响已得到充分证明[17]。然而,有一部分成年人受益于膀胱输尿管反流的预防,尤其是那些复发性肾盂肾炎的成年人[18]。这对育龄妇女尤为重要,因为妊娠期肾盂肾炎会增加胎儿患病率和死亡率[19,20]。因此,在对非常年轻的患者、育龄妇女和有复发性肾盂肾炎病史的成年人进行输尿管再植术时,应考虑采用抗反流吻合术。

评估膀胱

在进行输尿管再植术前,应评估膀胱容量,尤其是长段输尿管缺损需要应用膀胱瓣。这可以通过简单的膀胱测压图或膀胱镜检查来完成。大的膀胱容量允许皮瓣基底足够长来支持血管化和防止缺血性狭窄。根据临床经验,Stolze 建议容量大于 150mL[21]。Olsson 等人建议膀胱容量超过 400mL[22]。目前很少或没有评估膀胱瓣输尿管重建最佳膀胱容量的数据,然而,我们认为容量大于 300mL 就足够了。

修复时机:早与晚

在没有严重感染、尿性囊肿或瘘管的情况下,可以尝试立即进行彻底修复。理想情况下,这种修复应在受伤后 24 小时内进行,但可在最初手术后 7 天内尝试。在此之后,组织平面因明显的炎症而变形,使得修复在技术上具有挑战性[23]。住院患者未进行即时重建而是逆行放置支架的成功率为 20%~33%,6 周后无须最终修复而自然愈合的概率不同[24-26]。大多数患者在取出支架后会出现输尿管狭窄,这可能需要内镜处理。如果支架置入失败,可放置经皮肾造瘘管引流肾脏,并在 1~3 个月后延迟重建[23]。尽管延迟修复是目前的惯例,但一些作者描述了延迟诊断后立即进行确切修复的成功结果[27]。

术前准备

术前准备应做到以下几点:
- 完整的术前病史和体格检查。
- 实验室研究包括全血细胞计数、基础代谢、凝血、尿常规和尿液培养。
- 肠道准备:我们不为患者进行传统的肠道准备,而是在手术前一天晚上进行速效灌肠剂灌肠,并在手术前一天进行无渣流食,可以确保结肠减压,更容易从手术视野中回缩。
- 预防用抗生素:根据 2012 年 AUA 最佳实践声明,建议使用第一代或第二代头孢菌素或氨基糖苷类抗生素＋甲硝唑/克林霉素进行预防。
- DVT 预防:建议低风险患者使用充气靴预防 DVT。如果高级别 TCC 需要盆腔淋巴结清扫,则应考虑额外的 DVT 预防措施,包括低分子量肝素。
- 术前肾引流:长期放置支架会导致输尿管水肿和炎性变化,常会使解剖变得困难。我们发现,在一些能够耐受拔除支架的患者中,在手术前 1~2 周去除支架可以减少这种炎症反应,从而改善解剖和重建。

转归

机器人辅助腹腔镜输尿管远端重建有着丰富的经验。表 14.1 总结了包括至少 10 名患

表 14.1 机器人辅助腹腔镜输尿管远端重建的已发表结果

参考文献	年份	数量	平均年龄/岁	手术术式	平均出血量/mL	平均手术时间/min	平均住院日/d	平均随访时间/月	手术成功率/%	研究类型
Patil 等[28]	2008	12	41	输尿管膀胱再植+腰肌悬吊-12	48	208	4.3	15.5	100	回顾性
Baldie 等[29]	2012	13	46	输尿管膀胱再植-4 +腰肌悬吊-8 +膀胱瓣-1	187	266.7	2.77	4.46	100	回顾性
Lee 等[30]	2013	10	52.9	输尿管膀胱再植-4 +腰肌悬吊-6	102.5	211.7	2.8	28.5	80	回顾性
Musch 等[31]	2013	14	61.8	输尿管膀胱再植-5 +腰肌悬吊-4 +膀胱瓣-5	NR	261	11.3	10.8	92.8	回顾性
Fifer 等[32]	2014	55	(52)	输尿管膀胱再植+/-腰肌悬吊-45 膀胱瓣-9	(50)	(221)	1.6	6	94.7	回顾性
Gelhaus 等[33]	2014	22	52	输尿管膀胱再植-10 +腰肌悬吊-11 +膀胱瓣-1	88	214	2.4	13.44	90.9	回顾性
Marien 等[34]	2015	31	62	输尿管膀胱再植-2 +腰肌悬吊-26 +膀胱瓣-3	101.6	260.3	3	10.8	100	回顾性
Slater 等[35]	2015	13	40	输尿管膀胱再植-10 +膀胱瓣-3	40	286	2.3	20.7	100	回顾性
Wason 等[36]	2015	13	46	输尿管膀胱再植-6 +腰肌悬吊-8	123	282	2.5	9.8	100	回顾性
Schiavina 等[37]	2016	12	39.4	输尿管膀胱再植-9 +腰肌悬吊-3	47.2	185	7.6	25.6	92.3	回顾性
Stolzenburg 等[38]	2016	11	49.9	腰肌悬吊+膀胱瓣-11	155.5	166.8	NR	15.2	100	未记录
Buffi 等[39]	2017	21	43	输尿管膀胱再植-21	NR	165	8	30	93.3	回顾性

括号中的数值是中位数,而不是平均数。

者的研究。这些报告显示成功率普遍较高,并发症很少。

Elsamra 等人[40]比较了 130 名患者的开放式、腹腔镜和机器人输尿管膀胱吻合术,发现 3 组的手术时间相似;然而,他们指出,与开放组相比,腹腔镜组和机器人组的失血量更少,住院时间更短。Isac 等人[41]回顾了他们的 66 名患者队列,指出开放组的手术时间较短,但机器人组的住院时间减少,麻醉需求减少,失血量减少。2 组的总体成功率相似。Koznin 等人[42]在一项回顾性配对对照研究中发现,机器人手术组减少了预估的失血量、住院时间和麻醉需求。中位随访 30 个月,无狭窄复发。最后,Packiam 等人[43]在 NSQIP 数据库中查询比较了 512 名接受开放和机器人输尿管再植术患者的结果。接受机器人输尿管再植术的患者住院时间较短,并发症发生率较低。两组的再入院率和再手术率相似。

随着外科医生获得更多微创手术经验,这些结果,尤其是手术时间,将继续改善。

总之,输尿管损伤的性质、时间和修复方法由几个因素决定。发现时应彻底评估输尿管情况。传统的开放式和经阴道修复方法是最常用的。如今,更多的修复采用微创方法,成功率高,并发症少。

(刘春林 译,赖彩永 审)

参考文献

1. McAninch J, et al. Ureteral injuries: external and iatrogenic. Urol Clin N Am. 2006;33:55–66.
2. Delacroix SE Jr, Winters JC. Urinary tract injures: recognition and management. Clin Colon Rectal Surg. 2010;23:104–12.
3. Parpala-Sparman T, Paananen I, Santala M, et al. Increasing numbers of ureteric injuries after the introduction of laparoscopic surgery. Scand J Urol Nephrol. 2008;42:422–7.
4. Amato JJ, Billy LJ, Gruber RP, et al. Vascular injuries. An experimental study of high and low velocity missile wounds. Arch Surg. 1970;101(2):167–74.
5. Morey A, et al. Urotrauma guidelines. 2014, amended 2017. https://www.auanet.org/guidelines/urotrauma-(2014-amended-2017)
6. McAninch JW, et al. Ureteral injuries from external violence: the 25-year experience at San Francisco general hospital. J Urol. 2003;170(4 Pt 1):1213–6.
7. Morey AF, et al. Single shot intraoperative excretory urography for the immediate evaluation of renal trauma. J Urol. 1999;161:1088–92.
8. Clayman RV, et al. Long-term results of endoureterotomy for benign ureteral and ureteroenteric strictures. J Urol. 1997;158(3 Pt 1):759–64.
9. Iwamura M, et al. Improvement in renal function and symptoms of patients treated with laparoscopic pyeloplasty for ureteropelvic junction obstruction with less than 20% split renal function. J Endourol. 2016;30(11):1214–8.
10. Caddedu JA, et al. Poor split renal function and age in adult patients with ureteropelvic junction obstruction do not impact functional outcomes of pyeloplasty. Can J Urol. 2016;23(5):8457–64.
11. Goodwin WE, Harris AP, Kaufman JJ, Beal JM. Open transcolonic ureterointestinal anastomosis. A new approach. Surg Gynecol Obstet. 1953;97:295–300.
12. Leadbetter WF, Clark BG. Five years' experience with ureteroenterostomy by the 'combined' technique. J Urol. 1954;73:67–82.
13. Halal M, et al. Direct(non-tunnelled) ureterocolonic reimplantation in association with continent reservoirs. J Urol. 1993;150:835–7.
14. Pantuck AJ, et al. Ureteroenteric anastomosis in continent urinary diversion: Long-term results and complications of direct versus nonrefluxing techniques. J Urol. 2000;163:450–5.
15. Studer UE, et al. Antireflux nipples or afferent tubular segments in 70 patients with Ileal low pressure bladder substitutes: long-term results of a prospective randomized trial. J Urol. 1996;156:1913–7.
16. Stefanovic KB, et al. Non-anti reflux versus antireflux ureteroneocystotomy in adults. Br J Urol. 1991;67:263–6.

17. Elder JS, et al. Primary vesicoureteral reflux guidelines panel summary report on the management of primary vesicoureteral reflux in children. J Urol. 1997;157:1846–51.
18. Guthman DD, et al. Vesicoureteral reflux in the adult. V Unilateral disease. J Urol. 1991;146:21.
19. Farkash E, et al. Acute antepartum pyelonephritis in pregnancy: a critical analysis of risk factors and outcomes. Eur J Obstet Gynecol Reprod Biol. 2012;162(1):24–7.
20. Wing AD, et al. Acute pyelonephritis in pregnancy: an 18-year retrospective analysis. Am J Obstet Gynecol. 2014;210(3):219e1–6.
21. Stolze KJ. Board plastic operation and reflux. Int Urol Nephrol. 1972;4(1):21–4.
22. Olsson C, et al. The use of the board-flap and psoas-bladder hitch technique in the repair of high ureteric lesion: a case report. Scand J Urol Nephrol. 1985;20(3):233–4.
23. Santucci RA, et al. Ureteral trauma. Medscape. 11 Feb 2017. http://emedicine.medscape.com/article/440933-overview
24. Ghali AMA, et al. Ureteric injuries: diagnosis, management, and outcome. J Trauma. 1999;46:150–8.
25. Oh BR, et al. Late presentation of ureteral injury after laparoscopic surgery. Obstet Gynecol. 2000;95:337–9.
26. Selzman AA, et al. Iatrogenic ureteral injuries: a 20 year experience in treating 165 injuries. J Urol. 1996;155:878–81.
27. Hoch WH, et al. Early, aggressive management of intraoperative ureteral injuries. J Urol. 1975;114:530–2.
28. Patil NN, et al. Robotic-assisted laparoscopic ureteral reimplantation with psoas hitch: a multi-institutional, multinational evaluation. Urology. 2008;72:47–50.
29. Baldie K, et al. Robotic management of benign mid and distal ureteral strictures and comparison with laparoscopic approaches at a single institution. Urology. 2012;80:596–601.
30. Lee Z, et al. Single-surgeon experience with robot-assisted ureteroneocystostomy for distal ureteral pathologies in adults. Korean J Urol. 2013;54:516–21.
31. Musch M, et al. Robot-assisted reconstructive surgery of the distal ureter: single institution experience in 16 patients. BJU Int. 2013;111:773–83.
32. Fifer GL, et al. Robotic ureteral reconstruction distal to the ureteropelvic junction: a large single institution clinical series with short-term follow up. J Endourol. 2014;28:1424–8.
33. Gelhaus P, et al. Robotic management of genitourinary injuries from obstetric and gynaecological operations: a multi-institutional report of outcomes. BJU Int. 2014;115(3):430–6.
34. Marien T, et al. Outcomes of robotic-assisted laparoscopic upper urinary tract reconstruction: 250 consecutive patients. BJU Int. 2015;116(4):604–11.
35. Slater RC, et al. Contemporary series of robotic-assisted distal ureteral reconstruction utilizing side docking position. Int J Urol. 2015;41(6):1154–9.
36. Wason SE, et al. Robotic-assisted ureteral re-implantation: a case series. J Laparoendosc Adv Surg Tech A. 2015;25:503–7.
37. Schiavina R, et al. Laparoscopic and robotic ureteral stenosis repair: a multi-institutional experience with a long-term follow-up. J Robot Surg. 2016;10(4):323–30.
38. Stolzenburg JU, et al. Robot-assisted technique for Boari flap ureteric reimplantation: replicating the techniques of open surgery in robotics. BJU Int. 2016;118(3):482–4.
39. Buffi NM, et al. Robot-assisted surgery for benign ureteral strictures: Experience and outcomes from four tertiary care institutions. Eur Urol. 2017;71(6):945–51.
40. Elsamra SE, et al. Open, laparoscopic and robotic ureteroneocystostomy for benign and malignant ureteral lesions: a comparison of over 100 minimally invasive cases. J Endourol. 2014;28:1455–9.
41. Isac W, et al. Open, laparoscopic, and robotic ureteroneocystostomy for benign and malignant ureteral lesions: a comparison of over 100 minimally invasive cases. J Endourol. 2014;28(12):1455–9.
42. Koznin SI, et al. Robotic versus open distal ureteral reconstruction and reimplantation for benign stricture disease. J Endourol. 2012;26(2):147–51.
43. Packiam VT, et al. Open vs minimally invasive adult ureteral reimplantation: analysis of 30-day outcomes in the National Surgical Quality Improvement Program (NSQIP) database. Urology. 2016;94:123–8.

15 机器人辅助腹腔镜输尿管膀胱再植术

Jan Lukas Hohenhorst, Michael Musch, Anne Vogel, Heinrich Löwen, and Darko Kröpfl

引言和目标

本章着重介绍用于治疗输尿管远端梗阻和/或输尿管远端恶性肿瘤的输尿管再植术。成人输尿管下段的开放性重建手术需要大切口,以充分显露并进行复杂重建。特别是对于那些既往有手术史和/或放射治疗史的患者,粘连使得手术治疗尤为棘手。据报道,与传统的腹腔镜手术相比,在盆腔有限的空间内使用机器人进行缝合和游离显露更为容易。尽管如此,在这个充满挑战性的领域,已发表的微创技术经验总结仍然有限[1-4]。

达芬奇机器人辅助的微创手术可精确识别相应组织平面,避免不必要的组织损伤[1-4]。所有这些使得作为金标准的开放手术原则一贯地且更加容易地应用于小而深的盆腔中。我们认为,此处展示的手术步骤是达芬奇机器人辅助输尿管远端重建(robot-assisted distal ureteral reconstruction,RAURI)手术中最重要的步骤。RAURI 病例系列是当前欧洲最大的单中心输尿管下段(lower ureteric segments,LUS)机器人辅助重建手术(robot-assisted reconstructive surgery,RARS)病例系列[4]。本章将基于过往的文章[5]、视频[6]以及迄今未发表的新数据,着重介绍 RAURI 的手术技术。

材料和方法

我们简要描述了患者的特征和围手术期的数据,术后 90 天并发症的发生率,以及随访检查的结果。然后,我们详细展示了所使用的手术技术。每个步骤均被记录并在本文中进行分析。所有数据均通过病案和发给患者及其泌尿外科医生的标准化调查问卷进行回顾性收集,而随访检查根据泌尿外科医生的判断进行。描述性统计包括连续变量的中位数和范围、分类变量的频率和百分比。

术前诊断性检查

输尿管远端梗阻的术前诊断性检查没有标准流程。大多数患者是没有症状的,或者是在腹部超声、CT 平扫或 MRI 中偶然发现输尿管扩张积水。恶性肿瘤作为输尿管梗阻的原因无论何时均应警惕和除外。随后应进行膀胱镜检查,如果怀疑膀胱内或膀胱外的恶性肿瘤,应进行活检。同侧膀胱黏膜的泡状水肿强烈提示膀胱外肿瘤。下一步是做逆行肾盂造影,如果有必要可做输尿管镜检查及靶向活检(图 15.1 和图 15.2)。在这些检查中,使用稀释的、略微加温的 X 线造影剂充盈膀胱,以测量膀胱的容量及其充盈延展性,从而估计是否有必要

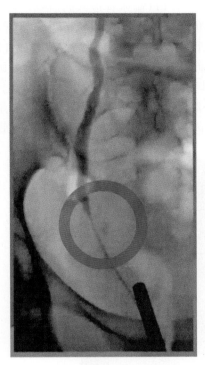 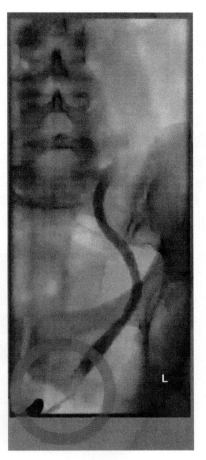

图 15.1   右侧输尿管远端医源性损   图 15.2   左侧输尿管远端肿瘤患者
伤患者的逆行肾盂造影   的逆行肾盂造影

使用腰大肌悬吊技术联合或不联合膀胱瓣技术（Boari 皮瓣）。如果发现恶性肿瘤且预估同侧肾功能尚可，则应切除病变输尿管，确认切缘阴性且近端输尿管无肿瘤，然后行输尿管再植术。

结果

2009 年 10 月至 2016 年 12 月，38 例患者接受了输尿管远端切除＋再植手术，手术原因包括：9 例尿路上皮癌、2 例继发于进展期前列腺癌的输尿管狭窄、1 例附件炎性肿物所致输尿管狭窄、3 例不明原因的输尿管狭窄、1 例输尿管炎症、1 例 B 细胞淋巴瘤所致输尿管狭窄、8 例因妇科或泌尿外科手术所致的医源性输尿管狭窄。

输尿管下段的机器人辅助重建手术包括 26 例抗反流输尿管再植和腰大肌悬吊手术，其中 13 例联合了膀胱瓣技术。此外，6 例行膀胱外抗反流输尿管再植术、2 例行膀胱内输尿管再植术（抗反流再植 1 例，非抗反流再植 1 例）、3 例行输尿管狭窄段切除端端吻合术、1 例行输尿管粘连松解术并网膜包裹。在所有病例中，我们通过使用血管阻断带以及机器人第四操作臂牵拉输尿管,来减少对输尿管的创伤(图 15.3)。输尿管下段病变病理结果为尿路上皮癌的病例均行同侧盆腔淋巴结清扫。此外,为了避免肿瘤细胞播散,分离输尿管病变节段后用 Hem-o-Lok 夹夹住其近端和远端,并在近端离断(图 15.4)。然后用灭菌水充盈膀胱,连同输尿管远端将膀胱袖状切除,直接将标本收集在取物袋中。使用腰大肌悬吊技术(联合或不联合膀胱瓣技术)进行输尿管再植时,输尿管新开口(输尿管进入膀胱壁的入口)和黏膜下隧道的方向应与输尿管的解剖走行一致,以免在膀胱不同充盈状态下输尿管成角(图 15.5)。这样一种拥有足够直径的管腔能容许输尿管置管或输尿管镜检查操作(图 15.6)。远端输尿管的端端吻合术不应被视为常规手术。然而,在这里介绍的病例中,考虑采用这种方法是因为裁剪成匙状的输尿管两端血供良好,而且有可能进行完全无张力的吻合。在 1 例病例中,为了防止术后出现张力,术中保留一部分周围的瘢痕并用作固定点。3 例泌尿外科手术后出现的良性输尿管壁内段狭窄患者和 1 例内镜治疗后出现的持续膀胱输尿管反流患

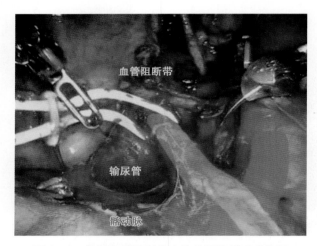

图 15.3   使用血管阻断带牵拉输尿管到适当位置

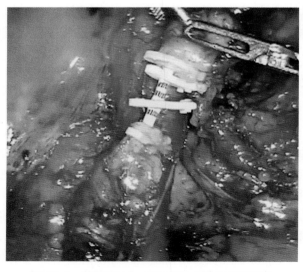

图 15.4   使用 Hem-o-Lok 夹防止肿瘤细胞播散

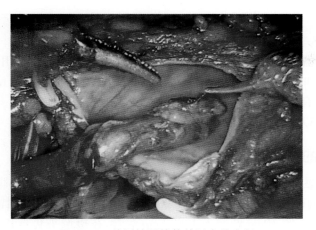

图 15.5 放置输尿管使其呈自然走行

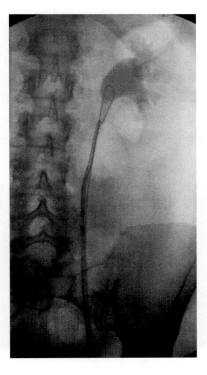

图 15.6 因输尿管癌行输尿管远端切除患者的输尿管镜检查随访

者行膀胱外抗反流输尿管再植术。1 例患者在切除巨输尿管和输尿管囊肿后行膀胱内输尿管再植术,另 1 例因为在根治性前列腺切除术中不慎将开口在尿道前列腺部的双侧上极异位输尿管离断,行膀胱内输尿管再植术。

机器人手术

研究开始时使用的是标准的四臂达芬奇手术系统(Intuitive Surgical Inc., Mountain View, CA, USA),从 2011 年 1 月起更换为达芬奇 Si HD 外科手术系统,2015 年更换为达芬奇 Xi HD 外科手术系统。

RAURI

此处应用的机器人辅助输尿管重建与再植的原则与普遍接受的开放手术的金标准相同,后者在 *Campbell-Walsh Urology* 由 Nakada 和 Hsu 撰写的 "Management of Upper Urinary Tract Obstruction" 章节中有详细描述[7]。

RAURI 可分为以下几个重要步骤:

患者在手术台上的体位摆放及套管放置

患者采用头低足高位,插入 18Fr Foley 导尿管。套管定位如下:在腹正中线脐上方 5cm 处置入 1 个 12mm 的机器人摄像头套管,在双侧锁骨中线脐水平处分别置入 1 个 8mm 套管,在健侧距 8mm 套管外侧 10cm 处置入 1 个 8mm 套管,在摄像头套管和 8mm 套管之间置入 1 个 5mm 的助手孔。

使用标准、Si HD 或 Xi HD 3 种机器人进行手术的患者均采用头低足高位(Trendelenburg position),双腿张开,略微屈膝(图 15.7)。对使用 Xi 机器人进行手术的患者常规使用侧面对接,不用屈膝。在 3 种型号的机器人手术中,腹压均维持在 12mmHg。所有手术均使用四臂机器人系统,第四臂尽可能放置在患者左侧或操作区对侧。仔细在所有可能的受压点加上护垫。存在严重动脉硬化的患者应在双侧脚趾上佩戴脉搏血氧仪,连续监测血氧饱和度。术前识别高眼压性青光眼也至关重要。开始手术前应检查患者体位没有发生改变。这听起来很老套,但许多患者在此体位后会出现体位相关的疼痛,有些疼痛需要长期治疗,这在一定程度上是灾难性的[8](表 15.1)。

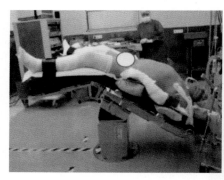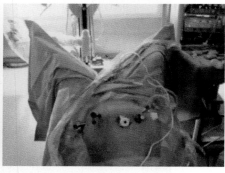

图 15.7　头低足高位和套管放置

表 15.1　患者特征

术式	输尿管远端切除和/或重建
患者例数	38
侧别(单侧/双侧)	35/3
性别(女/男)	19/19
年龄/岁[中位数(范围)]	60(25~86)
BMI/(kg·m⁻²)[中位数(范围)]	26(17.6~36.2)

续表

术式	输尿管远端切除和/或重建
手术时长/min［中位数（范围）］	225（105～380）
住院时长/d［中位数（范围）］	8（5～35）
术后并发症	
Clavien 分级 Ⅲa-b	3
Clavien 分级 Ⅳa-b	1
Clavien 分级 Ⅴ	0
随访时间/月［中位数（范围）］	17.3（1.1～81.8）
	随访 27 例患者
无梗阻	26
	随访 27 例患者
无症状	27
	随访 27 例患者

手术步骤

输尿管部分切除的手术步骤

手术的原则与步骤见表 15.2。

表 15.2　本系列使用的输尿管远端重建与再植手术原则

1	充分游离远端输尿管,勿对组织造成创伤以保护血供
2	轻柔处理膀胱以减少术后血尿和膀胱痉挛
3	充分游离膀胱,保护血供(仅必要时解剖对侧膀胱血管蒂)
4	仔细将膀胱固定于腰大肌,避免损伤生殖股神经或股神经(见图 15.5)
5	选择输尿管新开口(输尿管进入膀胱的入口)的位置和黏膜下隧道的方向使之与输尿管的解剖走行一致(图 15.6 和图 15.10)
6	构建一个具有足够宽度、长度及充足肌层支持的黏膜下隧道
7	裁剪输尿管呈匙状
8	将输尿管缝合固定于膀胱
9	谨慎缝合以构建输尿管新开口
10	用膀胱黏膜完全覆盖输尿管以避免纤维化(图 15.7)
11	输尿管膀胱无张力吻合
12	细致缝合膀胱确保无漏尿
13	术后必须充分引流
14	怀疑血供受损时用大网膜包裹

　　切除病变的远端输尿管后,尽可能地游离膀胱。注意不要损伤膀胱双侧的血管蒂,与开放手术相比,机器人手术明显更容易做到这一点。然后用生理盐水充盈膀胱至最大容量。输尿管尿路上皮癌则用空气充盈膀胱以避免潜在污染的尿液引起肿瘤播散。如前所述,应充分评估抗反流腰大肌悬吊技术是否足以实现膀胱和输尿管之间的无张力吻合,还是应加用膀胱瓣技术。我们认为应尽可能行抗反流再植,因为它在技术上更容易操作,模拟输尿管的自然走行,并防止吻合口狭窄(图 15.8)。

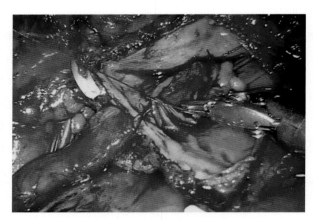

图 15.8　左侧输尿管的抗反流再植

　　如果判断腰大肌悬吊技术足以实现无张力抗反流吻合,应谨慎地将膀胱背侧与腹膜游离开。根据我们的经验,如果操作得当,均不必离断同侧甚至对侧的血管蒂。本章作者倾向于使用膀胱瓣技术,而不是离断血管蒂来游离膀胱。我们认为这很可能是由于机器人手术能够精确地处理血管和神经等功能组织,以至于切除血管蒂的做法已经过时。然后,使用UR-5 针和 2-0polyglactin 缝线将游离的膀胱后壁缝合 2 针固定在患侧的腰大肌上(图 15.9),注意避开生殖股神经和股神经。再次用生理盐水充盈膀胱,朝向缝合的 2 针之间于膀胱前壁做一个纵向切口,以确保输尿管合理的解剖走行(图 15.10)。然后用 Hem-o-Loc 夹将切开的膀胱两侧与周围组织固定,以方便进一步操作(见图 15.5)。然后,将输尿管裁剪为匙状,牵引输尿管通过 3～4cm 长的黏膜下隧道进入膀胱,用 3-0polyglactin 缝线将输尿管与逼尿肌缝合固定 3 针(图 15.11)。使用 5-0polyglactin 缝线间断缝合重建输尿管新开口(图 15.12)。然后,通过 1 个助手套管将 1 个 6Fr 的双 J 管通过导丝放入再植的输尿管。如果有必要制作膀胱瓣,应从膀胱前壁选取长宽比为 2∶1(例如,长度为 8cm,宽度为 4cm)的膀胱瓣。膀胱瓣的输尿管抗反流技术以及输尿管再植技术与之前描述相同。用 4-0poliglecaprone 缝线将膀胱瓣缝合 2 层成管状。如果无法进行抗反流再植,则用 5-0 和 4-0polyglactin 缝线在匙状的输尿管和膀胱瓣之间缝合 2 层进行宽椭圆形吻合(图 15.13)。

膀胱外抗反流输尿管再植术

　　在一些短段输尿管狭窄或有症状的输尿管反流的病例中,不必行腰大肌悬吊,而是在膀胱前侧壁上行输尿管再植术(视频 15.1)[9]。

　　在跨过髂血管处识别输尿管并向远端追踪直至其进入膀胱。切勿损伤膀胱神经丛与血管蒂,特别是在双侧输尿管狭窄或反流的病例。根据输尿管进入膀胱的原始位置,在充盈的

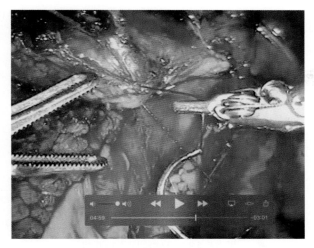

图 15.9　将膀胱固定于腰大肌

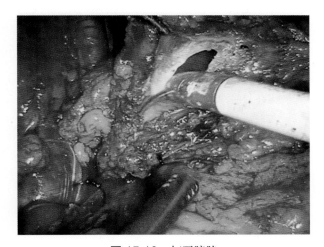

图 15.10　打开膀胱

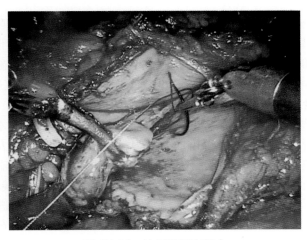

图 15.11　输尿管固定缝合

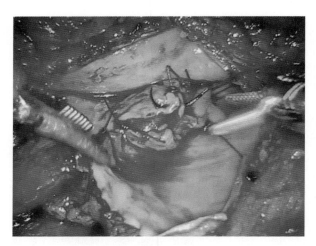

图 15.12　重建输尿管新开口

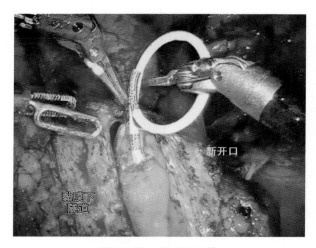

图 15.13　置入双 J 管

膀胱前外侧壁切开 4～5cm 的膀胱肌层以避免输尿管的扭曲。识别并切除输尿管狭窄段。将输尿管放置在适当位置后将其远端裁剪成匙状。将输尿管与膀胱吻合一半后,通过导丝插入双 J 管,用 1 根 5-0 或 4-0 的薇乔线缝合重建输尿管新开口。如果存在膀胱输尿管反流,可切开逼尿肌做输尿管隧道再植,关闭肌层恢复膀胱完整性,注意避免构建的隧道过于狭窄(图 15.14)。

输尿管端端吻合术

　　毫无疑问,盆腔深处的输尿管端端吻合术非常少见,不应作为常规术式推广。但是此处展示的一例女性患者输尿管周围有严重的瘢痕,我们认为可以进行宽大的无张力吻合。在跨过髂血管处识别左侧输尿管,并向远端追踪至其进入膀胱。将远端输尿管从包绕的子宫内膜异位病灶中完全游离出来。切除输尿管狭窄段,在完成椭圆形的端端吻合之前,将周围的部分瘢痕组织留下作为输尿管断端接近缝合的固定点以消除张力,进而形成无张力的匙状输尿管端端吻合。用游离的大网膜包裹左侧输尿管。将术前置入的 6Fr 双 J 管留置 4 周。长期随访病情稳定(图 15.15)。

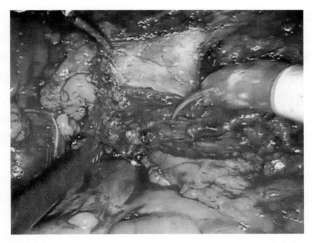

图 15.14　膀胱外抗反流输尿管再植并构建膀胱黏膜与肌层间的隧道

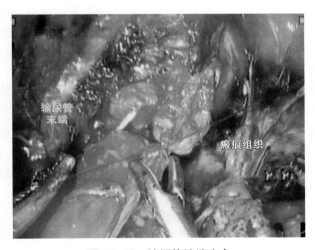

图 15.15　输尿管端端吻合

对于新鲜的医源性意外离断的输尿管,我们将两个输尿管末端都裁剪成匙状,并在匙状输尿管的近端和远端部位缝合 1 针,然后用 5-0 PDS 缝线以半圆技术连续缝合。留置双 J 管 4 周并留置伤口引流。在这样的病例中,使用吲哚菁绿可能非常有助于识别输尿管边缘的活性,但至今我们没有这方面的个人经验。

讨论

据报道,与传统的腹腔镜手术相比,在盆腔有限的空间内,机器人能更容易地缝合和处理组织[10]。已有人成功应用机器人辅助远端输尿管切除术联合腰大肌悬吊与膀胱瓣重建技术治疗尿路上皮癌患者[1,11-14]。在这种情况下,最近发表的研究表明,只要遵守肿瘤手术的原则,微创腹腔镜手术治疗上尿路尿路上皮癌可以获得良好的肿瘤学结果,并且不会导致临床意义上的肿瘤播散风险的显著增加[15,16]。

　　与输尿管远端尿路上皮癌一样,机器人技术在输尿管远端良性病变或狭窄手术中的应用也仍然有限,可能是因为这些情况相对罕见[1,3,13,14,17-19]。此外,这些病例系列中几乎所有病例都进行了反流性的输尿管再植术,只有 De Naeyer 等[2]在 2007 年的 1 篇早期的病例报告中报道了机器人辅助抗反流腰大肌悬吊再植术。在 1 篇循证综述中,Tracey AT 等分析了 13 个病例,显示了机器人输尿管重建技术的可行性和安全性,以及在输尿管重建中荧光成像的实用性和颊黏膜应用的实用性[20]。我们用机器人手术治疗输尿管损伤的经验虽然有限,但效果良好,所有患者都获得了成功的治疗结果。

　　机器人辅助腹腔镜膀胱外输尿管再植术是一种微创术式,可替代开放手术治疗儿童和成人的膀胱反流或畸形(如输尿管膨出或巨输尿管)。同时,该技术已经被许多外科医生采用,长期随访显示较低的并发症发生率和良好效果[21]。

　　需要对保留神经的机器人辅助腹腔镜膀胱外输尿管再植术进行前瞻性的长期研究。

　　我们认为,无论采用膀胱外还是膀胱内入路,也无论是开放手术还是机器人辅助腹腔镜手术,输尿管抗反流再植术都具有一定的优势。如果输尿管新开口(输尿管进入膀胱壁的入口)的位置和黏膜下隧道的方向与输尿管的解剖走行一致,那么将更容易避免在膀胱不同充盈状态下的输尿管成角。此外,1 个足够直径的隧道也能够容许非复杂性输尿管置管或输尿管镜检查操作。对于输尿管再植手术,尽可能避免术前长期留置输尿管支架管也很重要,以防止输尿管壁增厚等变化使得重建手术更加复杂[22]。

　　对于外源性子宫内膜异位症患者,仅靠输尿管松解术可能足以解除输尿管梗阻[23]。遵循腹膜后纤维化的手术技术,用网膜包裹病变输尿管以防止输尿管夹在周围形成的瘢痕中[24]。

　　在接受根治性前列腺切除术(radical prostatectomy,RP)的男性中意外发现异位输尿管是一种罕见的情况,仅在少数的病例报告中报道过[25,26]。据我们所知,这里描述的接受 RP 时离断开口于尿道前列腺部的双侧上极异位输尿管并进行机器人辅助膀胱内双侧输尿管再植术的病例,是迄今发表的唯一一例。

　　我们在机器人输尿管重建治疗输尿管远端病变方面的经验与世界范围内仍然有限的经验基本一致。本研究表明机器人辅助输尿管远端重建手术是可行的,可以在不违背公认的开放手术原则的情况下进行。短期随访显示良好的功能学结果。轻微并发症的发生率高,但严重并发症数量很低,因此结果并不令人沮丧。有经验的作者认为,在输尿管远端重建手术中,机器人技术在未来将取代传统的腹腔镜技术,甚至挑战开放式式。

(李振宇 译,张刚　姬超岳 审)

参考文献

1. Mufarrij PW, Shah OD, Berger AD, Stifelman MD. Robotic reconstruction of the upper urinary tract. J Urol. 2007;178:2002–5.
2. De Naeyer G, Van Migem P, Schatteman P, Carpentier P, Fonteyne E, Mottrie AM. Case report: pure robot-assisted psoas hitch ureteral reimplantation for distal-ureteral stenosis. J Endourol. 2007;21:618–20.
3. Patil NN, Mottrie A, Sundaram B, Patel VR. Robotic-assisted laparoscopic ureteral reimplantation with psoas hitch: a multi-institutional, multinational evaluation. Urology. 2008;72:47–50.

4. Musch M, Hohenhorst L, Pailliart A, Löwen H, Davoudi Y, Kroepfl D. Robot-assisted reconstructive surgery of the distal ureter: single institution experience in 16 patients. BJU Int. 2013;111(5):773–83.
5. Hohenhorst JL, Pailliart A, Musch M, Janowski M, Vanberg M, Kroepfl D. Robot-assisted ureteral reimplantation with the psoas hitch technique – important surgical steps. J Urol. 2014;191(4S):e551.
6. Hohenhorst L, Kunz I, Yanovskiy M, Pailliart A, Vanberg M, Musch M, Kröpfl D. Roboterassistierte Harnleiterneueinpflanzung in Psoas Hitch Technik – Wichtige operative Schritte. DGU 2012 – 1. Price Best Video.
7. Nakada SY, Hsu THS. Management of upper urinary tract obstruction. In: Wein AJ, Kavoussi LR, Novick AC, Partin AW, Peters CA, editors. Campbell-Walsh urology, Chap. 41, vol. II. 10th ed. Philadelphia: Saunders; 2012. p. 1122–68.
8. Rosevear HM, Lightfoot AJ, Zahs M, Waxman SW, Winfield HN. Lessons learned from a case of calf compartment syndrome after robot-assisted laparoscopic prostatectomy. J Endourol. 2010;24(10):1597–601. https://doi.org/10.1089/end.2009.0666.
9. Röhl L, Ziegler M. Uretero-neocystostomy in kidney transplantation. Urologe. 1969;8(3):116–9.
10. Rassweiler J, Pini G, Gözen AS, Klein J, Teber D. Role of laparoscopy in reconstructive surgery. Curr Opin Urol. 2010;20:471–82.
11. Allaparthi S, Ramanathan R, Balaji KC. Robotic distal ureterectomy with Boari flap reconstruction for distal ureteral urothelial cancers: a single institutional pilot experience. J Laparoendosc Adv Surg Tech A. 2010;20:165–71.
12. Singh I, Kader K, Hemal AK. Robotic distal ureterectomy with reimplantation in malignancy: technical nuances. Can J Urol. 2009;16:4671–6.
13. Uberoi J, Harnisch B, Sethi AS, Babayan RK, Wang DS. Robot-assisted laparoscopic distal ureterectomy and ureteral reimplantation with psoas hitch. J Endourol. 2007;21:368–73.
14. Hemal AK, Nayyar R, Gupta NP, Dorairajan LN. Experience with robot assisted laparoscopic surgery for upper and lower benign and malignant ureteral pathologies. Urology. 2010;76:1387–93.
15. Phé V, Cussenot O, Bitker MO, Rouprêt M. Does the surgical technique for management of the distal ureter influence the outcome after nephroureterectomy? BJU Int. 2011;108:130–8.
16. Eandi JA, Nelson RA, Wilson TG, Josephson DY. Oncologic outcomes for complete robotassisted laparoscopic management of upper-tract transitional cell carcinoma. J Endourol. 2010;24:969–75.
17. Yang C, Jones L, Rivera ME, Verlee GT, Deane LA. Robotic-assisted ureteral reimplantation with Boari flap and psoas hitch: a single-institution experience. J Laparoendosc Adv Surg Tech A. 2011;21:829–33.
18. Schimpf MO, Wagner JR. Robot-assisted laparoscopic distal ureteral surgery. JSLS. 2009;13:44–9.
19. Kozinn SI, Canes D, Sorcini A, Moinzadeh A. Robotic versus open distal ureteral reconstruction and reimplantation for benign stricture disease. J Endourol. 2012;26:147–51.
20. Tracey AT, Eun DD, Stifelman MD, Hemal AK, Stein RJ, Mottrie A, et al. Robotic-assisted laparoscopic repair of ureteral injury: an evidence-based review of techniques and outcomes. Minerva Urol Nefrol. 2018;70(3):231–41. https://doi.org/10.23736/S0393-2249.18.03137-5. Epub 2018 Mar 28
21. Kasturi S, Sehgal SS, Christman MS, Lambert SM, Casale P. Prospective long-term analysis of nerve-sparing extravesical robotic-assisted laparoscopic ureteral reimplantation. Urology. 2012;79(3):680–3. https://doi.org/10.1016/j.urology.2011.10.052. Epub 2011 Dec 23
22. Ramsay JW, Payne SR, Gosling PT, Whitfield HN, Wickham JE, Levison DA. The effects of double J stenting on unobstructed ureters. An experimental and clinical study. Br J Urol. 1985;57:630–4.
23. Watanabe Y, Ozawa H, Uematsu K, Kawasaki K, Nishi H, Kobashi Y. Hydronephrosis due to ureteral endometriosis treated by transperitoneal laparoscopic ureterolysis. Int J Urol. 2004;11:560–2.
24. Keehn AY, Mufarrij PW, Stifelman MD. Robotic ureterolysis for relief of ureteral obstruction from retroperitoneal fibrosis. Urology. 2011;77:1370–4.
25. Funahashi Y, Kamihira O, Kasugai S, Kimura K, Fukatsu A, Matsuura O. Radical prostatectomy for prostate carcinoma with ectopic ureter: a case report. Nihon Hinyokika Gakkai Zasshi. 2007;98:580–2. Japanese
26. Marien TP, Shapiro E, Melamed J, Taouli B, Stifelman MD, Lepor H. Management of localized prostate cancer and an incidental ureteral duplication with upper pole ectopic ureter inserting into the prostatic urethra. Rev Urol. 2008;10:297–303.

16 小儿输尿管下段损伤和修复

Christina Kim

损伤机制和影响

输尿管损伤占泌尿系外伤不足 1%。这主要是由于输尿管的位置在腹膜后腔,受脊柱和主要肌肉群的保护。通常情况下,导致输尿管损伤的钝性创伤需要对整个身体造成极大的冲击(例如,从高处坠落或高速机动车事故),快速减速会让输尿管在其固定位置发生拉拽损伤(如输尿管膀胱连接处和肾盂输尿管连接处)。

更多的输尿管损伤属于医源性损伤,与高难度的腹部盆腔手术有关,总体发病率为 1%~8%[28-31]。输尿管损伤最常见的发生部位为输尿管下段(91%),输尿管中段和上段受累的情况比较少见(分别为 7% 和 2%)[1,2]。

开放手术最常见的损伤部位是邻近卵巢血管蒂、子宫动脉、阴道穹隆和直肠外侧蒂的输尿管。位于子宫附件和子宫主韧带附近的输尿管在腹腔镜手术过程中发生损伤的风险较大。

与输尿管损伤相关的常见手术包括子宫切除术、结直肠手术和卵巢肿瘤切除术。输尿管损伤重要的危险因素是骨盆内不受控制的出血。此外,由于子宫过大、子宫内膜异位症和手术史等原因,患者体内可能存在解剖结构变形。如果患者的输尿管损伤未被及时发现,则会导致严重的后遗症,需要再次手术。值得一提的是,12%~20% 的患者在髂动脉和股动脉搭桥手术后出现的肾积水与上述医源性输尿管损伤不同。这种情况下的肾积水通常不会引起不良后果。腹腔内血管手术导致输尿管损伤的危险因素包括二次手术、在输尿管前方放置异物,以及由扩张性动脉瘤引起的腹膜后炎症。

近年来,腹腔镜所致的输尿管损伤的发生率越来越高。一份 1 300 例腹腔镜的病例报告显示输尿管损伤的发生率约为 0.8%[3],而结直肠手术导致输尿管损伤的总体风险为 0.24%~5%[4-6]。

理想情况下,应尽早识别并治疗输尿管损伤。如果没有及时诊断和处理输尿管损伤,那么在正式的修复手术之前,首要任务是先充分引流,以降低腹膜后纤维化、败血症和感染的风险。

仅有约 1/3 的开放手术造成的输尿管损伤能被及时诊断。遗憾的是在腹腔镜病例中识别输尿管损伤相对而言更不容易。输尿管可能会因横断、手术钳挤压、热灼伤和扭结而损伤。输尿管损伤并发症包括输尿管囊肿、输尿管狭窄、脓肿和瘘管等。临床上对输尿管损伤保持高度警惕是减少并发症的有效办法,因为漏诊误诊往往会延长患者住院时间,后期甚至需要进行肾切除术。

如果发生输尿管损伤漏诊误诊,常规的处理对策是尝试逆行放置输尿管支架。如果输尿管支架不能通过,则可以在 7～14 天后通过经皮肾造瘘术尝试顺行放置输尿管支架。若无法为患者放置输尿管支架,应在大约 6 周后考虑行开放或机器人辅助腹腔镜下的尿路修复。

膀胱输尿管反流与抗反流修复的指征

当输尿管下段损伤时,通常可以行输尿管膀胱再植术修复受损的输尿管(视频 16.1)。

输尿管血管分布在外膜中。若输尿管损伤位于骨盆缘以下,则意味着血管可能已受损,因此首选输尿管膀胱再植术。

为了防止反流,可以选择经膀胱外或经膀胱内的术式。理想情况下应首选抗反流技术。为了防止反流,输尿管植入逼尿肌长度应比输尿管直径长 3～4 倍[7,8]。如果输尿管长度不足或担心术后狭窄,可进行非反流膀胱再植术。

如果再植时有张力,对输尿管下 1/3 的损伤,可以行腰大肌悬吊术(psoas hitch)。该技术的成功率高达97%～100%[9]。将膀胱浆肌层固定于腰大肌肌腱,可以缩短手术所需的6～10cm 长度。在修复过程中,应避免损伤穿过腰肌的生殖股神经[10]。

如果输尿管损伤涉及输尿管的下 2/3 部位,腰大肌悬吊法可能不够满足无张力吻合。向头侧翻转一部分膀胱,即膀胱瓣(Boari flap)成形术,可以比腰大肌悬吊法延伸更长的距离(12～15cm)。如果膀胱周围粘连或先前的放射治疗导致膀胱固定在骨盆内,则可能更需要此技术。膀胱瓣成形术需要在膀胱前壁切开,同时将膀胱瓣向上翻转,绕支架卷成管状,然后以非反流方式重新与输尿管末端进行吻合。膀胱瓣所需的长宽比至少为 3：2[11]。

不管是开放式、腹腔镜或者机器人手术,都可以行这种修复方式,初步数据表明微创治疗具有很好的效果[12,13]。

损伤评估

多达 65% 的输尿管损伤都是在术后发现的,膀胱镜检查和逆行肾盂造影对于诊断输尿管损伤的灵敏度高,同时还便于逆行放置支架。逆行肾盂造影是最可靠的检查方式[14],尽管需要全身麻醉,但允许在放置支架的同时对输尿管进行治疗性操作。

输尿管损伤时,不建议首选顺行支架置入,但逆行方法不成功时可以选择。

在影像学方面,常用 CT 尿路造影(CTU)来鉴别输尿管损伤和其他疾病。需要注意的是,输尿管损伤但双肾正常的患者肌酐水平不会受到影响[15,16]。

约 70% 的输尿管损伤发现都比较晚[17]。如果在手术过程中高度怀疑输尿管发生损伤,可以通过注射亚甲蓝来识别损伤部位。若可以直接进入肾盂,可使用 27Ga 针头将亚甲蓝直接注入肾盂。

除了上述方法,还可以使用 IVP 确认输尿管损伤,IVP 提供的发现往往是非特异性的,如输尿管扩张和输尿管异位。因此,仅凭单次 IVP 检查诊断输尿管损伤,漏诊率高达 8%～20%[1,18,19]。

CT 扫描可能会因多种原因而导致输尿管损伤的漏诊(例如,造影剂的轻微渗漏仅局限在 Gerota 筋膜中)。在螺旋 CT 扫描成像之前,要确保造影剂已分泌进入尿中。因此,患者静脉注射造影剂 5~20 分钟后获取的延迟图像十分重要。这需要最大限度地减少错过造影剂外渗的概率,保证造影剂应该布满输尿管全长。

手术修复

一些轻微的输尿管挫伤可以用输尿管支架管来处理。然而,输尿管的外观并不能真正反映损伤的严重程度。如果微血管损伤严重,且未被及时发现和治疗,可导致迟发性输尿管狭窄。因此,应制订一个比较宽松的指征进行输尿管切除和一期端端吻合术。

如果输尿管梗阻,则需要切除梗阻处,然后观察输尿管的蠕动和血运情况。应该尽可能彻底地切除全部无血供的输尿管节段,并以一种基本的方式重新连接健康的输尿管组织,通常是输尿管端端吻合术或输尿管膀胱再植术。

输尿管修复术后放置支架可在动物模型和临床病例中减少术后并发症[17]。

轻度输尿管损伤最好是一期输尿管端端吻合术,其成功率为 90%[20]。

主要的手术原则包括:

1. 游离输尿管,尽可能减少对外膜的操作,避免血供阻断。

2. 将输尿管残端清创,保证有清洁、健康、血供良好的组织。

3. 输尿管残端裁剪成为匙状再进行吻合术。修复时要注意无漏水、无张力缝合并置入支架支撑。建议考虑采用腹膜后引流。

4. 重新关闭腹膜,使输尿管恢复腹膜后解剖。

5. 如果有严重的损伤,可以考虑用大网膜包裹,增加修复后输尿管的血供。

如果输尿管损伤发生在骨盆边缘以上并且涉及<50% 的输尿管周径,则可以用可吸收缝线缝合,并留置输尿管支架。但如果怀疑有更广泛的损伤,更推荐将输尿管修剪为匙状并进行吻合。

对于近膀胱处输尿管的修复,首先将输尿管末端管壁固定至膀胱,然后再将膀胱切开,与修建后的输尿管末端吻合。输尿管膀胱吻合口应该保留足够的宽度,保证无张力的黏膜与黏膜吻合。

肠代输尿管用于较长的输尿管缺损。最常见的自体替代组织是回肠。回肠代输尿管术在 1901 年首次报道,并在 20 世纪 50 年代成为主流。术中将 15~20cm 的回肠段用于替代输尿管,并以顺蠕动方式进行吻合[21]。远期成功率高达 80%[9,22]。并发症发生率低,狭窄率为 3%,瘘管发生率为 6%[23]。继发性恶性肿瘤发生率低:平均随访 20.2 年后为 0.8%[24]。

自体肾移植通常是肾切除术前的最后选择。仅适用于在严重的输尿管缺损或多次尝试修复失败后。肾脏摘除后,将肾脏血管与髂血管吻合[21]。

输尿管中段狭窄偶尔会考虑输尿管端侧吻合术。如果这样做,这可能会有许多挑战(比如将病变侧输尿管穿过中线)。手术时,患侧输尿管穿过血管分叉前的后腹膜,然后将患者输尿管与健侧输尿管吻合。

输尿管端侧吻合术和自体肾移植通常是仅用于不能进行肠代输尿管的罕见病例(例如,克罗恩病、既往放射治疗病史)。

肾造瘘联合单纯输尿管结扎可用于病情不稳定的患者,他们随时可能出现病情变化需要急救。网膜和腹膜组织替代通常用于组织活力有问题的情况(例如,营养状况不佳、既往接受过放射治疗)。

当进行延迟诊断和干预时,常规的手术等待期为 6 周至 3 个月。这种延迟可减少输尿管炎症、纤维化、组织水肿和粘连形成[1]。

术前准备

许多外科医生在复杂的手术过程中放置输尿管支架来标记输尿管。然而,留置输尿管支架并没有减少输尿管损伤的发生率[1,25]。一些研究表明由于输尿管在正常位置发生移位并增加硬度,留置输尿管支架使其更难处理。但输尿管支架可以增加术中立即识别损伤的机会[1]。需要关注的术后症状包括发热、白细胞增多和腹膜炎[26]。

对于可立即修复的任何外伤性输尿管损伤,均应考虑同时放置支架。

取出支架后,随访检查是否有狭窄和瘘管形成至关重要。

在腹部手术期间可以采用不同的技术来识别输尿管,例如输尿管中的荧光照射和染料排泄。然而,插管困难和输尿管疼挛等问题可能会阻碍此类技术的成功应用。

一种选择是放置发光的输尿管导管[27]。当存在明显的瘢痕组织并且操作触感有限时,这可能非常有用。然而,如果输尿管闭锁,那么发光的导管会阻碍尿液排泄[28]。

在机器人手术期间,使用含吲哚菁绿的 Firefly 荧光显像可以让这些病例的输尿管显影。

Mahalingam 等人描述一种使用近红外荧光染料的新技术(Uroglow),该显影剂可静脉注射并由肾脏分泌,使用 NIR 荧光相机可对输尿管进行可视化[29]。

临床结局数据回顾

成功修复医源性输尿管损伤的大多数文献主要关注成人患者。儿童患者考虑的关键内容和成人相似:损伤的部位、机制和识别损伤的时间。

盆腔神经丛位于输尿管膀胱连接处的背侧中线方向约 1.5cm 处。在分离下段输尿管后,围绕盆腔神经丛的传出纤维进行分离会使膀胱面临尿潴留的风险[30]。此外,在闭塞的脐韧带近端有传入纤维[5]。

这些修复工作的临床结局并不一致。一些研究显示,更复杂的输尿管修复的成功率较低[31]。然而,一项对医源性损伤后进行的输尿管修复的研究显示,不同复杂程度的修复手术(膀胱瓣 vs. 单纯吻合术)的成功率没有差异($P=0.768$)。多项研究发现,输尿管损伤及早发现和治疗的手术成功率较高,并发症发病率较低[32,33]。

Routh 等人回顾了 20 年来的 10 例输尿管损伤病例系列。输尿管损伤中位长度为 4cm。只有 4 名患者完成对输尿管损伤的早期诊断。对于延迟诊断的患者,诊断中位时间为 21 天。在这 6 例患者中,5 例接受了经皮肾造瘘术,1 例接受输尿管支架内引流。延迟修复通常在受伤后 1~3 个月进行。虽然最终延迟组的手术成功率没有明显降低,但他们的并发症发病率更高,如尿性囊肿发生率高。平均而言,漏诊误诊的患者需要两次额外的手术[34]。

在成人病例报道中,小于 2.5cm 的输尿管损伤通常采用置入支架 2~6 周。据估计成功率为 75%~78%。然而,这些短期的临床结局可能不会为儿童损伤提供指导意义。

在以前的一项回顾性研究中,反流和抗反流修复的结果没有明显不同[35]。

在成人的文献中,输尿管端侧吻合术后短期并发症的发生率为 23.8%。但长期成功率为 96.4%[36]。

微创技术(机器人和腹腔镜)已被用于输尿管损伤的修复。报道中最常见的方法是输尿管端端吻合术。成功率一直很好,往往大于 90%[37,38]。

一些文章质疑再次手术来识别输尿管损伤的成本效益。然而,与输尿管损伤相关的平均诉讼费用从 60 万美元到数百万美元不等[39]。

结论

输尿管损伤和狭窄最常见的原因是医源性。大多数损伤累及输尿管下段。早期发现可以降低患者的并发症发病率。一旦确认输尿管损伤,修复的成功率就会大大增加。大多数输尿管下段损伤采用输尿管膀胱再植术治疗。当需要额外的长度时,腰大肌悬吊术经常可以帮助缩短再植需要的额外长度,而中段和上段损伤通常需要输尿管端端吻合术或膀胱瓣成形术来处理。

虽然成功率很高,但很少需要回肠代输尿管实现长段狭窄修复。文献中的大多数报告选择开放手术,但包括机器人辅助腹腔镜手术在内的微创技术目前已经显示出了令人鼓舞的结果。

(谭晓辉 译,宋宏程 审)

参考文献

1. Brandes S, Coburn M, Armenakas N, McAninch J. Diagnosis and management of ureteric injury: an evidence-based analysis. BJU Int. 2004;94(3):277–89.
2. Routh JC, Tollefson MK, Ashley RA, Husmann DA. Iatrogenic ureteral injury: can adult repair techniques be used on children? J Pediatr Urol. 2009;5(1):53–5.
3. Vallancien G, Cathelineau X, Baumert H, Doublet JD, Guillonneau B. Complications of trans-peritoneal laparoscopic surgery in urology: review of 1,311 procedures at a single center. J Urol. 2002;168(1):23–6.
4. Coburn M. Damage control for urologic injuries. Surg Clin North Am. 1997;77(4):821–34.
5. Leissner J, Allhoff EP, Wolff W, Feja C, Hockel M, Black P, et al. The pelvic plexus and anti-reflux surgery: topographical findings and clinical consequences. J Urol. 2001;165(5):1652–5.
6. McAchran SE, Palmer JS. Bilateral extravesical ureteral reimplantation in toilet trained children: is 1-day hospitalization without urinary retention possible? J Urol. 2005;174(5):1991–3; discussion 3.
7. Riedmiller H, Becht E, Hertle L, Jacobi G, Hohenfellner R. Psoas-hitch ureteroneocystos-tomy: experience with 181 cases. Eur Urol. 1984;10(3):145–50.
8. Riedmiller H, Gerharz EW. Antireflux surgery: lich-Gregoir extravesical ureteric tunnelling. BJU Int. 2008;101(11):1467–82.
9. Armatys SA, Mellon MJ, Beck SD, Koch MO, Foster RS, Bihrle R. Use of ileum as ureteral replacement in urological reconstruction. J Urol. 2009;181(1):177–81.
10. Steffens J, Stark E, Haben B, Treiyer A. Politano-Leadbetter ureteric reimplantation. BJU Int. 2006;98(3):695–712.
11. Warwick RT, Worth PH. The psoas bladder-hitch procedure for the replacement of the lower third of the ureter. Br J Urol. 1969;41(6):701–9.
12. Ahn M, Loughlin KR. Psoas hitch ureteral reimplantation in adults--analysis of a modified technique and timing of repair. Urology. 2001;58(2):184–7.
13. Schimpf MO, Wagner JR. Robot-assisted laparoscopic distal ureteral surgery.

JSLS. 2009;13(1):44–9.

14. Palmer LS, Rosenbaum RR, Gershbaum MD, Kreutzer ER. Penetrating ureteral trauma at an urban trauma center: 10-year experience. Urology. 1999;54(1):34–6.

15. Burks FN, Santucci RA. Management of iatrogenic ureteral injury. Ther Adv Urol. 2014;6(3):115–24.

16. Selzman AA, Spirnak JP. Iatrogenic ureteral injuries: a 20-year experience in treating 165 injuries. J Urol. 1996;155(3):878–81.

17. Kunkle DA, Kansas BT, Pathak A, Goldberg AJ, Mydlo JH. Delayed diagnosis of traumatic ureteral injuries. J Urol. 2006;176(6 Pt 1):2503–7.

18. Grainger DA, Soderstrom RM, Schiff SF, Glickman MG, DeCherney AH, Diamond MP. Ureteral injuries at laparoscopy: insights into diagnosis, management, and prevention. Obstet Gynecol. 1990;75(5):839–43.

19. Presti JC Jr, Carroll PR, McAninch JW. Ureteral and renal pelvic injuries from external trauma: diagnosis and management. J Trauma. 1989;29(3):370–4.

20. Campbell EW Jr, Filderman PS, Jacobs SC. Ureteral injury due to blunt and penetrating trauma. Urology. 1992;40(3):216–20.

21. Meng MV, Freise CE, Stoller ML. Expanded experience with laparoscopic nephrectomy and autotransplantation for severe ureteral injury. J Urol. 2003;169(4):1363–7.

22. Goodwin WE, Winter CC, Turner RD. Replacement of the ureter by small intestine: clinical application and results of the ileal ureter. J Urol. 1959;81(3):406–18.

23. Carlton CE Jr, Scott R Jr, Guthrie AG. The initial management of ureteral injuries: a report of 78 cases. J Urol. 1971;105(3):335–40.

24. Verduyckt FJ, Heesakkers JP, Debruyne FM. Long-term results of ileum interposition for ureteral obstruction. Eur Urol. 2002;42(2):181–7.

25. Eswara JR, Raup VT, Potretzke AM, Hunt SR, Brandes SB. Outcomes of iatrogenic genitourinary injuries during colorectal surgery. Urology. 2015;86(6):1228–33.

26. Leff EI, Groff W, Rubin RJ, Eisenstat TE, Salvati EP. Use of ureteral catheters in colonic and rectal surgery. Dis Colon Rectum. 1982;25(5):457–60.

27. Piaggio LA, Gonzalez R. Laparoscopic transureteroureterostomy: a novel approach. J Urol. 2007;177(6):2311–4.

28. Kevelighan E, Jarvis GJ. Medico-legal aspects of ureteric damage during abdominal hysterectomy. Br J Obstet Gynaecol. 1998;105(1):127.

29. Kaestner L. Management of urological injury at the time of urogynaecology surgery. Best Pract Res Clin Obstet Gynaecol. 2019;54:2–11.

30. Mahalingam SM, Dip F, Castillo M, Roy M, Wexner SD, Rosenthal RJ, et al. Intraoperative ureter visualization using a novel near-infrared fluorescent dye. Mol Pharm. 2018;15(8):3442–7.

31. Roder JD, Siewert JR. Incidence, prevention and therapy of ureteral injury in colorectal surgery. Zentralblatt fur Chirurgie. 1991;116(9):581–5.

32. Mahendran HA, Praveen S, Ho C, Goh EH, Tan GH, Zuklifli MZ. Iatrogenic ureter injuries: eleven years experience in a tertiary hospital. Med J Malaysia. 2012;67(2):169–72.

33. Pokala N, Delaney CP, Kiran RP, Bast J, Angermeier K, Fazio VW. A randomized controlled trial comparing simultaneous intra-operative vs sequential prophylactic ureteric catheter insertion in re-operative and complicated colorectal surgery. Int J Color Dis. 2007;22(6):683–7.

34. Elliott SP, McAninch JW. Ureteral injuries: external and iatrogenic. Urol Clin North Am. 2006;33(1):55–66. vi

35. Gil Vernet JM. Ureterovesicoplasty under mucous membrane. (modifications of Boari's technic). Journal d'urologie medicale et chirurgicale. 1959;65:504–8.

36. Stefanovic KB, Bukurov NS, Marinkovic JM. Non-antireflux versus antireflux ureteroneocystostomy in adults. Br J Urol. 1991;67(3):263–6.

37. Ali-El-Dein B, El-Tabey N, Abdel-Latif M, Abdel-Rahim M, El-Bahnasawy MS. Late uro-ileal cancer after incorporation of ileum into the urinary tract. J Urol. 2002;167(1):84–8.

38. De Cicco C, Ret Davalos ML, Van Cleynenbreugel B, Verguts J, Koninckx PR. Iatrogenic ureteral lesions and repair: a review for gynecologists. J Minim Invasive Gynecol. 2007;14(4):428–35.

39. Ostrzenski A, Radolinski B, Ostrzenska KM. A review of laparoscopic ureteral injury in pelvic surgery. Obstet Gynecol Surv. 2003;58(12):794–9.

17 小儿输尿管下段重建手术

Aylin N. Bilgutay and Andrew J. Kirsch

术前评估

远端输尿管异常通常是在评估输尿管积水和/或发热性尿路感染（febrile urinary tract infections，fUTIs）时诊断出来的。肾积水伴或不伴输尿管积水通常在产前常规超声检查中被发现，建议产后先行肾脏膀胱超声检查（renal bladder ultrasound，RBUS），此检查应该在婴儿出生至少 48 小时后且水分补充充足时进行，因为婴儿出生后的前 1～2 天普遍存在脱水情况，可能会导致对肾积水的低估[1]。如果发现明显的肾积水［胎儿泌尿外科学会（SFU）等级＞2］或有任何明显输尿管积水的证据，则需要进行额外的检查以评估膀胱输尿管反流（vesicoureteral reflux，VUR）和/或梗阻[2]。这两种可能性都应该进行评估，因为扩张可能有以下几种原因：①反流和非梗阻；②非反流和梗阻；③反流和梗阻；④既不反流也不梗阻。

排尿期膀胱尿道造影（voiding cystourethrography，VCUG）、放射性核素膀胱造影或增强RBUS 可用于评估 VUR。VCUG 也适用于 fUTIs 患者，不需考虑其是否存在肾积水或积水程度是否严重。我们的策略是在检查开始之前进行持续性抗生素预防，如果检查结果呈阴性可停用抗生素。所有 VUR 患者都应评估是否存在肠道和膀胱功能障碍，若有，应在手术干预前采取保守措施治疗。轻度肾积水（SFU ≤ 2）的无症状患者可定期复查 RBUS。

可以通过 99m- 硫代乙酰三甘氨酸（MAG3）放射性肾图或磁共振尿路造影（magnetic resonance urography，MRU）来评估梗阻。如果选择了合适的感兴趣区域，MAG3 可以诊断输尿管膀胱连接部（ureterovesical junction，UVJ）梗阻，但 MRU 对解剖细节显示最好，因此是解剖结构较复杂患者的首选检查，包括可疑的重复畸形、巨输尿管和/或异位输尿管（图 17.1）。如果根据术前影像怀疑存在异位输尿管，可在确定手术重建之前行膀胱输尿管镜检查（如果有指征，女性患者也可进行阴道镜检查），有助于识别输尿管开口并更好地了解相关解剖结构。

拟在机器人辅助下对下段输尿管异常患者进行重建手术时（视频 17.1），必须考虑所有相关的风险和收益。对于 VUR 患者，其他治疗方案包括持续预防性抗生素、Deflux（dextranomer/hyaluronic acid，聚糖酐/透明质酸）注射和开放式输尿管再植，开放式输尿管重建也是 UVJ 梗阻或异位输尿管的治疗方式之一。在权衡每种治疗方案的风险和收益时需要考虑患儿的年龄和体型，显而易见，对较小的儿童进行机器人手术时会发生更多的损伤，尤其是在使用 Si（相对于 Xi）达芬奇机器人时，可能会增加手术的复杂性和手术时间。根据我们的经验，与开放手术相比，机器人手术的好处在年龄较大的儿童表现得更加明显。年龄较小的儿童在 Pfannenstiel 线切口处行开放手术修复后往往恢复得相当快，并且这些切口具

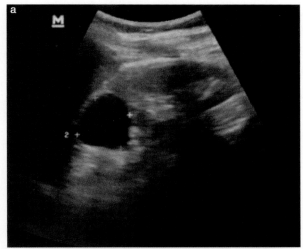

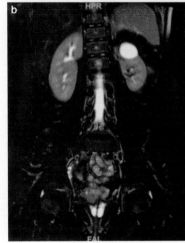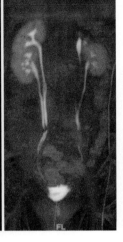

图 17.1 （a）一位 10 岁女童，体健，存在持续性尿失禁，超声显示左肾上极有囊性扩张，提示可能存在重复肾畸形。患儿在 2～3 岁时进行排尿训练，保持多年无尿失禁，7 岁时出现尿急、尿后滴沥、夜间遗尿，不伴尿路感染。（b）该患者的 MRU 显示双侧重复畸形，左上半肾积水，功能不良，输尿管异位开口至阴道。VCUG 无明显异常（未展示）。手术可选策略包括左上异位输尿管膀胱再植、左上输尿管与左下近端或远端输尿管吻合或左上肾切除术。患者最终接受机器人左上输尿管与左下输尿管远端（髂血管以上水平）吻合术

有美容效果和隐蔽性，部分患者和家属甚至认为 Pfannenstiel 切口比标准腹腔镜或机器人套管瘢痕的美容效果更好[3]。

VUR 的膀胱外输尿管再植术

膀胱外输尿管再植术是最常见的机器人辅助腹腔镜（robot assisted laparoscopic，RAL）下段输尿管手术。这种方法基于 Lich 和 Gregoir 在 20 世纪 60 年代最初描述的开放技术[4,5]。当使用 Si 机器人进行 RAL 膀胱外输尿管再植术时，患者通常位于截石位，机器人停泊于患者的两腿之间，同样的位置可以用于所有下段输尿管手术，因此，如有需要，可在机器人操作开始时单独铺巾进行膀胱镜检查。另一种方式是患者仰卧，机器人于患者侧面对接，这对 Xi 机器人来说尤其适用。

外科医生可根据偏好使用 Hasson 法（直接切开法）或 Veress 针法（气腹针闭合法）进行套管针穿刺。然后先从镜头开始置入套管，可在肚脐处置入 8.5mm 的 Si 机器人镜头套管，也可使用 10mm 或 12mm 的套管，比如 AutoSuture 球囊穿刺器[6]。与之相比，Xi 机器人镜头套管与工作套管相同。接下来放置工作套管，可在脐下的任一侧形成一个三角形的操作区

域（对于 Si），或者与镜头套管成一直线（对于 Xi）。8mm 和 5mm 套管可用于机器人，而 Xi 机器人仅使用 8mm 套管和器械。上述套管位置会导致明显的瘢痕，在穿着内衣或游泳衣时会暴露出来。Gargollo 等人描述的替代性隐藏切口式腹腔镜手术（HIdES）技术将套管放置在 Pfannenstiel 线水平或下方，可防止瘢痕被看见（图 17.2）[7]。可以按需求放置额外的套管，例如辅助套管和/或机器人三号臂，但通常没有必要使用 3 个以上的套管。除 Xi 机器人与 Trumpf Medical 的 TruSystem 7000dV 手术床联合使用外，机器人对接前都必须要调整手术台的高度和位置（如头低足高位）。

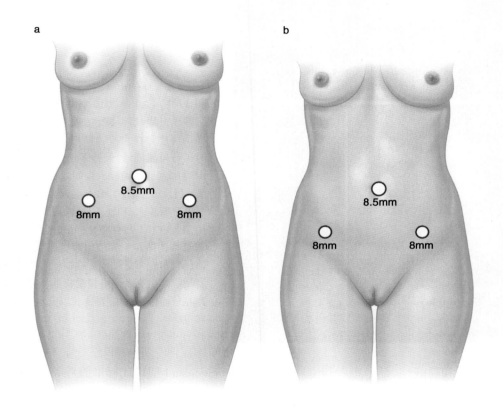

图 17.2 　（a）Si 机器人 RAL 输尿管再植术的标准套管布局示例，镜头孔位于脐部。（b）Si 机器人 RAL 输尿管再植术的 HIdES 技术套管布局，镜头孔位于脐部。2 个工作孔的皮肤切口低于标准套管布局，在 Pfannenstiel 切口水平或之下。工作孔进入腹腔筋膜的位置可比皮肤切口稍高，以增加盆腔工作空间。这可以在放置套管时通过向头侧牵引而实现

　　机器人对接成功后的第 1 步是显露和游离输尿管，同时要注意保留血供。需打开腹膜以便游离输尿管（图 17.3），然后将输尿管向远端切开至 UVJ。对于男性患者，必须识别并保护好输精管；对于女性患者，子宫动脉是出血的潜在来源，如果可以的话最好识别并保留这些动脉；对于青春期患者（尤其是年轻女性），建议使用辅助套管，以便更好地控制其血管增加带来的出血风险。

　　我们通常不需要进行套扎法缝合，但如果膀胱松弛和 UVJ 不容易显露，该方法可能会获益。手术助手或技术员将 4-0 薇乔线的 SH 针弄直并直接穿过腹壁，然后手术医生将缝线

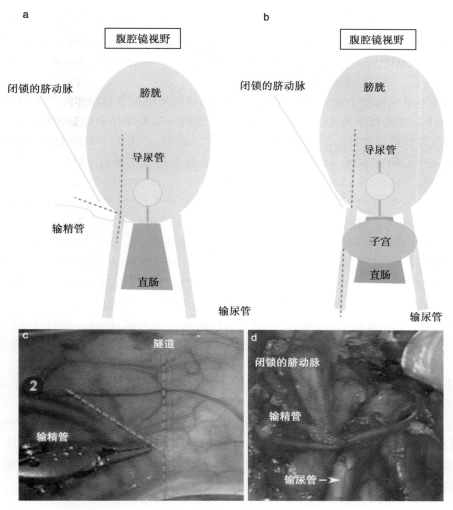

图 17.3 （a）和（b）输尿管再植术中腹膜打开位置示意图（红色虚线），建议腹膜可以沿逼尿肌隧道打开，也可以横向打开以扩大暴露范围，男性患者充分显露输精管（a）。亦可沿输尿管向头侧打开腹膜，更大程度游离输精管（b）。尤其是在青春期或青春期后的女性或复杂病例。（c）和（d）为一例男性患者在腹膜切开前后的术中切面

穿过膀胱后壁向头侧牵拉至 UVJ，最后穿出腹壁，助手此时可根据需要调节张力，并将缝线尾部拉到位，以保持稳定的张力。此技术还有一种变式，即在缝线退出腹壁之前与膀胱内多个点进行缝合，这样可分散张力并使膀胱后壁更平。

接下来使用单极剪刀建立足够长的逼尿肌隧道，在少数情况下可使用 CO_2 激光器建立[8]，目前较为经典的隧道长度是与输尿管直径保持 5：1[9]。我们发现套扎法缝合可能会使输尿管扭曲，并使其难以保持在合适的隧道轨迹上。在这种情况下，可以在建立逼尿肌隧道时间歇放松套扎缝线以避免输尿管在隧道内的扭曲。

为了防止梗阻，在建立隧道的两侧都形成了皮瓣，然后关闭隧道包埋输尿管，可根据手术医生的偏好使用各种类型的缝线以连续或间断的方式进行，可选择从远端或近端开始。我们倾向于使用3-0V-Loc缝线从远端开始连续缝合，在我们的经验中这是最直接有效的包埋方法。

无论术后是否留置了 Foley 导尿管,通常都要在医院留观过夜。术后第 1 天可拔除导尿管,患儿恢复自行排尿后可出院回家。若出现术后尿潴留的情况,患者出院前可更换导尿管,1~2 周后在诊所进行排尿试验。对于有膀胱功能障碍病史的患者,谨慎的做法是术后留置导尿管长达一周,以避免尿潴留。

几个样本量相对较小的系列研究报道了 RAL 膀胱外输尿管再植术后的 VUR 缓解率为 66.7%~100%,总成功率为 91%[10-21]。2017 年发表的一项大型多中心回顾性研究发现,280 根输尿管在放射影像表现上的成功率为 87.9%[22]。最近,一项关于 RAL 膀胱外输尿管再植的前瞻性多中心研究发现,145 根输尿管影像学表现上的成功率有 93.8%[23]。开放手术报道的成功率与之相似。

有人担心双侧膀胱后壁切开术可能会损伤骨盆神经丛,导致术后尿潴留的发生率增加。根据 Boysen 等人报道,接受双侧 RAL 膀胱外输尿管再植术的患者有 7.1% 出现暂时性尿潴留,而接受单侧手术的患者无一例出现暂时性尿潴留[23]。为了减少该并发症,有人报道了神经保留技术[24],Casale 等人报道,进行 RAL 双侧保留神经的膀胱外输尿管再植术的 41 例患者的成功率为 97.6%,无并发症、不良事件及尿潴留[12]。Herz 等人最近报道了单侧 RAL 膀胱外再植术,有 91.7% 的成功率[25]。双侧病例的成功率明显较低(77.8% 的输尿管,72.2% 的儿童),而并发症(包括尿潴留、输尿管梗阻和再次入院)较高。值得注意的是,虽然保留神经技术存在切实的益处,但这个系列研究中没有使用此技术,可能是由于盆神经丛的识别具有挑战性。

如果存在输尿管周围憩室,可在再植时缩小或切除[26]。据报道,在重复输尿管中进行 RAL 共鞘再植术后结果良好[27]。如果只有 1 根输尿管反流,且输尿管间距很大,可以只对反流的输尿管进行再植,而不需共用 1 个鞘,在这种情况下,必须正确识别反流和非反流输尿管(例如,在手术开始时使用经尿道膀胱镜检查或输尿管支架)。但这种情况并不常见,因为重复输尿管通常紧密相连,若试图分离可能会损伤血供。对于非梗阻性巨输尿管,可在保持 UVJ 的情况下进行切除性剪裁[28]。

膀胱外输尿管再植治疗 UVJ 梗阻 / 梗阻性巨输尿管

对于梗阻性巨输尿管,可进行 RAL 膀胱外输尿管离断再植术(锥形塑形与否可按需选择)[29,30],该方法可用于原位或异位输尿管,但需要离断梗阻的 UVJ 并建立新的输尿管膀胱吻合术,然后按上述方法建立抗反流机制。理论上可以进行非抗反流吻合,跳过建立隧道这一步骤,但该方法一般仅适用于新生儿,因为新生儿的膀胱太小无法建立隧道,并且他们不适用于机器人手术。图 17.4 显示了梗阻性巨输尿管的 RAL 修复术中图像案例。如果必须进行锥形塑形,我们倾向于在塑形的同时保持输尿管与膀胱的连接,然后再离断(图 17.4c~f)。这样可以在锥形塑形过程中保持输尿管的张力,Khan 等[31]报道过类似的技术。图 17.5a 显示了狭窄段相对较长的梗阻性巨输尿管的修复步骤。Heineke-Mikulicz 原则在适当情况下也可用于梗阻性巨输尿管的修复(图 17.5b),避免了完全离断和建立新的输尿管膀胱吻合术[32],通常比较适用于狭窄段相对较短的情况。

Arlen 等于 2015 年进行的一项回顾性研究对比了复杂输尿管再植术与开放式膀胱外输尿管再植术的结果,两种术式的成功率和并发症发生率相似[33]。之前进行过抗反流手术的患者(包括因 VUR 和 / 或梗阻进行过再植术的患者)及伴有重复输尿管或憩室的患者,需

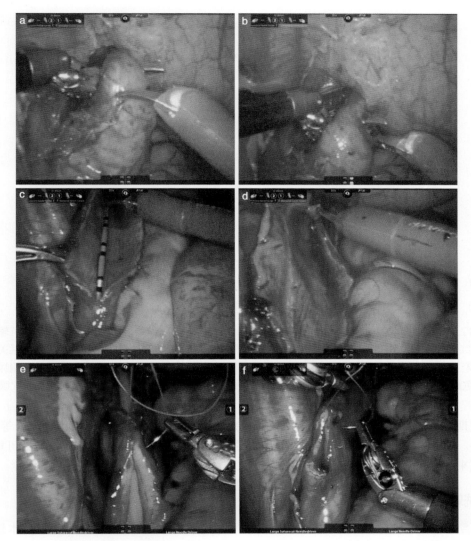

图 17.4 （a）机器人左侧梗阻性巨输尿管修复术中所见;（b）从上方易见远端狭窄和梗阻段;（c）纵行裁剪缩减输尿管,图中显示输尿管仍与 UVJ 相连,以便裁剪时保持张力;（d）对输尿管进行评估明确多余的组织,以便裁剪;（e）和（f）切除多余组织后,在 10Fr 尿管支撑下缝合输尿管（5-0 薇乔线）,下一步离断 UVJ,进行输尿管膀胱吻合,并建立逼尿肌隧道,形成无梗阻抗反流再植

要进行锥形塑形和/或离断,因此二次再植术会变得更复杂。接受机器人手术的儿童平均年龄明显大于接受开放手术的儿童[（9.3±3.7）岁 vs.（3.1±2.7）岁,$P<0.001$]。所有采用机器人手术的患者均在术后第 1 天出院,而开放式手术的患者平均住院时间为（1.3±0.7）天（$P=0.03$）。两组之间止痛药的使用情况相似。

输尿管完全性或部分性离断再植术后常规留置双 J 管 4～6 周,患儿通常在医院留观过夜,并留置导尿管,大部分患儿可在术后第 1 天拔除尿管。恢复自主排尿的患儿可出院回家,需要留置尿管的患儿可更换临时导尿管。

可在双 J 管取出后立即于术中进行膀胱造影,虽然此时不能观察到排尿期,但可排除膀

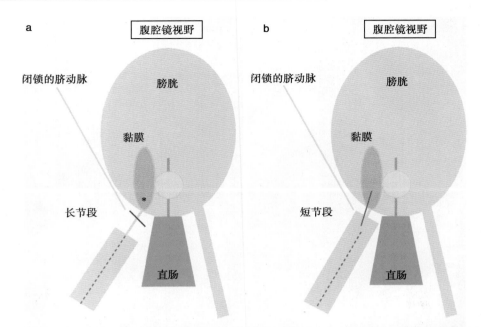

图 17.5 （a）长段狭窄的梗阻性巨输尿管修复示意图。步骤：①保持输尿管连续性；②裁剪巨输尿管（红色虚线）；③离断 UVJ（蓝色实线）；④离断输尿管；⑤新位点吻合（*），支架管置入，选择性关闭腹膜。（b）短段狭窄的梗阻性巨输尿管修复示意图。步骤：①保持输尿管连续性；②裁剪巨输尿管（红色虚线）；③部分离断（红色实线）；④原位 Heineke-Mikulicz 吻合，支架管置入，选择性关闭腹膜

胱充盈期时有临床意义的 VUR，还可避免对患儿的额外辐射及患儿清醒时（不配合等）造成的误差。第 1 次术后检查可于双 J 管取出后约 1 个月进行 RBUS，随后的其他检查可根据临床表现来决定。

经膀胱输尿管再植术

　　有学者曾报道在开放的 Cohen 交叉三角入路的基础上，采用腹膜外经膀胱技术建立气膀胱进行微创输尿管再植术，术中在膀胱镜的引导下将套管直接置入膀胱。根据报道，治疗 VUR 的成功率约 83%～96%[34-37]。这种方法不需要切开骨盆神经丛附近的膀胱后壁，可能有利于降低术后尿潴留。但大多数微创外科医生（包括我们组的医生）对这种方法鲜有或没有经验，因此该技术目前只有少数医院采用，相应地，相关文献也有限。

重复输尿管的输尿管输尿管吻合术

　　在重复输尿管中，也可以通过远端输尿管输尿管吻合术（ureteroureterostomy，UU）实现确切的微创性重建[27]。术前评估、患者体位和机器人如上文其他远端输尿管和骨盆手术所述。上段输尿管梗阻不伴下段输尿管反流时，可采用由上至下 UU；下段输尿管反流不伴上段输尿管梗阻时，采用由下至上 UU。外科医生也可根据自身偏好选择近端 UU，但我们通常更喜欢远端入路，因为近端吻合时靠近肝门，与之相比，远端入路更简单，相关风险也最小。当然，考虑 UU 时，正确识别哪根输尿管与哪个部分相关是至关重要的，可在手术开始时进行经尿道膀胱镜检查并于其中 1 根输尿管内临时置入支架。我们发现，某些情况下在髂血

管的头侧进行输尿管吻合术是有益的,这样通常可以更容易观察到 2 根输尿管,从而只需要较少的剥离,同时避开了沿膀胱后部的血管丛(女孩则为子宫)。在 2 根输尿管下方置入 1 根固定缝线,并向上(腹侧)牵引,可使 2 根输尿管在端侧吻合术中保持彼此相邻。吻合完成后可关闭后腹膜以隔离潜在的尿漏。

我们通常在手术结束后,在吻合处留置 1 根双 J 管,于术后 4～6 周内拔除。如果是针对 VUR 的手术,则与上文中巨输尿管修复类似,可以在术中取出双 J 管后立即进行膀胱造影,以排除膀胱充盈过程中的明显反流,然后在双 J 管取出约 1 个月后进行 RBUS,之后根据临床指征进行其他检查。

结论

RAL 手术是一种安全、有效、微创的技术,在儿童下段输尿管重建中有很多应用,包括 VUR 和/或单根输尿管梗阻、重复输尿管梗阻或异位输尿管等。放大的三维视野和多自由度旋转运动使机器人技术十分适用于这些精细的重建手术。RAL 手术具有切口小、恢复快等诸多潜在优点,是它在儿童泌尿外科医生和患者中受欢迎程度持续上升的原因之一。

（吕雪雪 译,周辉霞 审）

参考文献

1. Paliwalla M, Park K. A practical guide to urinary tract ultrasound in a child: pearls and pitfalls. Ultrasound. 2014;22(4):213–22.
2. Riccabona M. Assessment and management of newborn hydronephrosis. World J Urol. 2004;22(2):73–8.
3. Garcia-Roig ML, Travers C, McCracken C, Cerwinka W, Kirsch JM, Kirsch AJ. Surgical scar location preference for pediatric kidney and pelvic surgery: a crowdsourced survey. J Urol. 2017;197(3 Pt 2):911–9.
4. Gregoir W. The surgical treatment of congenital vesico-ureteral reflux. Acta Chir Belg. 1964;63:431–9.
5. Lich R Jr, Howerton L, Davis LA. Recurrent urosepsis in children. J Urol. 1961;86:554.
6. Chang C, Steinberg Z, Shah A, Gundeti MS. Patient positioning and port placement for robot-assisted surgery. J Endourol. 2014;28(6):631–8.
7. Gargollo PC. Hidden incision endoscopic surgery: description of technique, parental satisfaction and applications. J Urol. 2011;185(4):1425–31.
8. Diaz EC, Lindgren BW, Gong EM. Carbon dioxide laser for detrusor tunnel creation in robot-assisted laparoscopic extravesical ureteral reimplant. J Pediatr Urol. 2014;10(6):1283 e1281–2.
9. Wein AJ, Kavoussi LR, Campbell MF. Campbell-Walsh urology. Editor-in-chief, Alan J. Wein (editors, Louis R. Kavoussi, et al.) 10th ed. Philadelphia: Elsevier Saunders; 2012.
10. Chan KW, Lee KH, Tam YH, Sihoe JD. Early experience of robotic-assisted reconstructive operations in pediatric urology. J Laparoendosc Adv Surg Tech A. 2010;20(4):379–82.
11. Lee RS, Sethi AS, Passerotti CC, Peters CA. Robot-assisted laparoscopic nephrectomy and contralateral ureteral reimplantation in children. J Endourol. 2010;24(1):123–8.
12. Casale P, Patel RP, Kolon TF. Nerve sparing robotic extravesical ureteral reimplantation. J Urol. 2008;179(5):1987–9; discussion 1990
13. Marchini GS, Hong YK, Minnillo BJ, et al. Robotic assisted laparoscopic ureteral reimplantation in children: case matched comparative study with open surgical approach. J Urol. 2011;185(5):1870–5.
14. Smith RP, Oliver JL, Peters CA. Pediatric robotic extravesical ureteral reimplantation: comparison with open surgery. J Urol. 2011;185(5):1876–81.

15. Chalmers D, Herbst K, Kim C. Robotic-assisted laparoscopic extravesical ureteral reimplantation: an initial experience. J Pediatr Urol. 2012;8(3):268–71.
16. Kasturi S, Sehgal SS, Christman MS, Lambert SM, Casale P. Prospective long-term analysis of nerve-sparing extravesical robotic-assisted laparoscopic ureteral reimplantation. Urology. 2012;79(3):680–3.
17. Callewaert PR, Biallosterski BT, Rahnama'i MS, Van Kerrebroeck PE. Robotic extravesical anti-reflux operations in complex cases: technical considerations and preliminary results. Urol Int. 2012;88(1):6–11.
18. Gundeti MS, Kojima Y, Haga N, Kiriluk K. Robotic-assisted laparoscopic reconstructive surgery in the lower urinary tract. Curr Urol Rep. 2013;14(4):333–41.
19. Schomburg JL, Haberman K, Willihnganz-Lawson KH, Shukla AR. Robot-assisted laparoscopic ureteral reimplantation: a single surgeon comparison to open surgery. J Pediatr Urol. 2014;10(5):875–9.
20. Akhavan A, Avery D, Lendvay TS. Robot-assisted extravesical ureteral reimplantation: outcomes and conclusions from 78 ureters. J Pediatr Urol. 2014;10(5):864–8.
21. Grimsby GM, Dwyer ME, Jacobs MA, et al. Multi-institutional review of outcomes of robot-assisted laparoscopic extravesical ureteral reimplantation. J Urol. 2015;193(5 Suppl):1791–5.
22. Boysen WR, Ellison JS, Kim C, et al. Multi-institutional review of outcomes and complications of robot-assisted laparoscopic extravesical ureteral reimplantation for treatment of primary vesicoureteral reflux in children. J Urol. 2017;197(6):1555–61.
23. Boysen WR, Akhavan A, Ko J, et al. Prospective multicenter study on robot-assisted laparoscopic extravesical ureteral reimplantation (RALUR-EV): outcomes and complications. J Pediatr Urol. 2018;14(3):262 e261–6.
24. David S, Kelly C, Poppas DP. Nerve sparing extravesical repair of bilateral vesicoureteral reflux: description of technique and evaluation of urinary retention. J Urol. 2004;172(4 Pt 2):1617–20; discussion 1620
25. Herz D, Fuchs M, Todd A, McLeod D, Smith J. Robot-assisted laparoscopic extravesical ureteral reimplant: a critical look at surgical outcomes. J Pediatr Urol. 2016;12(6):402 e401–402 e409.
26. Noh PH, Bansal D. Pediatric robotic assisted laparoscopy for paraureteral bladder diverticulum excision with ureteral reimplantation. J Pediatr Urol. 2013;9(1):e28–30.
27. Herz D, Smith J, McLeod D, Schober M, Preece J, Merguerian P. Robot-assisted laparoscopic management of duplex renal anomaly: comparison of surgical outcomes to traditional pure laparoscopic and open surgery. J Pediatr Urol. 2016;12(1):44 e41–7.
28. Faasse MA, Lindgren BW, Gong EM. Robot-assisted laparoscopic ureteral reimplantation with excisional tailoring for refluxing megaureter. J Pediatr Urol. 2014;10(4):773 e771–2.
29. Fu W, Zhang X, Zhang X, et al. Pure laparoscopic and robot-assisted laparoscopic reconstructive surgery in congenital megaureter: a single institution experience. PLoS One. 2014;9(6):e99777.
30. Hemal AK, Nayyar R, Rao R. Robotic repair of primary symptomatic obstructive megaureter with intracorporeal or extracorporeal ureteric tapering and ureteroneocystostomy. J Endourol. 2009;23(12):2041–6.
31. Khan A, Rahiman M, Verma A, Bhargava R. Novel technique of laparoscopic extravesical ureteric reimplantation in primary obstructive megaureter. Urol Ann. 2017;9(2):150–2.
32. Landa-Juarez S, Guerra-Rivas A, Salgado-Sangri R, Castillo-Fernandez AM, de la Cruz-Yanez H, Garcia-Hernandez C. Laparoscopic ureterovesical repair for megaureter treatment. Cir Cir. 2017;85(3):196–200.
33. Arlen AM, Broderick KM, Travers C, Smith EA, Elmore JM, Kirsch AJ. Outcomes of complex robot-assisted extravesical ureteral reimplantation in the pediatric population. J Pediatr Urol. 2016;12(3):169 e161–6.
34. Yeung CK, Sihoe JD, Borzi PA. Endoscopic cross-trigonal ureteral reimplantation under carbon dioxide bladder insufflation: a novel technique. J Endourol. 2005;19(3):295–9.
35. Peters CA, Woo R. Intravesical robotically assisted bilateral ureteral reimplantation. J Endourol. 2005;19(6):618–21; discussion 621-612
36. Jayanthi V, Patel A. Vesicoscopic ureteral reimplantation: a minimally invasive technique for the definitive repair of vesicoureteral reflux. Adv Urol. 2008; https://doi.org/10.1155/2008/973616.
37. Kutikov A, Guzzo TJ, Canter DJ, Casale P. Initial experience with laparoscopic transvesical ureteral reimplantation at the Children's Hospital of Philadelphia. J Urol. 2006;176(5):2222–5; discussion 2225-2226

第六篇 膀 胱

Chester J. Koh

　　本篇我们介绍涉及膀胱的复杂机器人重建技术。机器人手术的优点之一是能够方便缝合,尤其是涉及膀胱的手术缝合。因此,传统上用开放大切口进行的手术现在可以通过微创切口进行。

　　Johnson Tsui、Bethany Desroches 和 Ravi Munver 描述了针对各种情况的膀胱部分切除术的微创选择,其主要目标是尽可能多地保留膀胱。

　　Rana Kumar 和 Mohan S.Gundeti 描述了他们利用机器人手术进行膀胱扩大/回肠膀胱扩大术和 Mitrofanoff 阑尾造口术的开创性工作,该手术目前已在合适的中心完全体内完成。

　　Jonathan A.Gerber 和 Chester J.Koh 描述了机器人手术治疗良性膀胱疾病的应用,如儿童膀胱憩室、脐尿管疾病和膀胱结石。虽然这些手术不太常见,但机器人辅助腹腔镜技术为这些儿童的良性疾病提供了一种微创治疗选择,作为开放手术的替代方案。

18 成人膀胱憩室切除术和膀胱部分切除术

Johnson Tsui, Bethany Desroches, and Ravi Munver

适应证

膀胱憩室切除术既可用于肿瘤患者,也可用于良性病因。由于膀胱憩室是膀胱黏膜自膀胱壁薄弱处外凸而形成的,它缺乏肌层的覆盖,往往不能完全排空(尿液)。膀胱憩室较大并有明显症状,如合并引流不畅所致膀胱结石、肿瘤形成、反复感染以及输尿管反流或梗阻的膀胱憩室,往往需要行膀胱憩室切除术[1]。对于慎重选择的逼尿肌收缩功能受损的男性,缩小膀胱容量的成形术也可使其获益[2]。使用腹腔镜和机器人手术切除膀胱憩室已被证明是安全可行的[3]。

对于膀胱肌层浸润性尿路上皮癌、进展风险高的膀胱癌或治疗失败的高级别膀胱肿瘤,根治性膀胱切除术被认为是标准的治疗方法[4,5]。然而,对于想要避免根治性膀胱切除术相关并发症的优化选择的患者,治疗首次发生的孤立性膀胱肿瘤时,膀胱部分切除术是一种选择[6,7]。对尿路上皮癌进行膀胱部分切除术时,应同时行双侧盆腔淋巴结清扫术,因为在行根治性膀胱切除术的患者中,可使其明显有益[8,9]。膀胱部分切除术也适用于累及膀胱顶的脐尿管癌患者[10]。已有大量研究和报告证明了腹腔镜和机器人辅助手术的可行性(视频 18.1)[11-13]。

术前评估

术前检查应包括基本的实验室检查,如血常规、肝肾功能、抗凝血功能检查,如果营养状况欠佳,还应包括白蛋白和前白蛋白。明确贫血、电解质异常和任何血液异常,有助于减少这些已知的影响术后死亡率和并发症发生率的独立风险因素[14]。心血管检查应按照美国心脏协会/美国心脏病学会(AHA/ACC)指南进行[15]。腹腔镜手术的特殊检查包括肺功能检查和低氧基线高碳酸血症的评估,因为患者在手术中会处于陡峭的头低足高位。肥胖不是腹腔镜手术的禁忌证,但可能需要使用超长套管。

如果考虑行膀胱部分切除术,术前评估的一个重要部分是排除原位癌的诊断。可以通过膀胱多部位取活检来排除多发病变,膀胱多发病变是部分膀胱切除术的禁忌证。由于慢性膀胱出口梗阻可导致膀胱憩室的形成,因此在进行憩室切除术之前,应先解决梗阻性疾病。憩室切除术后再解决梗阻问题会给膀胱修复处增加不必要的压力[16]。

手术步骤/技巧

患者体位

患者取截石位,所有受压点放置棉垫,手臂、腿和胸部固定在手术台上。臀部可以过度伸展,手术台倾斜到低至陡峭的头低足高位(图18.1)。

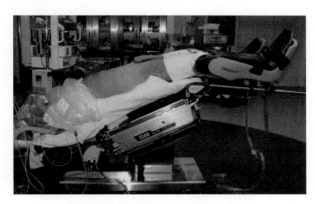

图18.1 患者处于头低足高位

套管布局

可以使用 Veress 或 Hasson 技术完成初始入路和充气。在传统的腹腔镜和机器人辅助的腹腔镜手术中,可以使用五孔或六孔的配置,孔的位置类似于腹腔镜或机器人根治性前列腺切除术。根据外科医生的偏好,机器人手术系统的第三臂可以放置在右边或左边。至少需要1个辅助孔(12mm 套管),以便器械进入和退出进行送取缝针和抽吸等操作。镜头孔放置在脐上位置。对于接受脐尿管癌手术的患者,镜头孔应放置在脐上3~5cm。套管的放置还应考虑到既往腹部手术情况(图18.2)。

特殊考虑因素

当进行膀胱部分切除术时,在套管放置后首次插入腹腔镜时,应探查腹腔是否有异常情况或解剖结构变异。任何与膀胱或侧壁粘连的小肠或大肠或其他可能阻碍手术的粘连,都应该给予分离。为了充分游离膀胱,可以在脐内侧韧带外侧切开腹膜,然后在靠近脐尿管处离断,并向下解剖至耻骨处。对于尿路上皮癌,双侧盆腔淋巴结清扫术应在膀胱部分切除术和膀胱修补术完成后,也可在膀胱部分切除术之前进行。盆腔淋巴结清扫的技术与根治性膀胱切除术时所用技术相同。

可以采用各种方法在腹腔内识别膀胱憩室。膀胱憩室切除术可以采用经膀胱外或经膀胱方法[16]。经膀胱方法包括使用膀胱镜和柯林斯刀在腹腔镜下对憩室颈进行留有足够边缘的环形标记[17]。这种操作可以使用机器人手术系统的 TilePro 功能进行自动监控。膀胱外憩室切除术有几种方法。下面详细介绍最直接,也是我们首选的识别憩室的方法,包括使用可弯曲膀胱镜透照膀胱壁(图18.3)。关掉腹腔镜的光源,使用白光膀胱镜或近红外荧光成像技术,有助于显示憩室的位置。另一种可采用的方法是将导尿管置入憩室,同时向位于

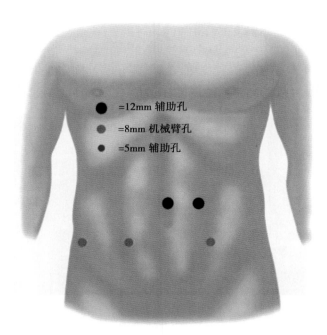

图 18.2 机器人套管布局

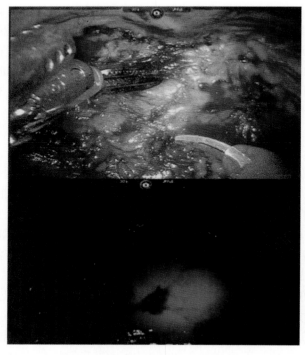

图 18.3 通过软性膀胱镜对膀胱进行透照有助于定位感兴趣的区域

憩室内的导管气囊充气[18]。我们建议在导丝引导下放置导尿管,将导管尖端导入憩室。可以通过向憩室注射亚甲蓝来确定憩室的范围[19,20]。根据憩室颈部的大小,也可将血管造影导管插入憩室,向憩室内注水,利于识别憩室[21]。Eyraud 等人对几种识别和机器人处理膀胱憩室的技术进行了进一步综述[22]。

操作步骤

充分确认膀胱后,我们倾向于使用经尿道可弯曲膀胱镜自膀胱腔内进行透照,以确定膀胱憩室的确切位置或膀胱肿瘤的部位(见图 18.3)。

然后切开覆盖膀胱目标区域上方的腹膜(图 18.4)。

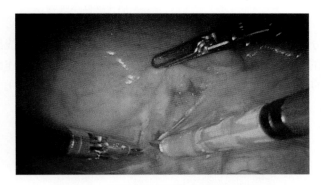

图 18.4 切开膀胱憩室或肿瘤部位的腹膜

应用系统解剖学方法分离膀胱周围组织,为确保憩室颈部或膀胱肿瘤部位周围留有足够的切缘,可应用机器人系统的第三臂牵拉目标膀胱壁或膀胱憩室(图 18.5)。

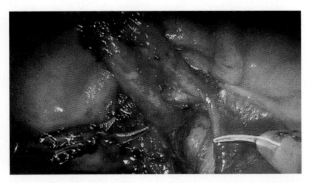

图 18.5 从膀胱周围组织和膀胱中分离出膀胱憩室

进入膀胱逼尿肌层和黏膜层(图 18.6)。

应用可弯曲膀胱镜来确定切入点,并指导进一步解剖,确保留有足够的切缘。由助手操作可弯曲膀胱镜环形切开膀胱壁至最后附着点,机器人控制台的手术医生则在 TilePro 模式指导下进行解剖。

如果因脐尿管癌行膀胱部分切除术,则切除范围要广,需包括未退化脐尿管。对所切除膀胱或膀胱憩室组织进行检查,并将其放入标本采集袋,以便在关闭切口前取出。

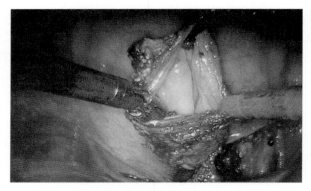

图 18.6　远离膀胱瘤或憩室颈部位进入膀胱

　　用可吸收缝线分两层缝合膀胱缺损。我们通常使用 2-0 可吸收缝线编织的 SH 针缝线；但是随着倒刺缝线的出现，也可以使用 2-0V-Loc SH 针缝线。可使用连续缝合技术关闭膀胱。根据外科医生的偏好，也可以使用间断缝合技术进行缝合（图 18.7）。

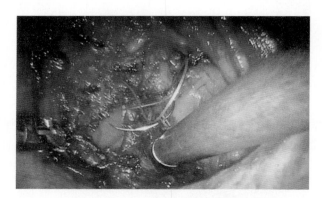

图 18.7　2-0 可吸收缝线关闭膀胱

　　首先关闭黏膜层，达到缝合紧密无渗漏。第 2 层关闭逼尿肌和浆膜，以确保缝合紧密无渗漏（图 18.8）。

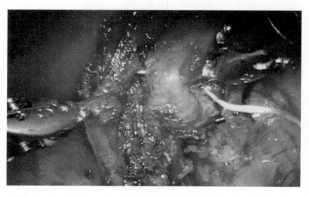

图 18.8　用 2-0 可吸收缝线紧密缝合逼尿肌和浆膜层

膀胱缝合完成后,通过导尿管向膀胱注入 200mL 的无菌生理盐水,以评估缝合的密闭性。发现有泄漏的迹象,可用 2-0 可吸收缝线间断缝合来加固。最后用 2-0 可吸收缝线连续缝合腹膜(图 18.9 和图 18.10)。

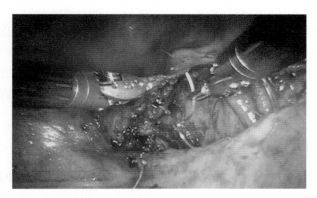

图 18.9　用可吸收缝线连续缝合腹膜

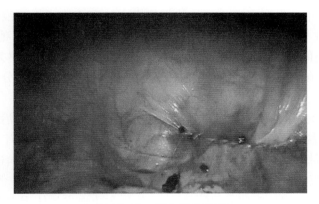

图 18.10　完全缝合腹膜

引流注意事项

引流管及尿管的放置

放置盆腔引流用来评估术后出血或尿漏。持续留置导尿管 7～10 天,根据外科医生的习惯,在拔除导尿管和引流管之前,可以进行膀胱造影以确定膀胱内造影剂无外渗。

输尿管支架植入术

如果要切除的膀胱部分非常接近输尿管开口,我们建议及早在膀胱镜下放置输尿管内支架,以帮助识别输尿管并防止医源性输尿管损伤[19]。如果在手术中需要进行广泛游离输尿管或膀胱组织,这种预先放置的支架还可以确保上尿路引流通畅[3,19]。输尿管支架可在手术结束时取出,如有输尿管广泛游离的情况下可继续保留。留置的支架可以在后续门诊拔除导尿管时取出。在某些情况下,由于输尿管靠近比较大的膀胱憩室,可能需要行输尿管再植术[23]。

注意事项

良性疾病的考虑因素

膀胱憩室的常见病因是前列腺肥大或其他原因引起的慢性膀胱出口梗阻。因此,确定膀胱出口梗阻的病因很重要,在行膀胱憩室切除术之前,应先解决膀胱出口梗阻。这可能包括实施经尿道前列腺手术或其他有关膀胱出口的微创手术。对于女性来说,在进行膀胱憩室切除术之前,解决膀胱和盆底功能问题也很重要。虽然获得足够的切缘很重要,特别是对于膀胱部分切除术,但避免过度切除正常膀胱壁也同等重要,这有助于降低术后排尿功能障碍的风险。

恶性肿瘤的考虑因素

由于膀胱部分切除术在肌层浸润性尿路上皮癌治疗中应用很少,并且效果不佳,因此很少有关于膀胱部分切除术用于肿瘤控制的文献报道。2004 年,Holzbeierlein 等人发表了他们对 58 名患者长达 6 年的研究,证明在经过严格选择的患者中,膀胱部分切除术提供了可接受的治疗效果,5 年总生存率达 69%。他们指出,CIS 和多中心性与浅表复发和淋巴转移有关,手术切缘阳性与晚期复发有关[24]。2006 年,Kassouf 等人发表了他们对 37 名患者 21 年的研究,证明了类似的结果,5 年总生存率为 67%,疾病特异性生存率为 87%,无复发生存率为 39%[25]。此后的其他研究也表明,在适当选择的患者中,膀胱部分切除术不会影响癌症控制[7,26-28]。

在膀胱尿路上皮癌的根治性治疗中,双侧盆腔淋巴结清扫术是根治性膀胱切除术的重要组成部分。虽然盆腔淋巴结切除术作为膀胱部分切除术的辅助治疗手段的益处尚未确定,但扩大淋巴结清扫在根治性膀胱切除术中的作用不仅有助于对疾病进行充分的分期,还可使生存获益[3]。腹腔镜盆腔淋巴结扩大清扫的可行性已经得到证实[29-32]。在进行淋巴结清扫时,必须小心,避免损伤毗邻的血管和神经,灼烧和止血夹的使用也应慎重,以尽量减少小血管出血,保持良好的手术视野,并降低淋巴水肿的发生率[3]。

新辅助化疗在接受膀胱部分切除术的患者中的应用还没有广泛的文献记载。然而,在 21 名患者的小样本研究中,作者报道了在高度选择的患者中应用新辅助化疗的肿瘤学结果,这些患者的 5 年无复发生存率、晚期无复发生存率和总生存率分别为 28%、51% 和 63%[33]。为了强调在对肌层浸润性尿路上皮癌患者进行膀胱部分切除术时需要有高度的选择性,一项对 101 名患者的研究表明,肌层浸润性膀胱癌、盆腔淋巴结阳性、既往尿路上皮癌史、输尿管再植术史及淋巴血管侵犯是膀胱部分切除术后预后不良的风险因素[34]。

并发症

与任何腹腔镜手术一样,机器人辅助腹腔镜膀胱憩室切除术和膀胱部分切除术可能会出现周围器官损伤或气体栓塞等并发症,应及时发现。腹腔镜手术的损伤率相对较低,在 0.05% 至 0.3% 之间[35]。腹腔内脏器损伤是最令人担忧的损伤类型,是腹腔镜入路的主要死亡原因之一。肠损伤是腹腔镜手术中常见的问题,死亡率为 2.5%～5.0%[35,36]。肠损伤的发生可以通过以下方法来减少:在获得操作通路之前放置胃管和 Foley 导尿管;在可视的情况下插入套管;在腹壁松弛的患者放置套管时要格外注意;在套管插入时暂时增加充气压力。肠损伤有时在术中不易被发现,导致诊断延迟。尽早发现肠损伤对于降低患者死亡率和发病率至关重要。虽然通常认为恶心、呕吐、肠梗阻和全腹痛是肠损伤的标志,但肠损伤最常见的术后表现是单个套管针部位的剧烈疼痛、腹胀、腹泻以及白细胞减少,有时会继发急性心肺衰竭,这通常发生在手术 96 小时内[37]。一旦发现肠损伤,应及时处理。膀胱部分切除术和膀胱憩室切除术的其他潜在并发症包括常见的术后并发症,如感染、因膀胱重建而导致的排尿功能障碍、术后粘连和出血。另一个潜在的并发症是膀胱修补处尿液外渗[3]。术中用 150～200mL 的正常生理盐水填充膀胱来测试水密性,如果发现有尿漏的情况进行加固修补,可以减轻尿漏的发生。

使用腹腔内引流管有助于诊断尿漏或术后出血的情况。术中膀胱壁出血通常可以通过电灼或缝扎止血来处理,膀胱修补术可以常规控制大部分出血。如果出血较多或保守治疗不能解决,可能需要介入治疗。为了减少感染的风险,应在术前确保尿液无菌。根据感染治疗指南采取适当的预防感染措施。

结论

在适当选择的患者中,当考虑保留膀胱治疗时,膀胱部分切除术是治疗尿路上皮癌的可行选择。为控制肿瘤而行膀胱部分切除术时,应考虑同时行盆腔淋巴结清扫术以明确肿瘤分期。多灶性疾病是进行膀胱部分切除术的禁忌证,必须事先排除。在特定的情况下,为了对憩室内的膀胱肿瘤进行肿瘤学控制,也可以进行膀胱憩室切除术。良性症状的膀胱憩室也可以进行切除,如由于引流不畅继发结石、反复感染、输尿管反流或梗阻等症状的大型憩室,在这种情况下,膀胱憩室的病因应该在手术前解决。膀胱部分切除术和膀胱憩室切除术均可通过腹腔镜和机器人手术安全完成。可以采用各种技术来识别膀胱憩室。外科医生应通过合理预防性应用抗生素、优化患者选择以及细致的手术技术,尽量减少感染、尿漏和出血等并发症的风险。血管和肠损伤应及时发现并妥善处理。与任何微创手术一样,应采用细致的技术和对组织的精细处理,以最大限度地提高手术的成功率。

(张磊 译,唐琦 审)

参考文献

1. Rovner ES. Campbell-Walsh urology. 9th ed. Philadelphia: Saunders Elsevier; 2007.
2. Thorner DA, Blaivas JG, Tsui JF, Kashan MY, Weinberger JM, Weiss JP. Outcomes of reduction cystoplasty in men with impaired detrusor contractility. Urology. 2014;83(4):882–6.
3. Rha KH, Lorenzo EI, Oh CK. Smith's textbook of endourology. 3rd ed. West Sussex: Blackwell; 2012.
4. Chang SS, Bochner BH, Chou R, Dreicer R, Kamat AM, Lerner SP, et al. Treatment of non-metastatic muscle-invasive bladder cancer: AUA/ASCO/ASTRO/SUO guideline. J Urol. 2017;198(3):552–9.
5. Milowsky MI, Rumble RB, Booth CM, Gilligan T, Eapen LJ, Hauke RJ, et al. Guideline on muscle-invasive and metastatic bladder cancer (European Association of Urology Guideline): American Society of Clinical Oncology Clinical Practice Guideline Endorsement. J Clin

Oncol. 2016;34(16):1945–52.

6. Knoedler J, Frank I. Organ-sparing surgery in urology: partial cystectomy. Curr Opin Urol. 2015;25(2):111–5.

7. Knoedler JJ, Boorjian SA, Kim SP, Weight CJ, Thapa P, Tarrell RF, et al. Does partial cystectomy compromise oncologic outcomes for patients with bladder cancer compared to radical cystectomy? A matched case-control analysis. J Urol. 2012;188(4):1115–9.

8. Larcher A, Sun M, Schiffmann J, Tian Z, Shariat SF, McCormack M, et al. Differential effect on survival of pelvic lymph node dissection at radical cystectomy for muscle invasive bladder cancer. Eur J Surg Oncol. 2015;41(3):353–60.

9. Abdollah F, Sun M, Schmitges J, Djahangirian O, Tian Z, Jeldres C, et al. Stage-specific impact of pelvic lymph node dissection on survival in patients with non-metastatic bladder cancer treated with radical cystectomy. BJU Int. 2012;109(8):1147–54.

10. Burnett AL, Epstein JI, Marshall FF. Adenocarcinoma of urinary bladder: classification and management. Urology. 1991;37(4):315–21.

11. James K, Vasdev N, Mohan SG, Lane T, Adshead JM. Robotic partial cystectomy for primary urachal adenocarcinoma of the urinary bladder. Curr Urol. 2015;8(4):183–8.

12. Williams CR, Chavda K. En bloc robot-assisted laparoscopic partial cystectomy, urachal resection, and pelvic lymphadenectomy for urachal adenocarcinoma. Rev Urol. 2015;17(1):46–9.

13. Wadhwa P, Kolla SB, Hemal AK. Laparoscopic en bloc partial cystectomy with bilateral pelvic lymphadenectomy for urachal adenocarcinoma. Urology. 2006;67(4):837–43.

14. Cui HW, Turney BW, Griffiths J. The preoperative assessment and optimization of patients undergoing major urological surgery. Curr Urol Rep. 2017;18(7):54.

15. Fleisher LA, Fleischmann KE, Auerbach AD, Barnason SA, Beckman JA, Bozkurt B, et al. 2014 ACC/AHA guideline on perioperative cardiovascular evaluation and management of patients undergoing noncardiac surgery: a report of the American College of Cardiology/American Heart Association Task Force on practice guidelines. J Am Coll Cardiol. 2014;64(22):e77–137.

16. Abreu AL, Chopra S, Dharmaraja A, Djaladat H, Aron M, Ukimura O, et al. Robot-assisted bladder diverticulectomy. J Endourol. 2014;28(10):1159–64.

17. Tareen BU, Mufarrij PW, Godoy G, Stifelman MD. Robot-assisted laparoscopic partial cystectomy and diverticulectomy: initial experience of four cases. J Endourol. 2008;22(7):1497–500.

18. Kural AR, Atug F, Akpinar H, Tufek I. Robot-assisted laparoscopic bladder diverticulectomy combined with photoselective vaporization of prostate: a case report and review of literature. J Endourol. 2009;23(8):1281–5.

19. Ganesamoni R, Ganpule AP, Desai MR. Robot-assisted laparoscopic bladder diverticulectomy in a seven-year-old child: case report and points of technique. Indian J Urol. 2012;28(4):434–6.

20. Moore CR, Shirodkar SP, Avallone MA, Castle SM, Gorin MA, Gorbatiy V, et al. Intravesical methylene blue facilitates precise identification of the diverticular neck during robot-assisted laparoscopic bladder diverticulectomy. J Laparoendosc Adv Surg Tech A. 2012;22(5):492–5.

21. Myer EG, Wagner JR. Robotic assisted laparoscopic bladder diverticulectomy. J Urol. 2007;178(6):2406–10; discussion 10

22. Eyraud R, Laydner H, Autorino R, Panumatrassamee K, Haber GP, Stein RJ. Robot-assisted laparoscopic bladder diverticulectomy. Curr Urol Rep. 2013;14(1):46–51.

23. Elands S, Vasdev N, Tay A, Adshead JM. Robot-assisted laparoscopic bladder diverticulectomy and ureteral re-implantation for a diverticulum containing high grade transitional cell carcinoma. Curr Urol. 2015;8(2):104–8.

24. Holzbeierlein JM, Lopez-Corona E, Bochner BH, Herr HW, Donat SM, Russo P, et al. Partial cystectomy: a contemporary review of the Memorial Sloan-Kettering Cancer Center experience and recommendations for patient selection. J Urol. 2004;172(3):878–81.

25. Kassouf W, Swanson D, Kamat AM, Leibovici D, Siefker-Radtke A, Munsell MF, et al. Partial cystectomy for muscle invasive urothelial carcinoma of the bladder: a contemporary review of the MD Anderson Cancer Center experience. J Urol. 2006;175(6):2058–62.

26. Smaldone MC, Jacobs BL, Smaldone AM, Hrebinko RL Jr. Long-term results of selective partial cystectomy for invasive urothelial bladder carcinoma. Urology. 2008;72(3):613–6.

27. Capitanio U, Isbarn H, Shariat SF, Jeldres C, Zini L, Saad F, et al. Partial cystectomy does not undermine cancer control in appropriately selected patients with urothelial carcinoma of the bladder: a population-based matched analysist. Urology. 2009;74(4):858–64.

28. Leveridge MJ, Siemens DR, Izard JP, Wei X, Booth CM. Partial cystectomy for urothelial carcinoma of the bladder: practice patterns and outcomes in the general population. Can Urol Assoc J. 2017;11(12):412–8.

29. Finelli A, Gill IS, Desai MM, Moinzadeh A, Magi-Galluzzi C, Kaouk JH. Laparoscopic extended pelvic lymphadenectomy for bladder cancer: technique and initial outcomes. J Urol.

2004;172(5 Pt 1):1809–12.

30. Yuan JB, Zu XB, Miao JG, Wang J, Chen MF, Qi L. Laparoscopic pelvic lymph node dissection system based on preoperative primary tumour stage (T stage) by computed tomography in urothelial bladder cancer: results of a single-institution prospective study. BJU Int. 2013;112(2):E87–91.

31. Singh I. Robot-assisted pelvic lymphadenectomy for bladder cancer – where have we reached by 2009. Urology. 2010;75(6):1269–74.

32. Kaouk JH, Goel RK, White MA, White WM, Autorino R, Haber GP, et al. Laparoendoscopic single-site radical cystectomy and pelvic lymph node dissection: initial experience and 2-year follow-up. Urology. 2010;76(4):857–61.

33. Bazzi WM, Kopp RP, Donahue TF, Bernstein M, Russo P, Bochner BH, et al. Partial cystectomy after neoadjuvant chemotherapy: memorial Sloan Kettering Cancer Center Contemporary Experience. Int Sch Res Notices. 2014;2014:702653.

34. Ma B, Li H, Zhang C, Yang K, Qiao B, Zhang Z, et al. Lymphovascular invasion, ureteral reimplantation and prior history of urothelial carcinoma are associated with poor prognosis after partial cystectomy for muscle-invasive bladder cancer with negative pelvic lymph nodes. Eur J Surg Oncol. 2013;39(10):1150–6.

35. Chandler JG, Corson SL, Way LW. Three spectra of laparoscopic entry access injuries. J Am Coll Surg. 2001;192(4):478–90; discussion 90-1

36. Woodson B, Lee BR. Laparoscopic and robotic access. In: Best SL, Nakada SY, editors. Minimally invasive urology. New York: Springer Science+Business Media; 2015. p. 1–10.

37. Bishoff JT, Allaf ME, Kirkels W, Moore RG, Kavoussi LR, Schroder F. Laparoscopic bowel injury: incidence and clinical presentation. J Urol. 1999;161(3):887–90.

19　小儿膀胱扩大术和尿流改道术

Rana Kumar and Mohan S. Gundeti

缩略词

CIC	clean intermittent catheterization	间歇性清洁导尿
MAPV	Mitrofanoff appendicovesicostomy	Mitrofanoff 阑尾造口术
RALI	robotic-assisted laparoscopic augmentation ileocystoplasty	机器人辅助腹腔镜回肠膀胱扩大术
RALIMA	robotic-assisted laparoscopic augmentation ileocystoplasty and Mitrofanoff appendicovesicostomy	机器人辅助腹腔镜回肠膀胱扩大术和 Mitrofanoff 阑尾造口术
RALMA	robotic-assisted laparoscopic Mitrofanoff appendicovesicostomy	机器人辅助腹腔镜 Mitrofanoff 阑尾造口术
VP 分流术	ventriculoperitoneal shunt	脑室腹腔分流术

引言

　　虽然小儿膀胱扩大术/回肠膀胱扩大术和尿流改道术在临床中应用较少,但其仍然是治疗神经源性膀胱和非神经源性膀胱(non-neurogenic neurogenic bladder,NNNB)、膀胱外翻复合畸形、后尿道瓣膜(posterior urethral valve,PUV)和梨状腹综合征(prune belly syndrome,PBS)等疾病引起患儿膀胱功能障碍的重要手术方法之一[1]。传统上,小儿膀胱扩大术/回肠膀胱扩大术和尿流改道术是通过开放手术完成的。开放手术被认为是所有外科技术包括腹腔镜手术和机器人辅助腹腔镜手术创新的基础,因此应该对这些术式进行比较。

　　随着机器人辅助腹腔镜手术在成人患者中获得了长期安全和有效的治疗效果,其逐步扩展应用到患儿中,并在小儿上尿路重建手术中取得了良好的治疗效果[2,3]。随着舒适度、安全性和疗效的提高,越来越多复杂的小儿泌尿外科手术如输尿管再植术[4]、Mitrofanoff 阑尾造口术(Mitrofanoff appendicovesicostomy, MAPV)[5]、膀胱扩大术[6]、膀胱颈重建术[7]等已被完全由机器人辅助腹腔镜完成。

　　在本章中,作者将重点讨论机器人辅助腹腔镜回肠膀胱扩大术和 Mitrofanoff 阑尾造口术(robotic-assisted laparoscopic augmentation ileocystoplasty and Mitrofanoff appendicovesicostomy, RALIMA),详细介绍其适应证、术前准备、手术技术、治疗效果、并发症及其处理,以及未来的发展方向。

术前准备与适应证

小儿膀胱扩大术是一种复杂的下尿路重建手术,适用于膀胱功能障碍的患儿,以防止肾功能进行性损害,实现儿童良好的社会适应性。膀胱功能障碍意味着膀胱容量减少和/或高压排尿低顺应性膀胱,常见于先天性神经管缺陷继发引起的神经源性膀胱,如脊柱裂、脊髓脊膜膨出和脊髓栓系综合征,较少见于外伤性脊髓损伤、横贯性脊髓炎或肛门直肠畸形的后遗症。儿童膀胱功能障碍的其他重要病因可为非神经源性神经性膀胱、后尿道瓣膜、梨状腹综合征和膀胱外露复合体,其他病因包括肺结核或血吸虫病引起的膀胱严重挛缩[8]。

神经源性或特发性膀胱功能障碍的一线治疗是间歇性清洁导尿(clean intermittent catheterization, CIC)、抗胆碱能药物(口服或经膀胱),以及改变某些生活方式和行为[8]。对一线治疗失败的病例可选择膀胱扩大术。膀胱扩大术具有增加膀胱容量、改善膀胱顺应性、保护上尿路及改善控尿的优势[8]。值得注意的是,在行膀胱扩大术之前,成功的 CIC 是一项强制性的要求。

Mitrofanoff 阑尾造口术(Mitrofanoff appendicovesicostomy, MAPV)通常是膀胱扩大术的附加手术。适用于很难或者不能通过尿道进行 CIC 的患者,包括在行 CIC 时极度不适的患者,以及 CIC 依从性不高、尿道创伤、尿道狭窄、由于肥胖导致经尿道行 CIC 困难的女性、四肢瘫痪后继发残疾的患者[9]。

在考虑对患儿进行膀胱扩大术和尿流改道术之前,患儿的选择是很重要的因素之一。患儿及家长必须在术前进行详细的咨询。既往短肠综合征或放射性肠炎病史及炎症性肠病(如克罗恩病)是膀胱扩大术的绝对禁忌证[10]。既往行阑尾切除术的患者不能考虑行 MAPV,但可以使用小肠节段行 Yang-Monti 术式来做代替。然而,该术式需要进行肠吻合,可能会导致术后并发症的轻度增高[11]。传统上,伴有严重肾功能不全的慢性肾脏疾病是膀胱扩大术的相对禁忌证,但最近的一项研究表明,膀胱扩大术似乎并没有加速伴有严重肾功能不全的神经源性膀胱患者发展为终末期肾病的进程[12]。

既往多次腹部手术史和某些身体状况(如严重脊柱后凸伴广泛肠粘连或难以建立气腹)可能会对机器人辅助腹腔镜手术带来额外的挑战,术中可能需转换为开放术式。

技术要点

本部分描述的手术要点及相关视频(视频 19.1)已由本章的作者发表[6,13,15]。

术前准备

Gundeti 等报道患者术前不需要给予抗生素治疗及肠道准备[14]。所有患者在术前 1 小时给予按体重计算剂量的头孢唑林、庆大霉素和甲硝唑。在脑室腹腔原位分流的病例中,抗生素方案升级至万古霉素。作者更倾向于在术前 1 小时使用肝素(LMW)来预防深静脉血栓形成。

患者体位,套管放置,VP 分流管管理及机器人对接

患者应置于低截石位和轻度头低足高位(10°～20°),双臂收于身体两侧(图 19.1)。在

手臂、腿部、躯干和脸部放置合适的泡沫垫，以防止压伤。患者做好术前准备及铺巾，并在无菌区域放置 Foley 导尿管，以备助手在术中留置。使用 Hassan 技术在脐部放置最初的 12mm套管，需注意此套管位置和耻骨联合之间至少保持约 10～12cm 的距离，如果需要可放置脐上套管。一旦气腹安全建立，可直视下在脐水平中线两侧 7cm 处各放置 1 个 8mm 机器人套管。此外，12mm（左侧）和 5mm（右侧）的机器人套管放置在前面放置的套管外侧 7cm 的位置，以便将缝线容易地引入操作区域并可协助收回（图 19.2）。脐部的切口在手术结束时可用来做造口。通过诊断性腹腔镜检查来评估腹腔粘连的程度、阑尾的长度和管腔直径，以及评估膀胱。一般来说，阑尾应该至少长 5～6cm，并且可允许 10Fr 或 12Fr 导管通过。如果存在 VP 分流管，则需将其置于 Endopouch 标本提取袋中，并置于肝下间隙，以避免其被肠道内

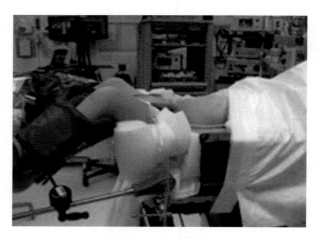

图 19.1　患者体位

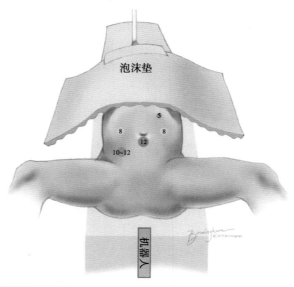

RALIMA UOC Technique-M.Gundeti et-al

图 19.2　患者体位和套管放置，12mm 镜头孔，8mm 机械臂孔，5mm 及 10～12mm 辅助孔

容物污染[15]。然后机器人在患者两腿之间的尾侧对接。

回肠袢分离与肠吻合

使用预先测量的丝线在回盲部近端 15～20cm 处量取 20cm 的回肠袢。然后在该回肠袢的两端进行标记,并使用穿过腹壁的 Keith 针进行牵引(图 19.3a)。在建立肠系膜裂孔之前,要先验证肠系膜的长度是否可无张力放置于骨盆。然后使用单极电刀切除(图 19.3c)。使用 4-0 或 5-0 聚二氧环己酮(PDS)缝合线进行回肠浆肌层的端端吻合(图 19.3b)。肠系膜裂孔也同样缝合关闭。

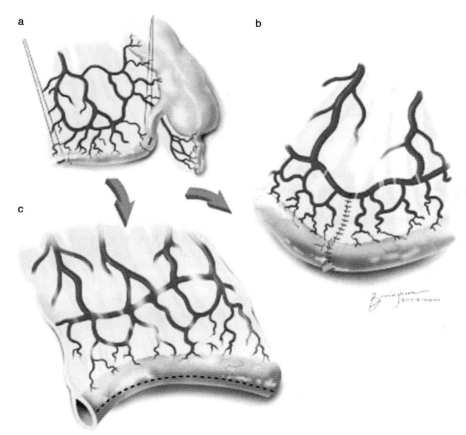

RALIMA UOC Technique-M. Gundeti et-al

图 19.3 (a)回肠吻合;(b)肠肠吻合并关闭肠系膜裂孔;(c)游离获取 20cm 肠袢

阑尾分离与获取

在阑尾根部做牵引线,以帮助完整显露阑尾及系膜。然后做肠系膜裂孔以游离阑尾,注意保护其血液供应(图 19.4a)。然后将 4-0polyglactin 荷包缝线置于其底部,在阑尾根部袖状切除阑尾。用荷包线单层缝合盲肠开口。作者通常倾向于切除盲肠的一部分,以防止出现造瘘口狭窄。

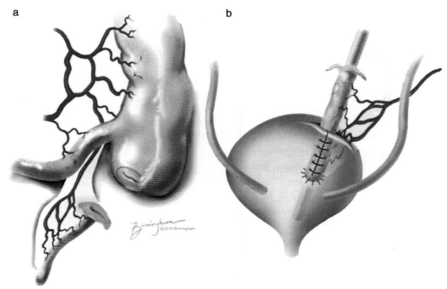

RALIMA UOC Technique-M. Gundeti et-al

图 19.4　（a）游离阑尾并关闭回盲连接部；（b）阑尾膀胱吻合并埋入膀胱后壁逼尿肌

逼尿肌切开术与阑尾膀胱吻合术

　　考虑肠系膜的方向，将阑尾植入膀胱后壁。使用无菌盐水使膀胱部分膨胀，在膀胱右后壁行 4cm 的逼尿肌切开术。通过前述穿过腹壁的 Keith 针用牵引线缝合膀胱穹窿进行膀胱回缩术，可简化这一步骤。切除阑尾的根部，将其剪开约 1cm，以便插入 8Fr 导管。将初始吻合线（使用 5-0 PDS Ⅱ 缝线）置于阑尾头端的顶点与逼尿肌切口尾端的顶点。然后切开膀胱黏膜 1cm，沿着 8Fr 导管用同样的缝线连续吻合阑尾与膀胱。使用 4-0 polyglactin 缝线将膀胱逼尿肌折叠缝合在阑尾上方，以发挥抗反流机制（图 19.4b）。最近，该技术改良为从膀胱内入路的逼尿肌切开后在膀胱后壁进行吻合，以缩短手术时间。

　　肠系膜的方向决定阑尾造口的位置选择在脐部还是右髂窝，从而影响膀胱逼尿肌隧道是斜行或直行。

膀胱切开术和回肠膀胱吻合术

　　在输尿管内留置输尿管导管以辅助识别输尿管开口，沿膀胱的冠状面从右输尿管口到左输尿管口进行膀胱切开术，形成双瓣膀胱（图 19.5）。从膀胱内入路行 MAPV 时，可在此时建立隧道并吻合。沿对系膜缘切开游离的回肠（见图 19.5）。在回肠段的后缘到两侧的膀胱壁尖各自做牵引线以辅助吻合。使用 2-0 涂层薇乔线将回肠的后缘连续缝合到膀胱后壁。同样，在完成前壁的吻合时要注意避免肠系膜扭转（图 19.6）。在扩大膀胱吻合完成前插入 18Fr 耻骨上导管，将其从左下腹壁穿出，并用荷包缝线固定。在膀胱内充满生理盐水以确认吻合口的完整性。作者倾向于放置两根耻骨上导管以充分引流。

　　阑尾的根部与脐部或右下象限腹壁开口做缝合固定。可使用 V 形皮瓣或 VQZ 形皮瓣做阑尾造口与皮肤吻合[16]，将肠黏膜覆盖。

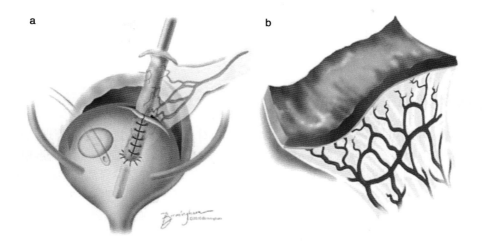

RALIMA UOC Technique-M. Gundeti et-al

图 19.5 （a）将肠管对系膜缘去管状化;（b）沿冠状面从右输尿管口至左输尿管口切开膀胱

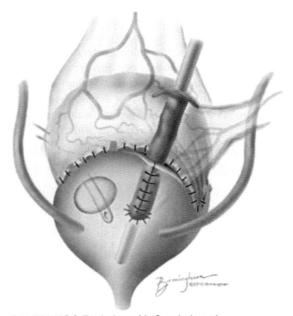

RALIMA UOC Technique-M. Gundeti et-al

图 19.6 完成回肠膀胱扩大及阑尾膀胱吻合术

如果需要行顺行结肠灌肠治疗（antegrade colonic enema，ACE），根据阑尾长度的不同，可分别单独进行 MAPV 和 ACE 或行盲肠瓣 ACE。

使用 18Fr Foley 耻骨上导管引流扩大的膀胱（通常在术后 4 周开始清洁间歇导尿），16Fr Foley 导尿管（持续 7～10 天）和 8Fr 胃管通过阑尾造口引流扩大的膀胱。在手术快结束时留置盆腔引流。

术后护理及随访

患者在术后最初 48 小时内静脉注射酮咯酸和对乙酰氨基酚进行疼痛管理。在最后一剂酮咯酸后按需服用布洛芬。在 MAPV 和膀胱扩大术后立即开始规律饮食。便秘的患者开始采用家庭排便方案进行管理。术后 3 天拔除腹腔引流管。Foley 导尿管（尿道）在术后第 5 天拔除。出院标准包括饮食耐受性好、无疼痛、引流舒适。通常需要 5～7 天。

Mitrofanoff 阑尾造口导管及耻骨上导管留置 4 周，随着经验的积累，作者不再在术后常规进行膀胱镜检查来判断扩大膀胱的完整性。患者在 4 周时通过 Mitrofanoff 阑尾造口进行 CIC，与此同时保留耻骨上导管作为安全措施维持 1 周或直到患儿习惯于进行 CIC。作者建议每 4 小时使用 10Fr 导管进行 CIC。

术后常规进行肾脏超声进行上尿路评估。为了防止并发症的发生，需要长期随访。

预后及并发症

目前关于 RALIMA 的预后和并发症的数据来自高度专业化的临床中心的小宗病例报道。在没有任何前瞻性设计的随机对照试验的情况下，尚无法将这些数据直接与标准开放手术数据进行比较。然而，与早期文献报道的开放手术病例的结果比较[20-23]，这些中心的初步结果支持这样的观点，即这些复杂的尿道重建手术可以由机器人安全有效地完成[5,6,9,13,17-19]。

在最大的 RALIMA 病例报告系列之一中，作者分享了 15 例行机器人辅助腹腔镜回肠膀胱扩大术（robotic-assisted laparoscopic augmentation ileocystoplasty，RALI）治疗的经验，其中 11 例患者同时行 MAPV，中位随访时间为 43 个月[18]。RALI 组的中位手术时间明显更长（623 分钟 vs. 287 分钟，P=0.01）。然而，RALI 组的中位住院时间（LOS）较短（6 天 vs. 8 天，P=0.01）。两组患者术后膀胱容量增加百分比、估计失血量、恢复正常饮食时间、麻醉药品使用和并发症发生率没有统计学差异[18]。然而，在该研究中，RALI 组患者明显体重较大，年龄较大，且既往腹部手术史较少。

在最大的 RALMA 病例报告系列之一中，作者报道了 18 例患者在平均随访 24.2 个月中，总体长期控尿率为 94.4%[24]。

文献报道的 RALMA 并发症有膀胱结石（20%）、造口修补术（20%）、造口失禁（6.7%）、造口旁疝修补术（6.7%）[18]。据开放手术病例系列报道中，膀胱扩大术后 3 年的长期并发症有再次膀胱扩大术（5.2%）、膀胱穿孔（3.5%）和肠瘘（2%）[23]。在平均随访 43 个月的 RALI 组中，作者没有观察到任何这些主要并发症，如再次膀胱扩大术。其他回肠膀胱扩大术的并发症包括尿路感染、代谢紊乱或肾衰竭。

手术注意事项

手术的复杂性以及在许多伴有神经源性膀胱患者遇到的独特挑战,值得手术技巧的讨论来解决这些问题。

根据作者的经验,许多伴有肥胖、脊柱后凸侧弯和脑室腹腔分流的患者手术面临着问题与挑战。作者在以下篇幅讨论解决这些问题的方法。

带有脑室腹腔分流管的患者

术前 1 小时,在常规抗生素方案(头孢唑林+庆大霉素+甲硝唑)的基础上,对已有 VP 分流的患者给予额外的万古霉素。VP 分流管的存在可导致腹腔内大量粘连。根据作者的经验,腹腔内粘连可使阑尾从右下腹转移到肝下位置。作者总是倾向于进行诊断性腹腔镜检查以确定阑尾的位置,并进行粘连松解,如果可能的话,将阑尾放置在一个更容易操作的地方。为了减少 VP 分流管被细菌污染的风险,作者通常将分流管的远端放入一个 5mm 的 Endopouch 袋,将其固定在分流管的周围,并放置在肝下间隙。作者还将气腹压力降低到小于或等于 12mmHg,以尽量减少压力引起的分流改变。

肥胖患者

高体重指数(BMI)患者面临一系列独特的手术技术挑战。一个医生需要非常熟练地治疗简单的病例,然后推进到更困难的病例。对于这些技术上具有挑战性的病例,应该随时准备好适用于肥胖患者的套管和器械。肥胖患者的另一个技术难题是肠系膜脂肪多和回肠肠系膜血管短。肠系膜脂肪多可以通过在对系膜缘切开肠管,然后取下肠系膜,以便更清楚地看到血管来处理。必要时可以考虑使用荧光显影剂。回肠肠系膜血管短可通过回正头低足高位来处理,这可能会使肠祥易于进入盆腔。

脊柱后凸侧弯患者

严重脊柱后凸侧弯患者是机器人手术的一个严格禁忌证,因为在定位和建立气腹方面有很大的困难。伴有脊柱裂或脊柱后凸侧弯的患者耻骨与脐之间的距离更短。然而,对于脊柱后凸侧弯的患者,将摄像机套管向剑突和胸骨移动可能有助于定位。此外,放置第 4 个机器人套管可能有助于牵引和显露。

目前争议

作者报道的 RALIMA 组和 RALMA 组中位手术时间分别为 623 分钟和 323 分钟,明显高于开放手术组[18,24]。在另一个病例系列中,Nguyen 报告了平均手术时间 RALMA 组为 5.4 小时,开放组为 4.5 小时[19]。然而,他们报告最后 3 例患者的平均手术时间为 3.7 小时,可能是由于早期学习曲线导致手术时间较长。在未来,随着经验的积累,平均手术时间有望进一步缩短。

与 RALMA 有关的另一个重要的争议问题是膀胱壁上 Mitrofanoff 阑尾造口的位置。传统上,Mitrofanoff 阑尾造口位于膀胱后壁。公开发表的 Mitrofanoff 阑尾造口系列文献报道,前置式造口导致膀胱结石形成和尿路感染的发生率增加。然而,已发表的一系列关于

RALMA 报告,使用前壁或后壁[19]或仅前壁 Mitrofanoff 阑尾造口[18],并没有发现膀胱结石形成风险增加。

在广泛采用机器人技术方面,最重要的问题之一是成本。目前,与传统腹腔镜或标准开放手术相比,机器人手术的成本是非常高的,但随着市场上多种机器人的出现及与之而来的商业竞争加剧,技术的发展带来可重复使用器械,成本上的差异可能会进一步缩小。从患者的角度来看,微创手术的优势包括术后镇痛用药少、恢复期早、美容效果好,可能会影响未来的医疗决策。

未来方向

机器人手术现在已经很好地应用在成人泌尿外科疾病的治疗中。其在儿科中的应用正在逐渐增加。现如今,小儿泌尿外科医生和三级医院外科医生越来越多地使用机器人实行常见的手术,如肾盂成形术和输尿管再植术。然而,只有几个先进的临床中心已经开始应用机器人实施复杂的泌尿外科手术,如 MAPV 或膀胱扩大术。

为了广泛推广这项技术,开展机器人课程对住院医师和研究员进行机器人技术培训是很重要的。在开始进行复杂的机器人手术(如 RALMA 和 RALIMA)之前,他们应该通过适当的培训与考核。

未来需要开发儿科专用的机器人组件,请记住儿童患者的特点,如体型小和操作空间有限。随着小型仪器的发展,可望进一步推动未来采用机器人手术。

由于外科医生从控制台控制机器人,远程手术的时代可能会到来,外科医生可以坐在另一个位置进行手术。远程手术可以帮助将机器人手术的优点传播到世界的不同地方,包括那些目前无法支持当前高成本的发展中国家。虽然它可能看起来很简单,但要克服与之相关的社会、政治和经济障碍将是一项艰巨的任务。

利用肠段扩大膀胱是手术的致命弱点,其导致了一些短期和长期的手术并发症。Atala 和他的同事利用组织工程的概念,报道了他们使用以胶原为基础的支架,植入自体细胞,并用大网膜包裹的组织工程膀胱的初步治疗经验,取得了有希望的早期结果[25]。然而,随后的 II 期临床研究描述了其在儿童和青少年脊柱裂患者中的应用,并没有表明其膀胱容量或顺应性的改善[26]。再生医学领域需进一步研究,以找到一种更理想、更持久的膀胱组织替代品。

结论

小儿外科医生和泌尿外科医生现在越来越习惯于进行复杂的机器人外科手术,如RALIMA。早期病例研究结果证实了机器人手术的可行性、安全性和有效性。机器人手术的潜在优点是减少术后止痛药的使用、缩短住院时间以及有更好的美容效果。短期疗效和并发症结果可与开放手术相媲美。然而,需要注意的是,它只反映在先进的临床中心和水平高超的机器人外科医生进行的手术的治疗效果。此外,这些获益必须与困难的学习曲线、更长的操作时间和更高的成本进行权衡。

（方一圩 译,周辉霞 审）

参考文献

1. Lazarus J. Intravesical oxybutynin in the pediatric neurogenic bladder. Nat Rev Urol. 2009;6(12):671–4.
2. Minnillo BJ, Cruz JA, Sayao RH, Passerotti CC, Houck CS, Meier PM, et al. Long-term experience and outcomes of robotic assisted laparoscopic pyeloplasty in children and young adults. J Urol. 2011;185:1455–60.
3. Cundy TP, Harling L, Hughes-Hallett A, Mayer EK, Najmaldin AS, Athanasiou T, et al. Meta-analysis of robot-assisted vs conventional laparoscopic and open pyeloplasty in children. BJU Int. 2014;114(4):582–94.
4. Gundeti MS, Kojima Y, Haga N, Kiriluk K. Robotic-assisted laparoscopic reconstructive surgery in the lower urinary tract. Curr Urol Rep. 2013;14(4):333–41.
5. Pedraza R, Weiser A, Franco I. Laparoscopic appendicovesicostomy (Mitrofanoff procedure) in a child using the da Vinci robotic system. J Urol. 2004;171(4):1652–3.
6. Gundeti MS, Eng MK, Reynolds WS, Zagaja GP. Pediatric robotic-assisted laparoscopic augmentation ileocystoplasty and Mitrofanoff appendicovesicostomy: complete intracorporeal – initial case report. Urology. 2008;72(5):1144–7.
7. Bagrodia A, Gargollo P. Robot-assisted bladder neck reconstruction, bladder neck sling, and appendicovesicostomy in children: description of technique and initial results. J Endourol. 2011;25(8):1299–305.
8. Biers SM, Venn SN, Greenwell TJ. The past, present and future of augmentation cystoplasty. BJU Int. 2012;109(9):1280–93.
9. Cohen AJ, Pariser JJ, Anderson BB, Pearce SM, Gundeti MS. The robotic appendicovesicostomy and bladder augmentation: the next frontier in robotics, are we there? Urol Clin North Am. 2015;42(1):121–30.
10. Khoury JM, Webster GD. Evaluation of augmentation cystoplasty for severe neuropathic bladder using the hostility score. Dev Med Child Neurol. 1992;34(5):441–7.
11. Piaggio L, Myers S, Figueroa TE, Barthold JS, González R. Influence of type of conduit and site of implantation on the outcome of continent catheterizable channels. J Pediatr Urol. 2007;3(3):230–4.
12. Ivancić V, Defoor W, Jackson E, Alam S, Minevich E, Reddy P, Sheldon C. Progression of renal insufficiency in children and adolescents with neuropathic bladder is not accelerated by lower urinary tract reconstruction. J Urol. 2010;184(4 Suppl):1768–74.
13. Gundeti MS, Acharya SS, Zagaja GP. The University of Chicago technique of complete intracorporeal pediatric robotic-assisted laparoscopic augmentation ileocystoplasty and Mitrofanoff appendicovesicostomy. J Robot Surg. 2009;3(2):89–93.
14. Gundeti MS, Godbole PP, Wilcox DT. Is bowel preparation required before cystoplasty in children? J Urol. 2006;176:1574–6.
15. Marchetti P, Razmaria A, Zagaja GP, Gundeti MS. Management of the ventriculo-peritoneal shunt in pediatric patients during robot-assisted laparoscopic urologic procedures. J Endourol. 2011;25(2):225–9.
16. Landau EH, Gofrit ON, Cipele H, et al. Superiority of the VQZ over the tubularized skin flap and the umbilicus for continent abdominal stoma in children. J Urol. 2008;180:1761–6.
17. Gundeti MS, Acharya SS, Zagaja GP, Shalhav AL. Paediatric robotic-assisted laparoscopic augmentation ileocystoplasty and Mitrofanoff appendicovesicostomy (RALIMA): feasibility of and initial experience with the University of Chicago technique. BJU Int. 2011;107(6):962–9.
18. Murthy P, Cohn JA, Selig RB, Gundeti MS. Robot-assisted laparoscopic augmentation ileocystoplasty and Mitrofanoffappendicovesicostomy in children: updated interim results. Eur Urol. 2015;68:1069–75.
19. Nguyen HT, Passerotti CC, Penna FJ, Retik AB, Peters CA. Robotic assisted laparoscopic Mitrofanoff appendicovesicostomy: preliminary experience in a pediatric population. J Urol. 2009;182:1528–34.
20. Harris CF, Cooper CS, Hutcheson JC, Snyder HM 3rd. Appendicovesicostomy: the mitrofanoff procedure-a 15-year perspective. J Urol. 2000;163:1922–6.
21. Thomas JC, Dietrich MS, Trusler L, DeMarco RT, Pope JC 4th, Brock JW 3rd, Adams MC. Continent catheterizable channels and the timing of their complications. J Urol. 2006;176:1816–20.
22. Flood HD, Malhotra SJ, O'Connell HE, Ritchey MJ, Bloom DA, McGuire EJ. Long-term results and complications using augmentation cystoplasty in reconstructive urology. Neurourol

Urodyn. 1995;14(4):297–309.

23. Schlomer BJ, Copp HL. Cumulative incidence of outcomes and urologic procedures after augmentation cystoplasty. J Pediatr Urol. 2014;113:468–75.

24. Famakinwa OJ, Rosen AM, Gundeti MS. Robot-assisted laparoscopic Mitrofanoff appendicovesicostomy technique and outcomes of extravesical and intravesical approaches. Eur Urol. 2013;64:831–6.

25. Atala A, Bauer SB, Soker S, Yoo JJ, Retik AB. Tissue-engineered autologous bladders for patients needing cystoplasty. Lancet. 2006;367:1241–6.

26. Joseph DB, Borer JG, De Filippo RE, Hodges SJ, McLorie GA. Autologous cell seeded biodegradable scaffold for augmentation cystoplasty: phase II study in children and adolescents with spina bifida. J Urol. 2014;191(5):1389–95.

20 小儿良性膀胱疾病的机器人手术：膀胱憩室、脐尿管囊肿、膀胱结石

Jonathan A. Gerber and Chester J. Koh

背景及流行病学

膀胱憩室、脐尿管畸形、膀胱结石在儿童群体中极少发生。据报道,膀胱憩室在儿童中发病率为 1.7%,大多数无临床症状[1,2]。在正常儿童中,脐尿管畸形的发病率约为 1%[3],但这 1% 的群体中只有 8% 需要手术治疗[3]。由于膀胱尿流动力学改变、膀胱顺应性变差以及肠管扩容后的代谢改变,导致既往行膀胱扩大术的患儿更容易患有膀胱结石①。明确膀胱结石后,需要手术取出结石以减少感染、梗阻以及膀胱穿孔的风险。本章将回顾这 3 种疾病的微创手术方法(视频 20.1)。

膀胱憩室

膀胱憩室无临床症状时,一般不需要治疗。然而,合并临床症状的膀胱憩室则需要手术切除。由于憩室内尿流停滞,膀胱憩室的症状大多数表现为反复的尿路感染(urinary tract infections,UTI)。少数情况下巨大的憩室可能会脱垂导致尿路梗阻,继而发生膀胱穿孔。对于有症状的膀胱憩室,传统治疗方法是开放手术切除。过去 30 年间,腹腔镜手术作为先进的手术方式,较开放手术更美观,住院时间更短。近年来,传统的腹腔镜手术已经被达芬奇机器人手术(Intuitive Surgical,Sunnyvale,California)所取代。随着越来越多的机器人手术和机器人程序的使用,这些技术逐渐被广泛应用到小儿外科领域。多个病例报道和 1 个 14 例机器人辅助腹腔镜膀胱憩室切除术的小样本研究已发表在儿科杂志上[4-6]。

置孔及器械安装

一般来说,所有机器人腹腔镜辅助的盆腔及膀胱手术中都需要类似的置孔操作,并根据个别病例情况作适当调整。建议所有患者行膀胱镜检查以帮助识别解剖变异和输尿管开口到憩室的距离,同时放置输尿管导管,便于在手术过程中识别输尿管。置入 Foley 导尿管后完全排空膀胱,以避免在打孔过程中损伤膀胱。Foley 导尿管也利于助手充盈膀胱,便于术中识别并切除憩室。

根据我们的经验,大多数膀胱手术都会经脐置入 1 个 8.5mm 或 12mm 的镜头孔,以及在腹直肌外侧平脐放置 2 个 5mm 或 8mm 器械孔(图 20.1)。可选 1 个辅助孔并放置在器械孔与镜头孔间的上方。

我们建议使用开放 Hasson 技术或经脐置入气腹针建立气腹,并根据患者的具体情况及外科医生的偏好选择置孔位置,镜头孔选择 8.5mm 或 12mm。通过镜头孔插入 1 个 0° 镜,

---

① 行膀胱扩大术和尿流改道术,见《坎贝尔-沃尔什泌尿外科学》(第 9 版)的 "膀胱结石"。

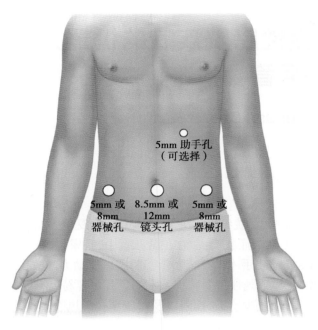

5mm 助手孔
（可选择）

5mm 或　　8.5mm 或　　5mm 或
8mm　　　12mm　　　8mm
器械孔　　镜头孔　　器械孔

图 20.1　盆腔手术标准套管放置

评估气腹针或置孔过程中可能造成的损伤。然后，直视下将 2 个 5mm 或 8mm 的器械孔放置在腋中线，腹直肌外侧平脐水平。取 30° 头低足高位便于肠管移出盆腔。建立器械孔并调整头低足高位后，将机器人置于足侧，进行对接。如果由于患者的身高，机器人无法置于足侧，可以将机器人置于腿部一侧。我们习惯左手使用抓钳，右手使用单极电钩或剪刀。

手术方法

经 Foley 导尿管打入生理盐水充盈膀胱，以便观察膀胱和憩室的情况。一些成人患者的研究中提出通过膀胱镜在膀胱内照明可以更好地辨别憩室[7]。明确憩室位置后，可以在憩室同一水平的脏腹膜上做一切口，并分离憩室至憩室颈部（图 20.2a）。如果憩室颈部的边界与输尿管口有足够的距离，可以在颈部环形切除憩室。切除憩室之前可以在憩室颈部水平上做一荷包缝合（图 20.2b）。通过钝性分离、锐性分离和电凝完成憩室的分离和切除。切除憩室后，膀胱修补应从黏膜层开始，用 4-0 可吸收缝线缝合黏膜层和肌层。如果使用荷包缝合，应首先充分关闭黏膜层，然后只需关闭逼尿肌层即可。

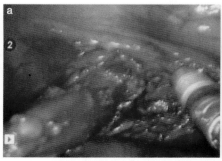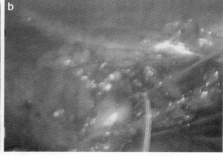

图 20.2　（a）和（b）辨认憩室颈，憩室颈行荷包缝合

如果憩室靠近输尿管开口,建议留置输尿管导管。当膀胱输尿管反流(vesicoureteral reflux,VUR)与憩室有关时,应同时行膀胱外输尿管再植术。

缝合膀胱切口后,应注水充盈膀胱观察有无渗漏,确保膀胱密闭性。如果观察到渗漏,可用 4-0 可吸收缝线做 8 字缝合。更换 Foley 导尿管后留置至少 1 天,也可以根据情况选择留置更长时间。外科医生自行决定术中是否留置引流管。

脐尿管畸形

脐尿管畸形多是在因其他原因行腹部影像检查时意外发现的[3]。约 8% 脐尿管畸形因合并临床症状需要手术治疗,如尿路感染、腹痛和/或持续的脐部渗液[3]。合并临床症状的脐尿管畸形的标准治疗仍然是通过手术切除。脐尿管畸形大多采用开放手术,然而,很多成人和小儿泌尿外科医生已经证实了腹腔镜或机器人辅助腹腔镜手术与开放手术有同等的成功率[8-10]。

置孔及器械安装

手术开始时,我们首先行膀胱镜检查和膀胱造影(膀胱造影选做),以明确膀胱和脐尿管残留之间可能的关联。置入 Foley 导尿管后完全排空膀胱。方法同膀胱憩室类似,患者取仰卧位,受压点垫高保护,通过开放 Hasson 技术或经脐置入气腹针建立气腹。对比膀胱憩室的打孔位置,脐尿管畸形镜头孔的位置则更靠近头侧,以便更好观察头侧脐尿管的结构。在脐部和剑突之间的中线上放置 1 个 8.5mm 或 12mm 的镜头孔。器械孔(5mm 或 8mm)放置在双侧腋中线上,平脐或略高于脐水平(图 20.3)。辅助孔根据助手的位置放置在上腹一侧。

患者取 30° 头低足高位,使肠管向头侧移出盆腔。将机器人置于足侧进行对接。我们习惯左手使用抓钳,右手使用单极电钩(5mm)或单极剪刀(仅 8mm)。镜头选择 0° 镜头。

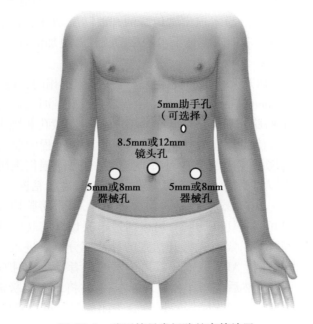

5mm助手孔
(可选择)

8.5mm或12mm
镜头孔

5mm或8mm
器械孔   5mm或8mm
器械孔

图 20.3　脐尿管异常切除的套管放置

手术方法

脐尿管残留常常与大网膜粘连,因此手术开始的重点在于松解大网膜。明确双侧退化的脐动脉(脐内侧韧带),有助于辨别相关的组织结构(图 20.4a)。然后,电凝并分离已退化的脐动脉,便于打开膀胱前壁。从腹壁上游离上段脐尿管,然后向下游离至膀胱顶部。充分暴露膀胱前壁,直至寻及脐尿管末端。悬吊膀胱前壁,利于暴露膀胱壁内段脐尿管。通过锐性分离和电凝,将脐尿管及其膀胱壁内段完整切除(图 20.4b)。4-0 可吸收缝线双侧缝合膀胱缺损。经 Foley 导尿管注水观察膀胱有无渗漏。最后直视下将标本放入腔镜标本袋中,经其中 1 个操作孔取出。

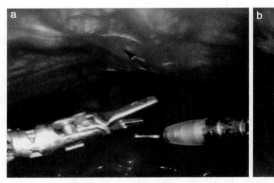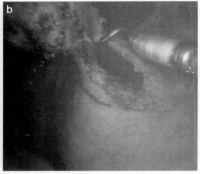

图 20.4 　(a)和(b)辨认脐内侧韧带,脐尿管残端膀胱袖套切除

膀胱结石

膀胱结石多见于成人。而对小儿泌尿外科医生来说,膀胱结石相对少见,且大多有膀胱扩大手术史。研究表明,曾行膀胱扩大术的儿童发生膀胱结石的概率为 10%～11%[11,12]。明确膀胱结石后,一般需要通过手术取出。传统的开放膀胱切开取石效果良好。随着微创技术的发展,腹腔镜和机器人辅助腹腔镜手术治疗膀胱结石更加流行。

置孔和器械安装

如图 20.1,机器人膀胱切开取石术的打孔位置与膀胱憩室相同。镜头孔放置于脐部[脐部无阑尾膀胱造口(appendicovesicostomy,APV)]。当存在 APV 时,镜头孔置于脐上 5cm 处。2 个器械孔分别放置于平脐腹直肌外侧缘。辅助孔放置于器械孔和镜头孔之间上方的任意一侧。取 30° 头低足高位,使肠管移出盆腔便于暴露术区。过程中要特别注意分辨周围组织结构,因为对于既往行膀胱扩大及 APV 手术的患者,有可能损伤阑尾系膜及其血供。如果不影响膀胱暴露及机器人手术的操作空间,一般不需要分离肠粘连。经 Foley 导尿管注水充盈膀胱,利于术中识别。2-0 PDS 线在膀胱顶缝合 2 针,以备膀胱切开后收紧膀胱。留置好上述 2 条缝线后,于中间垂直切开膀胱。可以通过电凝切开膀胱以减少出血。膀胱扩大术可能导致打开原位膀胱困难,需首先打开扩张的补片部分然后进入膀胱。这 2 种情况下所用的方法相同。对于既往行 APV 或输尿管再植术的患者,注意保护这些重要组织结构。膀胱切开后,结石直视可见。然后经操作孔置入标本袋,并将结石从膀胱内取出后放入标本袋。取完所有结石后,用 4-0 可吸收缝线双层缝合关闭膀胱。膀胱修补过程中应逐渐松开留置的 PDS 缝线,以减少缝合时的张力,当膀胱修补完成后,取出缝线。注水充盈膀胱,检查有无渗漏。外科医生自行决定术中是否留置引流管。

然后，解锁机器人，患者取仰卧位，经脐部切口取出标本袋。逐层关闭各切口。对于既往行膀胱扩大术的患者，Foley 导尿管可延长留置时间（3～5 天），避免膀胱渗漏。术后是否行膀胱造影依据外科医生个人偏好。

结论

良性膀胱疾病在儿童中罕见，如膀胱憩室、脐尿管畸形和膀胱结石。机器人辅助腹腔镜技术提供了一种可以替代开放手术的微创治疗方案。

（伏雯　高晓峰 译，李新飞 审）

参考文献

1. Psutka SP, Cendron M. Bladder diverticula in children. J Pediatr Urol. 2013;9(2):129–38. https://doi.org/10.1016/j.jpurol.2012.02.013.
2. Blane CE, Zerin JM, Bloom DA. Bladder diverticula in children. Radiology. 1994;190(3):695–7. https://doi.org/10.1148/radiology.190.3.8115613.
3. Gleason JM, Bowlin PR, Bagli DJ, Lorenzo AJ, Hassouna T, Koyle MA, Farhat WA. A comprehensive review of pediatric urachal anomalies and predictive analysis for adult urachal adenocarcinoma. J Urol. 2015;193(2):632–6. https://doi.org/10.1016/j.juro.2014.09.004.
4. Noh PH, Bansal D. Pediatric robotic assisted laparoscopy for paraureteral bladder diverticulum excision with ureteral reimplantation. J Pediatr Urol. 2013;9(1):e28–30. https://doi.org/10.1016/j.jpurol.2012.06.011.
5. Christman MS, Casale P. Robot-assisted bladder diverticulectomy in the pediatric population. J Endourol. 2012;26(10):1296–300. https://doi.org/10.1089/end.2012.0051.
6. Meeks JJ, Hagerty JA, Lindgren BW. Pediatric robotic-assisted laparoscopic Diverticulectomy. Urology. 2009;73(2):299–301. https://doi.org/10.1016/j.urology.2008.06.068.
7. Macejko AM, Viprakasit DP, Nadler RB. Cystoscope- and robot-assisted bladder diverticulectomy. J Endourol. 2008;22(10):2389–92. https://doi.org/10.1089/end.2008.0385.
8. Yamzon J, Kokorowski P, Filippo RED, Chang AY, Hardy BE, Koh CJ. Pediatric robot-assisted laparoscopic excision of urachal cyst and bladder cuff. J Endourol. 2008;22(10):2385–8. https://doi.org/10.1089/end.2008.0338.
9. Lee H-E, Jeong CW, Ku JH. Robot-assisted laparoscopic management of urachal cysts in adults. J Robot Surg. 2010;4(2):133–5. https://doi.org/10.1007/s11701-010-0190-2.
10. Madeb R, Knopf JK, Nicholson C, Donahue LA, Adcock B, Dever D, et al. The use of robotically assisted surgery for treating urachal anomalies. BJU Int. 2006;98(4):838–42. https://doi.org/10.1111/j.1464-410x.2006.06430.x.
11. Kronner KM, Casale AJ, Cain MP, Zerin MJ, Keating MA, Rink RC. Bladder calculi in the pediatric augmented bladder. J Urol. 1998;160(3 Pt 2):1096–8; discussion 1103
12. DeFoor W, Minevich E, Reddy P, Sekhon D, Polsky E, Wacksman J, Sheldon C. Bladder calculi after augmentation cystoplasty: risk factors and prevention strategies. J Urol. 2004;172(5) Pt 1:1964–6.

第七篇　尿流改道

Lee Zhao

本篇介绍机器人尿流改道术。机器人的可视化和灵活性使人们能够完成精细组织处理、边缘近似对合和水密性吻合的原则。所有这些优点都将为更好的输尿管肠和膀胱尿道吻合带来潜在的好处。另一个好处是易于进行翻修手术。虽然手术的主要目标是减少并发症，但对一些患者来说，翻修手术是不可避免的。机器人手术减少了肠道处理，可使肠管粘连减少，容易进入腹腔，从而减少了二次手术的障碍。

21 机器人辅助腹腔镜根治性膀胱切除术的手术并发症

Ahmed S. Elsayed,Naif A. Aldhaam,Richard Sarle,Ahmed A. Hussein, and Khurshid A. Guru

引言

机器人辅助根治性膀胱切除术（robot-assisted radical cystectomy, RARC）与开放根治性膀胱切除术（open radical cystectomy, ORC）比较具有相同的肿瘤学结果[1,2]。无论哪种式式，根治性膀胱切除术都是一种并发症发生率高的复杂手术（24%～64%）[3,4]。并发症的评价尚无统一标准可能是并发症发生率高的原因之一，但是努力规范并发症的处理路径，可以提高处理并发症的水平。机器人辅助根治性膀胱切除术是对技术要求极高的手术，尤其是体内的尿流改道[5,6]，需完成 30 例以上才可达到可接受的熟练水平[7]。当前，机器人辅助根治性膀胱切除术相关的手术并发症，多数还能经机器人辅助手术完成修复，但仅限于手术体量大、经验丰富的外科医生。其他并发症如气体栓塞、应激性溃疡、深静脉血栓、肺栓塞、尿路感染、膀胱输尿管反流，维生素 B_{12} 缺乏和皮肤浸渍不在本章讨论之列。本章讨论的是需要外科干预的并发症的预防以及采用机器人治疗并发症的处理要点。

术中并发症

直肠损伤

RARC 术中发生直肠损伤的发生率为 0.2%～1.5%[4]。直肠损伤更多见于术前有盆腔放疗和高分期（T_{3b}～T_4）的男性膀胱癌患者，包括直接手术损伤或能量传导造成的间接损伤。

如何预防 RARC 术中直肠损伤？

在将直肠与膀胱和前列腺后壁进行分离，尤其是在游离直肠前间隙时，采用冷刀进行精细解剖是最好的预防方式。推荐在迪氏筋膜前后平面进行分离，而非在直肠周围脂肪层面进行解剖。

诊断

术中及时诊断是至关重要的。直视下见到肠黏膜、骨盆腔内出现肠内容物、直肠试验阳性（用生理盐水充盈骨盆，经肛管缓慢注入空气，观察到盆腔气泡）或者直肠指检指套出现血迹均提示直肠损伤。

处理

术中发现

处理的关键是一期修复。如何修复取决于损伤的类型（热损伤还是锐性切割）、伤口大小、粪便溢出的多少。对于伤口小（<2cm）、粪便污染极少的伤口，重新修剪至新鲜创面、充分冲洗后双层缝合直肠壁（图21.1）。第1层采用吸收线（2/0薇乔线）全层、间断、严密缝合。第2层采用吸收线（视频21.1）对浆膜及周围脂肪进行连续缝合。创面最好再覆盖一层网膜组织（视频21.2）。对于大的伤口或大面积的热损伤（尤其是单极电凝）或大量粪便污染，推荐行结肠造口术。

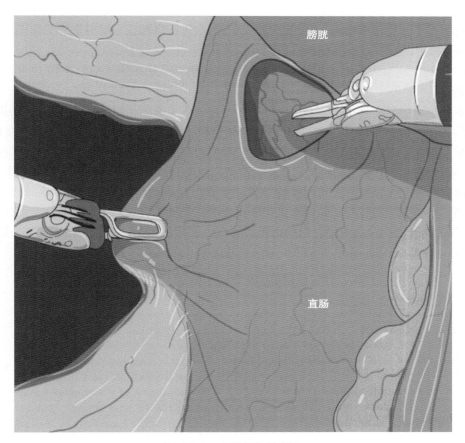

膀胱

直肠

图21.1　直肠损伤示意图

延迟发现

患者常出现发热、恶心、呕吐、腹膜炎体征，血常规表现为白细胞减少或白细胞增多（核左移）。口服或直肠灌注造影剂后进行CT扫描是诊断的主要方法。一旦确诊，应立即进行开腹探查以实现如下3个目标：充分的生理盐水冲洗、尽可能进行直肠修补，结肠造口以及可能需要的多学科会诊。

术后护理

术后至少禁食2天，胃肠减压1~2天。指导患者尽早下床活动。一旦肠鸣音恢复，夹闭鼻胃管，开始流质饮食。如果能耐受，可逐步更改饮食等级（半流食、普食）。当恢复至普通饮食和排便后，腹腔内引流管可拔除，患者可出院。对于进行结肠造口术的患者，在6周后确保直肠损伤部位恢复后可考虑行结肠回纳术。

肠损伤

肠损伤可发生于气腹针穿刺、放置套管、机器人器械的直接损伤或能量损伤。一项多中心腹腔镜和机器人泌尿外科手术的研究报道肠损伤的发生率为 1.3/1 000[3]。

如何预防 RARC 术中肠损伤?

确保腹腔镜/机器人手术器械的完整和良好的绝缘效果。手术全程确保器械在视野之内是至关重要的。助手在没有直视的情况下把手术器械置入手术操作区时需非常小心。当患者术前有腹部手术史或放疗史,可引起腹腔内粘连,在进行肠粘连松解时更容易损伤小肠[8]。

诊断

术中即刻发现至关重要。损伤包括表浅浆膜损伤至全层撕裂或能量损伤。

处理

肠损伤应区分其损伤的类型(小肠或大肠)。其处理应遵循相同原则,但对于大肠损伤,当有明显的粪便外溢时,外科医生应及时进行结肠造口。肠袢应小心分离寻找是否有肠内容物外溢或浆膜撕裂。如果伤口小于肠管周长的 30%,可以采用双层的间断缝合(浆膜应该进行缝合)。对于大的或肠壁全层损伤,推荐局部肠切除+吻合术。可以在耻骨上增加 1 个辅助套管进行体内肠吻合术以恢复肠道连续性。通过耻骨上 12mm 通道置入 1 个 60mm 的 Endo GIA 吻合器,肠管两断端对系膜缘对齐后,进行两次连续的侧侧吻合(图 21.2)。通过助手孔水平激发 Endo GIA 吻合器闭合侧侧吻合后的两肠管开口。采用 3-0 缝线关闭肠系膜孔以避免内疝。

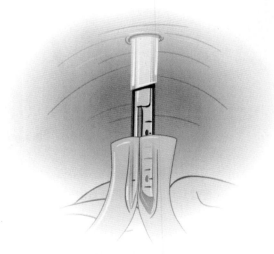

图 21.2　侧侧肠管吻合术示意图

术后护理

术后建议保留鼻胃管 1~2 天。患者恢复肠鸣音后,夹闭胃管,开始流质饮食,能耐受后拔除鼻胃管,逐步改变饮食类型。

血管损伤

RARC 术中发生血管损伤的发生率低于 5%[9]。最常见的出血部位发生于扩大淋巴结清扫时髂总静脉小的分支血管的撕裂[10]。血管损伤可分为腹壁血管(腹壁下血管)、骨盆或腹膜后血管损伤。

髂血管

进行广泛的盆腔淋巴结清扫时,采用能量机械进行静脉周围的分离、过度牵拉或大力钳夹血管均可导致血管损伤。

如何预防 RARC 术中血管损伤?

对于盆腔血管解剖的熟悉是避免其损伤的关键(图 21.3)。钝性分离应在直视下沿着血管外层面进行。如果使用能量设备,应小心避免与血管壁直接接触。

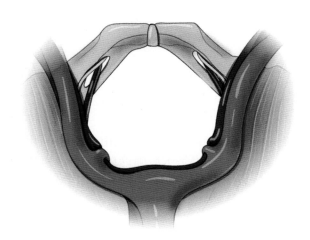

图 21.3　盆腔血管解剖示意图

诊断

血管损伤应立即进行修补。

第 1 步是充分的压迫止血,升高气腹压到 20mmHg。采用 4-0 或 5-0 Prolene 缝线连续缝合关闭血管破口。必要时中转开放手术或请血管外科会诊(视频 21.3)。

术后护理

根据血管损伤的程度和血管外科的建议,术后需要抗凝治疗。同时需要监测同侧下肢的血供情况。

闭孔神经损伤

在盆腔淋巴结清扫术过程中需要解剖闭孔神经,在进行整块淋巴组织切除术时可能发生损伤。

如何预防 RARC 术中闭孔神经损伤?

在盆腔淋巴结清扫术期间,熟悉盆腔解剖结构是很重要的(图 21.4)。我们采用了盆腔淋巴结的带状解剖技术。首先分离髂总血管的外侧和近端淋巴结,然后解剖马赛三角,在三角近端可显露闭孔神经。该技术可以更好地观察闭孔神经[11]。

诊断

术中是修复神经损伤的最佳时机。术后则是需要通过电生理和神经超声诊断仪明确是否有神经损伤[12]。

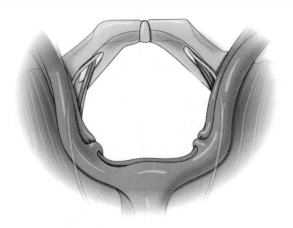

图 21.4　闭孔神经示意图

处理

如果是术中发现神经完全横断（神经离断）[13]，应由神经外科团队采用 9-0 或 10-0 聚酰胺纤维缝线进行端端显微修复[12]。如果是术后确诊（临床表现为神经失能或轴突损伤），由于 25% 患者存在副闭孔神经，治疗方案的选择并不一样。因此，应根据患者临床表现决定进一步治疗方案[13]。

术后护理

根据损伤的不同类型和神经损伤修复的时间不同，在 6 周至 6 个月的康复期间，物理治疗都是需要的[14]。

急性术后并发症

肠道相关并发症

肠梗阻

RARC 术后肠梗阻很常见，通常累及小肠。RARC 术后的小肠相关并发症的再次手术比例为 12%[15]。在由于内疝、局部缺血或肠扭转引起的机械性肠梗阻病例中，大多数病例需要在患者复苏后再次进行手术治疗。

如何预防 RARC 术后肠梗阻?

RARC 术中，恢复肠道连续性后的肠系膜缺损应注意闭合；避免不必要的操作和对肠道的干扰，可使用防粘连材料以减少术后的肠粘连。术中仔细检查肠袢是否有颜色的变化。如果出现，应使用温湿纱布包裹肠袢，同时观察其颜色变化和蠕动。如果这种情况持续存在，应进行局部肠切除并一期吻合。可以采用吲哚菁绿 10mg 静脉注射，利用荧光评估吻合前的肠断端的血供情况。

诊断

患者通常表现为恶心、呕吐和腹胀。最初通过立位腹部 X 线检查怀疑该诊断。可以在口服和静脉造影剂后对腹部/骨盆进行 CT 扫描，直接识别梗阻部位或通过观察直肠内无造影剂显影进行诊断（图 21.5）。

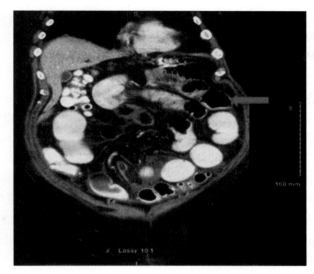

图21.5　腹部/盆腔CT显示肠梗阻产生肠袢扩张

麻痹性肠梗阻

体内尿流改道可以减少第三间隙液体量的丢失并减少肠梗阻的发生[16]。麻痹性肠梗阻通常采用保守治疗（补液和口服）、补充电解质、NPO、留置鼻胃管和静脉补液。

如何预防 RARC 术后麻痹性肠梗阻？

患者早期下床活动、避免使用阿片类药物和使用胃肠动力药有助于预防麻痹性肠梗阻的发生[17]。

诊断

患者通常表现为恶心、呕吐和腹胀。最初通过立位腹部 X 线检查怀疑该诊断。确诊肠梗阻的最佳方法是口服和静脉给予造影剂后进行腹部/盆腔 CT 扫描。

治疗

保守治疗包括维持生命体征平稳、放置鼻胃管、尿管、纠正水及电解质失衡。促动力药物如阿维莫潘和甲氧氯普胺可以帮助恢复肠道功能。恰当使用阿片类药物，因为它们可能会减弱肠蠕动。使用对乙酰氨基酚和非甾体抗炎药已被纳入加速术后康复（enhanced recovery after surgery, ERAS）的一部分，以减少阿片类药物对肠道功能恢复的影响。Naldemedine 是一种新型 μ 阿片类激动剂，已显示出更好的效果[18]。

如果保守治疗失败或临床症状恶化（疼痛加重、呕吐、发热、腹胀加重、白细胞增多），应进行手术探查。首选进行开腹手术；能否采用机器人辅助手术取决于外科医生的经验。对于有腹膜炎、血流动力学不稳定或肠袢扩张明显，建立气腹的空间不足的患者应优先考虑开放手术途径。对于机器人辅助方法，使用 Veress 针或开放（Hasson）技术进行气腹的建立。Veress 针可以插入脐上位置或左上象限（Palmer's point），以避免可能的黏附肠袢[19,20]。可能需要先进行腹腔镜粘连松解，以便置入其他机器臂通道。广泛的肠粘连松解容易损伤肠壁。术中仔细检查肠袢是否有颜色的变化。如果出现，应使用温湿纱布包裹肠袢，同时观察其颜色变化和蠕动。如果这种情况持续存在，应进行局部肠切除并一期吻合。可以采用吲哚菁绿 10mg 静脉注射，利用荧光评估吻合前的肠断端的血供情况。

如果是内疝引起的肠梗阻,尽量将疝出的肠袢从组织缺口复位并评估肠袢的活力,如果肠管活力正常,可采用可吸收缝线间断关闭组组缺口。不管是何种病因,术后应该留置腹腔引流管和鼻胃管。

术后护理

临床监测患者是否有恶心、呕吐、腹胀、排气排便及引流量变化。一旦患者病情稳定并出现活跃的肠鸣音,则夹闭鼻胃管,并开始流质饮食。如果患者耐受良好,则拔除鼻胃管。然后,饮食应根据其胃肠功能的恢复情况逐渐过渡。

肠吻合口瘘

尿流改道是 RARC 的基本步骤。尿流改道使用的肠段最常见的还是回肠。胃肠道并发症是 RARC 术后最常见的并发症。根治性膀胱切除术后肠吻合口瘘发生的概率为 0.3%～8.7%[21]。来自一项多因素回归分析的胃肠道文献中报道肠发生吻合口瘘的预测因子包括男性、3 分及以上 Charlson 合并症指数、术中不良事件和更长的手术时间[22]。

RARC 术后如何防止肠吻合口瘘?

熟练的外科操作技术,良好的营养状况,并采用 ERAS 方案。在手术过程中应轻柔地处理肠道,确保肠断端良好的血供,断端边缘组织新鲜,确保无渗漏的吻合。肠吻合器或手工缝合术同样有效[23]。

诊断

术后肠吻合口瘘可表现为急性腹膜炎或更隐匿的发病。腹膜炎患者可表现为剧烈腹痛、发热、腹部压痛、反跳压痛并伴有脓毒症表现。隐匿的发病可能是由于肠瘘被包裹,其症状包括低热、肠道功能恢复延迟或食欲缺乏。临床诊断通过口服和静脉造影剂后腹部和盆腔 CT 证实(图 21.6)。

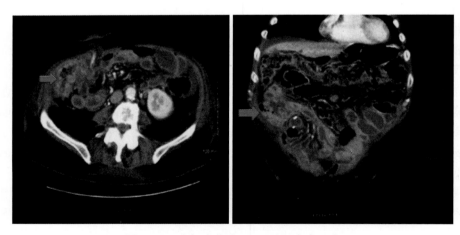

图 21.6　腹部或盆腔 CT 显示肠吻合口瘘

治疗

急重症患者需及时复苏并送入手术室。可选择通过腹部正中切口进行急诊剖腹探查。细致探查肠道是必要的,找到发生渗漏的吻合口。检查其他肠管是否存在术中遗漏的损伤。充分的腹腔冲洗后,切除发生渗漏的吻合口,保证两侧肠断端组织新鲜。根据术中情况,进行肠吻合或近端肠管改道分流。留置 2 根大号引流管后关腹。对于早期发生的肠瘘,机器人辅助手术修复可能可行,但仅限于大医疗中心的经验丰富的机器人外科专家[15]。

术后护理

患者术后至少禁饮食 2 天,保留腹腔内引流,鼻胃管保留 1～2 天。指导患者尽早下床活动。一旦患者病情稳定,肠音活跃,夹闭鼻胃管,并开始流质饮食。如果患者能耐受,则拔除鼻胃管。然后根据肠道功能情况逐步改变饮食等级。

尿漏和急性尿路梗阻

RARC 术后尿漏发生率为 6%[15]。原因通常为水肿或输尿管肠吻合时的技术失误。对于原位新膀胱,输尿管支架移位或引流管黏液堵塞也会导致尿漏。急性尿路梗阻通常与手术技术不熟练有关,如输尿管回肠吻合时将输尿管前壁和后壁缝合或由于过度处理而导致输尿管壁水肿。

如何预防 RARC 术后尿漏?

坚持吻合的原则非常重要,如尽量减少对输尿管和回肠的操作,确保输尿管末端良好的血供,输尿管末端开口足够宽敞,无渗漏吻合,经吻合口留置支架,通畅的引流。Bricker 和 Wallace 术式输尿管肠吻合发生尿瘘的比例没有差异[24]。可以采用吲哚菁绿 10mg 静脉注射,利用荧光评估吻合前的肠和输尿管断端的血供情况。

诊断

术后尿漏大部分时间无症状,通常表现为引流量增加。可通过检测引流液的肌酐水平和 CT 尿路造影或肠导管造影来确诊。

处理

处理包括对于原位新膀胱确保引流管通畅,定期冲洗新膀胱避免黏液堵塞尿管。在吻合口水肿消退前可先观察。如果保守治疗失败,可采用肾造瘘或顺行重置输尿管支架。

术后护理

监测引流量变化。如果在 48 小时内无明显引流,可拔除引流管。患者带肾造瘘管出院。晚期尿漏可能是由于输尿管回肠吻合口狭窄(见本章后文)。

流出道 / 原位膀胱坏死

流出道 / 新膀胱坏死是一种罕见但严重的并发症(0～0.7%)[21],是由于截取的肠段缺血。缺血的原因可能是由于肠系膜扭转或肠系膜被过度牵拉。

如何预防 RARC 术后流出道 / 新膀胱坏死?

在 RARC 期间,确保截取的肠管血运良好、系膜完整。静脉注射吲哚菁绿和荧光技术可用于判断肠管的血液供应是否良好。

诊断

通过临床观察即可诊断坏死(图 21.7)。临床主要表现为乳头颜色变黑,乳头从皮肤边缘退缩(≥0.5cm)。针刺乳头没有出血。仔细检查流出道发现流出道内也发生坏死。如果诊断延误,患者可能会演变为脓毒症。对于原位膀胱,不能评估其颜色变化。可表现为尿瘘形成或出现脓毒症。

处理

急重症患者进行复苏并送入手术室。可选择通过腹部正中切口进行急诊剖腹探查。细

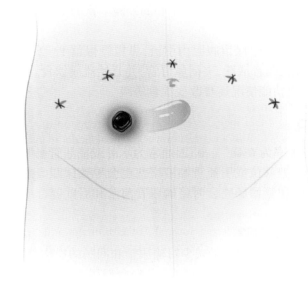

图 21.7 流出道坏死示意图

致探查发生坏死的肠段是必要的。截取新的肠段进行尿流改道(回肠导管或输尿管皮肤造口)。留置 2 根粗的引流管后关腹。

术后护理

患者术后至少禁饮食 2 天,保留腹腔内引流,鼻胃管保留 1～2 天。指导患者尽早下床活动。一旦患者病情稳定,肠鸣音活跃,即夹闭鼻胃管,并开始流质饮食。然后根据肠道功能情况逐步改变饮食等级。

淋巴囊肿

淋巴囊肿是盆腔淋巴结清扫术后最常见的并发症。开放盆腔淋巴结清扫术后发生淋巴囊肿的比例为 5%[25]。

如何预防 RARC 术后淋巴囊肿?

先前一项研究通过多变量分析显示症状性淋巴囊肿的形成与淋巴结清扫的数量和是否预防性使用了低分子量肝素有关[26]。另一项研究表明,外科医生也是影响淋巴囊肿发生的因素之一[27]。充分夹闭术中的淋巴管有助于防止淋巴囊肿的形成。

诊断

大多数患者并无症状,在随访时通过影像学检查发现淋巴囊肿。盆腹超声是最初的诊断方法,可通过腹部 / 盆腔 CT 进行确诊。淋巴囊肿可能感染,引起发热和腹痛,如果体积够大可压迫周围脏器,例如,压迫盆腔静脉导致下肢肿胀[26]。

处理

无症状的小体积淋巴囊肿不需要治疗。如果淋巴囊肿合并感染,或因为体积大引起压迫症状可经皮穿刺引流。对于复发性淋巴囊肿,首选腹腔镜下囊肿开窗手术[27]。

晚期手术并发症

输尿管肠吻合口狭窄

输尿管肠狭窄的病因包括良性(缺血)或恶性(原发或复发)因素。良性病因通常在RARC后1～2年内逐渐加重。恶性病因通常合并有症状,并进行性进展。上尿路复发是膀胱切除术后最常见的晚期复发的病因[28]。

输尿管肠吻合口狭窄更常见于左侧(占所有狭窄的45%),这可能是由于左侧输尿管需游离得更长以便其在乙状结肠系膜下隧道通过[29]。发生双侧狭窄的比例约25%。

Hussein等报道RARC术后输尿管回肠吻合口狭窄需要手术干预率为12%[15]。RARC术后输尿管狭窄与高体重指数(BMI)、术前肾功能差、腹腔内尿流改道、尿路感染、尿漏等因素相关[29]。

如何预防 RARC 术后输尿管狭窄的发生?

尽量减少对输尿管的干扰和细致游离输尿管,确保输尿管远端良好的血供(保留足够的外膜)(可通过吲哚菁绿和荧光技术确认),充分劈开保证输尿管开口宽大,通畅的引流,切除病变的输尿管段,吻合内留置支架管是避免这种并发症的有效方法。我们更倾向于在腹膜后放置回肠导管,以减少渗漏。据报道,Wallace和Bricker技术之间的狭窄率没有区别[24]。使用隧道抗反流机制(特别是结肠)有更高的狭窄风险。

诊断

患者可能表现为腰痛、反复发作的尿路感染或肌酐升高。狭窄的诊断可通过CT尿路造影、MAG3肾脏扫描、经肾造瘘管的尿路造影(如果放置肾造瘘管)(图21.8)或MRU确认。

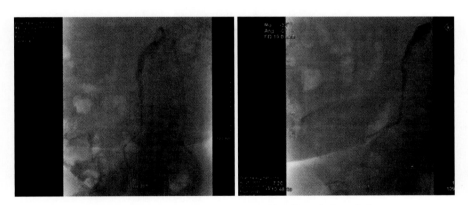

图21.8 经肾造瘘管造影显示左输尿管肠吻合口狭窄

处理

第1步是用经皮肾造瘘留置引流管,以避免感染或肾实质丢失等梗阻的并发症。引流后,第2步是确定狭窄的病因(良性与恶性)。首先应尝试内镜治疗,通过扩张和留置支架,约1/3病例有效[15]。通过开放或机器人辅助手术输尿管狭窄修复提供更好的长期疗效。

机器人手术修复输尿管肠吻合口狭窄是可行的,其效果与开放修复相当[15]。通常需要先行腔镜下肠粘连松解。在远离狭窄部位寻找、显露输尿管。通过肾造瘘管注射亚甲蓝有助于输尿管的定位。显露输尿管后继续解剖直到显露输尿管狭窄段。游离出狭窄段近端的输尿管,狭窄段远端组织送病检。经过充分的游离后,如果还存在较大张力,应继续游离输尿管近端以获取更长的输尿管。如果还是长度不够,可尝试将肠导管或原位新膀胱往固定的输尿管方向牵引,并将其固定在腹膜后壁上。

　　Bricker 或 Wallace(如果是双侧输尿管吻合)技术都可采用。在 Bricker 手术中,将输尿管末端充分剖开呈匙状,在无张力的状态下分别种植于肠导管或新膀胱。吻合前,每条输尿管分别置入 1 根 J 型支架管,用铬制肠线将其缝合固定于肠导管上。在 Wallace 手术中,用第四臂将输尿管末端破开后并排,采用 4-0 薇乔线连续缝合输尿管后壁相邻的两边(图 21.9)。将输尿管末端其他各边分别与肠导管近断端间断或连续吻合,直到两侧前壁汇合,最终将 2 条输尿管缝合在一起。在进行输尿管肠吻合时,置入双侧输尿管 J 型支架,用铬制肠线将其缝合固定于肠导管或新膀胱上。推荐采用腹膜后吻合(用腹膜覆盖吻合口)减少渗漏。腹腔内留置引流管,新膀胱内留置 Foley 导尿管。

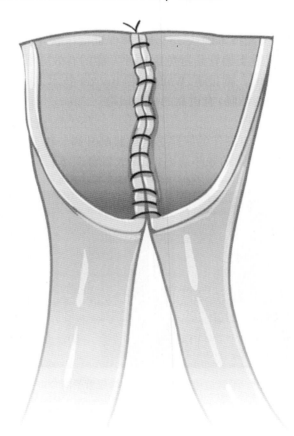

图 21.9　Wallace 吻合法示意图(视频 21.4)

　　对于长度超过 3cm 的较长的狭窄,可能还需要截取一段顺蠕动的肠管插入其中桥接肠导管和输尿管。对于可控的尿流改道手术,如果储尿囊大小足够,可利用其前壁纵向设计 Boari 瓣以桥接缺损。或者截取 10cm 顺蠕动肠段进行桥接[30]。最近也有关于采用颊黏膜输尿管成形治疗长段输尿管狭窄的报道[31,32]。

术后护理

经皮肾造瘘管可在术中或第 2 天拔除。2 周后随访,项目包括病史、体格检查、肾功能检查和尿液分析。作者倾向于夹闭肾造瘘管 2 周后拔除输尿管支架。如果患者无症状(无尿路感染或腹痛的证据),随访影像学检查提示无梗阻,我们再拔除肾造瘘管。取出输尿管支架后 2～4 周,建议进行盆-腹部超声检查,明确输尿管肠吻合口是否通畅。3 个月后进行肾脏超声或 MAG3 肾脏扫描,每 6 个月随访 1 次,至少 2 年,进行肾脏影像学和功能检查。

尿道肠吻合口狭窄

关于 RARC 术后尿道肠吻合口狭窄的文献资料非常有限。从开放手术来看,吻合口良性狭窄的发生率为 1.2%[4]。狭窄通常是由于吻合口的张力过大。

如何预防 RARC 术后的尿道肠吻合口狭窄?

预防狭窄的技术包括保留最大尿道长度,减少气腹压力,切开肠系膜以获得更大的活动度[33]。

诊断

患者通常表现为反复发作的尿路感染、自家间歇性导尿困难或充溢性尿失禁。最好的确诊方法是膀胱镜检查联合逆行尿道造影。应同时进行直肠检查(男性)和阴道检查(女性),以排除肿瘤复发。

处理

首先应尝试内镜途径,特别是狭窄段短、薄,可进行直视下的尿道狭窄切开;如果狭窄复发,应进行手术翻修作为最终治疗。修复是通过切除狭窄的节段,修剪尿道边缘,新膀胱重新开口进行二次吻合手术。重建新膀胱可能是一种选择,甚至可以进行回肠导管术。

内瘘形成

在 RARC 术后的最初 2 年中,因需内瘘修复而再次手术的发生率为 3%[15]。由于并不常见,内瘘的治疗策略和预后情况在文献中报道不多。瘘管可发生于肠和导管(肠-导管瘘)、皮肤和导管(皮肤-导管瘘)、阴道和导管(阴道-导管瘘)或直肠和导管(直肠-导管瘘)之间形成。

如何预防 RARC 术后内瘘的发生?

预防内瘘发生措施包括通过口服或肠外途径确保围手术期营养充足。在肠道或尿路重建中遵守吻合的原则,最大程度减少肠管或输尿管的损伤,尽量采用网膜瓣覆盖吻合口,及时处理漏或感染。对于育龄女性的器官局限性膀胱肿瘤,保留器官的膀胱切除可能是减少内瘘发生的一种手术选择。

诊断

与可能存在的内瘘形成一致的症状包括气泡尿、放射检查时在尿路中发现气体影、反复发作的尿路感染、食物残渣等物质通过伤口、尿液或阴道流出[32]。确诊的方法为经造瘘管造影(图 21.10),造瘘管造影后 CT 扫描、CTU 或 MRU。一些外科医生更喜欢进行膀胱镜检查/胃肠镜检查,这可能显示瘘管或瘘管部位的炎症情况。在修复时,可以放置导丝或输尿管导管,以便在修复时识别瘘管。

处理

瘘管首先可行保守治疗,例如采用留置尿管或肾造瘘管引流尿液,低渣饮食和/或高营

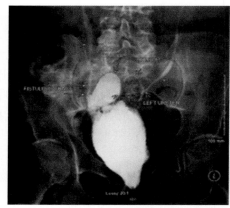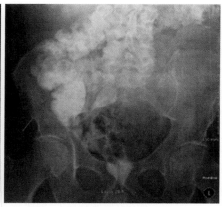

图 21.10　原位新膀胱造影显示肠-新膀胱瘘

养支持。如果保守治疗失败,则通过开放或机器人辅助进行手术修复。

机器人辅助回肠膀胱瘘修补手术是可行的,主要决定于外科医生的经验。Hussein 等报告,406 例 RARC 手术后,11 名患者出现了瘘管并发症。其中 5 例接受了机器人辅助修复,其余组接受了开放手术修复,长期预后无差异[15]。机器人辅助修复从肠粘连松解开始,显示瘘管位置后切除瘘管。如果累及输尿管或输尿管靠近瘘管部位,则强烈建议重新再植输尿管。用可吸收缝线关闭瘘管两端,并采用网膜、腹膜或脂肪组织填塞瘘管的两侧(视频 21.5)。

至于肠-导管瘘和直肠-导管瘘,累及的肠段如有必要通常会被切除。也可以考虑行结肠造口术。对于阴道-导管瘘,将阴道前壁与导管分离后,将阴道前壁双层关闭,采用网膜(腹膜)瓣填塞于阴道和导管之间。

采用 150mL 亚甲蓝溶液注入导管内检测其完整性,留置引流管和 Foley 导尿管。

术后护理

外科修复后夹闭肾造瘘管。导管保留 10～14 天,经导管或肠造影证实无造影剂外溢可拔除导管。如果输尿管重新留置了单 J 管,单 J 管保留 4 周以上,采用软性膀胱镜拔除。3 个月后重新复查 CT 或 MRU 明确瘘管是否闭合。

造瘘口并发症

造瘘口旁疝

造瘘口旁疝(parastomal hernia,PSH)是指腹部内容物通过腹壁的造口缺损突出。它是最常见的造瘘口并发症[34]。Hussein 等人报道 RARC 术后 PSH 发生率为 20%[35],Indiana 报道开放手术后造瘘口旁疝发生率为 29%[36]。造瘘口旁疝发生的原因是手术技术的瑕疵或患者自身的因素。

Moreno-Matias 分型将造瘘口旁疝分为 3 种类型:①疝囊内含有输出道肠管。②囊内含有腹部脂肪或大网膜。③囊内含有除输出道肠管外的肠袢[37]。

如何预防 RARC 术后的造瘘口旁疝?

缩小腹部筋膜切口、保留局部脂肪、采用脂肪筋膜分层缝合(有争议),改善患者营养状态[35]。延长的气腹状态可增加造瘘口旁疝发生风险,在准备造瘘口位置之前,需进行腹部气体的排放,以避免造瘘口位置偏离腹直肌。也有外科医生建议在 RARC 手术预防性使用补片以避免术后 PSH 的发生。

诊断

RARC 术后合并造瘘口旁疝患者只有 30% 出现症状,多数造瘘口旁疝患者并无不适症状[35]。瘘口旁疝可以出现急性(肠梗阻、肠绞窄或尿路梗阻)或慢性(造口袋匹配问题、尿漏、反复发作的不全肠梗阻和/腹痛)等症状。最好的诊断方法是口服或静脉给予造影剂后行腹部 CT 扫描(图 21.11)。

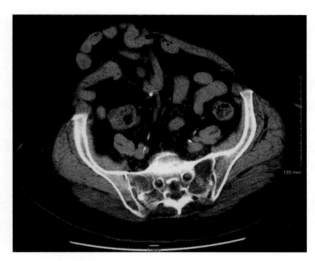

图 21.11　CT 扫描显示 3 度造瘘口旁疝

处理

治疗的主要内容是对患者进行有关肠梗阻症状和体征的宣教。对于有症状的患者早期可采用疝带保守治疗,只有 15% 患者需要外科干预[35]。对于梗阻性造瘘口旁疝患者进行复位、剖腹探查并复位疝内容物。并对相关肠袢进行评估,切除失活的肠袢并重新吻合。初步修复造瘘口缺损。

有慢性症状的患者可以通过机器人辅助手术进行治疗,复位疝出的内容物,并使用补片对缺损进行初步修复。将补片置入腹腔后覆盖在造瘘肠管周围,采用薇乔线间断缝合将补片固定于腹壁。补片边缘需超出缺损边缘 5～10cm[38, 39],由于直接修复失败率高(46%～100%),我们更倾向于使用补片而不是直接修复[40]。在极少数情况下,造瘘口可以移到一个新的位置[41]。对于腹肌薄弱的大缺损,造口移位到另一侧可能是一种选择[42]。

术后护理

术后管理包括临床监测患者是否恶心、呕吐、排气或排便和引流物情况。

造瘘口脱垂

所谓的造瘘口脱垂是指组织愈合后出现的肠乳头尺寸和/或长度增加[43]。关于造瘘口脱垂的数据有限。患者可表现为造口袋难以匹配、溃疡、干燥和造瘘口出血。导致造瘘口脱垂的原因认为是腹壁筋膜开口过宽。处理的指征是症状持续或出现血管损伤表现。必须注意是否合并造瘘口旁疝。文献建议可将脱垂的造瘘管从腹壁分离,切除多余肠管,重新腹壁造口。对于无法修复的较大腹壁缺损,可以进行移位处理[44]。

造瘘口狭窄

造瘘口不能通过小指或 6Fr Hegar 扩张器定义为狭窄。这可能是由于肠缺血或皮肤和/或筋膜开口狭窄所致[44]。吻合口狭窄发生的中位时间为 9 年,发生率为 2.1%[45]。可以通过造瘘管造影明确诊断。处理包括间隙性导尿术、定期扩张或外科修复。外科修复是将造瘘管从腹壁松解,修整肠管及皮肤至新鲜组织后重建造瘘口。

新膀胱破裂

属于罕见并发症。定期检查排尿后的残余尿,必要时给予 CIC 可避免此类并发症的发生。患者的依从性是一个关键因素,如果需要进行可控性尿流改道,患者必须终身坚持CIC[46,47]。

如何预防新膀胱破裂?

对患者的宣教非常重要。避免新膀胱过度充盈和腹部外伤可预防新膀胱的破裂[47]。

诊断

患者常表现为急腹症。正确的病史采集和查体对于获得正确的诊断是必须的。新膀胱造影显示造影剂外溢可明确诊断。

处理

稳定患者病情并留置 22Fr 尿管引流是第 1 步。有文献报道对于小的裂口,如果患者病情稳定,可以采用保守治疗。留置大口径的导管引流 3~4 周后行新膀胱造影[48]。大的破裂需进行剖腹探查手术,充分的腹腔冲洗,采用 2/0 薇乔线 2 层修补裂口,留置 2 个腹腔引流管后闭合腹部[47]。肠道功能恢复、引流液少时拔除引流管。3 周后再次行新膀胱造影,如果没有渗漏,拔除尿管。

尿失禁

RARC 尿控比例相差很大,白天尿控比例 68%~100%,夜间尿控比例 57%~85%[49-51]。

如何预防原位膀胱术后尿失禁?

筛选术前满意的尿控且无尿失禁的患者是达到术后预期效果的关键。构建足够容量、低压的球形新膀胱是实现良好尿控的关键。避免打开盆腔内筋膜,在瘤控的基础上保留神经有助于预防尿失禁。

诊断

在随访时通过排尿问卷可了解患者尿失禁的情况。通过尿液分析、培养和药敏试验排除尿失禁的次要原因,如尿路感染和新膀胱感染。真性尿失禁与充溢性尿失禁可通过残余尿量测定来区分,有时还需要进行尿动力学检查进行鉴别。

处理

排除尿路感染和新膀胱感染。对于充溢性尿失禁,定时排尿和 CIC 是必须的。定期复查盆腔超声评估排尿后的残余尿量。对于真性尿失禁患者,康复指导和盆底训练很重要。良好尿控实现可能需要 6 个月时间,直到新膀胱达到足够容量。真性尿失禁可能需要使用吊带或人工尿道括约肌[50,51]。使用其他尿流改道的方法,如回肠导管术可作为最后的方式[52]。

结论

　　无论采用何种方法,根治性膀胱切除术后并发症都是常见的。当保守措施不能处理 RARC 术后并发症时,外科干预常有良好的效果。如果经验丰富,有计划地进行,机器人辅助外科干预这些并发症是可行的,患者创伤将更小。

(赖彩永　伍国豪 译,张树栋 审)

参考文献

1. Nix J, Smith A, Kurpad R, Nielsen ME, Wallen EM, Pruthi RS. Prospective randomized controlled trial of robotic versus open radical cystectomy for bladder cancer: perioperative and pathologic results. Eur Urol. 2010;57(2):196–201.
2. Parekh DJ, Reis IM, Castle EP, Gonzalgo ML, Woods ME, Svatek RS, et al. Robot-assisted radical cystectomy versus open radical cystectomy in patients with bladder cancer (RAZOR): an open-label, randomised, phase 3, non-inferiority trial. Lancet. 2018;391(10139):2525–36.
3. Khan MS, Elhage O, Challacombe B, Rimington P, Murphy D, Dasgupta P. Analysis of early complications of robotic-assisted radical cystectomy using a standardized reporting system. Urology. 2011;77(2):357–62.
4. Niegisch G, Albers P, Rabenalt R. Perioperative complications and oncological safety of robot-assisted (RARC) vs. open radical cystectomy (ORC). In Urologic Oncology: Seminars and Original Investigations Elsevier. 2014;32(7):966–74.
5. Hussein AA, Dibaj S, Hinata N, Field E, O'Leary K, Kuvshinoff B, et al. Development and validation of a quality assurance score for robot-assisted radical cystectomy: a 10-year analysis. Urology. 2016;97:124–9.
6. Patel H, Cerantola Y, Valerio M, Persson B, Jichlinski P, Ljungqvist O. Enhanced recovery after surgery: are we ready, and can we afford not to implement these pathways for patients undergoing radical cystectomy. Eur Urol. 2014;65(2):263–6.
7. Wilson TG, Guru K, Rosen RC, Wiklund P, Annerstedt M, Bochner BH, et al. Best practices in robot-assisted radical cystectomy and urinary reconstruction: recommendations of the Pasadena consensus panel. Eur Urol. 2015;67(3):363–75.
8. Schrenk P, Woisetschläger R, Rieger R, Wayand W. Mechanism, management, and prevention of laparoscopic bowel injuries. Gastrointest Endosc. 1996;43(6):572–4.
9. Smith AB, Woods ME, Raynor MC, Nielsen ME, Wallen EM, Pruthi RS. Prevention and management of complications following robot-assisted radical cystectomy: lessons learned after> 250 consecutive cases. World J Urol. 2013;31(3):441–6.
10. Poch MA, Raza J, Nyquist J, Guru KA. Tips and tricks to robot-assisted radical cystectomy and intracorporeal diversion. Curr Opin Urol. 2013;23(1):65–71.
11. Hussein AA, Hinata N, Dibaj S, May PR, Kozlowski JD, Abol-Enein H, et al. Development, validation and clinical application of pelvic lymphadenectomy assessment and completion evaluation: intraoperative assessment of lymph node dissection after robot-assisted radical cystectomy for bladder cancer. BJU Int. 2017;119(6):879–84.
12. Antoniadis G, Kretschmer T, Pedro MT, König RW, Heinen CP, Richter H-P. Iatrogenic nerve injuries: prevalence, diagnosis and treatment. Dtsch Arztebl Int. 2014;111(16):273.
13. Vasilev SA. Obturator nerve injury: a review of management options. Gynecol Oncol. 1994;53(2):152–5.
14. Kretschmer T, Antoniadis G, Braun V, Rath SA, Richter HP. Evaluation of iatrogenic lesions in 722 surgically treated cases of peripheral nerve trauma. J Neurosurg. 2001;94(6):905–12.
15. Hussein AA, Hashmi Z, Dibaj S, Altartir T, Fiorica T, Wing J, et al. Reoperations following robot-assisted radical cystectomy: a decade of experience. J Urol. 2016;195(5):1368–76.
16. Hussein AA, May PR, Jing Z, Ahmed YE, Wijburg CJ, Canda AE, et al. Outcomes of Intracorporeal urinary diversion after robot-assisted radical cystectomy: results from the international robotic cystectomy consortium. J Urol. 2018;199(5):1302–11.
17. Giannarini G, Crestani A, Inferrera A, Rossanese M, Subba E, Novara G, et al. Impact of Enhanced Recovery After Surgery (ERAS) protocols versus standard of care on perioperative

outcomes of radical cystectomy: a systematic review and meta-analysis of comparative studies. Minerva Urol Nefrol. 2019; https://doi.org/10.23736/S0393-2249.19.03376-9.

18. Esmadi M, Ahmad D, Hewlett A. Efficacy of naldemedine for the treatment of opioid-induced constipation: a meta-analysis. J Gastrointestin Liver Dis. 2019;28(1):41–6.

19. Jain N, Sareen S, Kanawa S, Jain V, Gupta S, Mann S. Jain point: a new safe portal for laparoscopic entry in previous surgery cases. J Hum Reprod Sci. 2016;9(1):9.

20. Chang F, Lee C, Soong Y. Use of palmer's point for insertion of the operative laparoscope in patients with severe pelvic adhesions: experience of seventeen cases. J Am Assoc Gynecol Laparosc. 1994;1(4, Part 2):S7.

21. Lawrentschuk N, Colombo R, Hakenberg OW, Lerner SP, Månsson W, Sagalowsky A, et al. Prevention and management of complications following radical cystectomy for bladder cancer. Eur Urol. 2010;57(6):983–1001.

22. Trencheva K, Morrissey KP, Wells M, Mancuso CA, Lee SW, Sonoda T, et al. Identifying important predictors for anastomotic leak after colon and rectal resection: prospective study on 616 patients. Ann Surg. 2013;257(1):108–13.

23. Witzke JD, Kraatz JJ, Morken JM, Ney AL, West MA, Van Camp JM, et al. Stapled versus hand sewn anastomoses in patients with small bowel injury: a changing perspective. J Trauma. 2000;49(4):660–5; discussion 5–6

24. Davis NF, Burke JP, McDermott T, Flynn R, Manecksha RP, Thornhill JA. Bricker versus Wallace anastomosis: a meta-analysis of ureteroenteric stricture rates after ileal conduit urinary diversion. Can Urol Assoc J. 2015;9(5–6):E284.

25. Sogani PC, Watson RC, Whitmore WF. Lymphocele after pelvic lymphadenectomy for urologic cancer. Urology. 1981;17(1):39–43.

26. Gotto GT, Yunis LH, Guillonneau B, Touijer K, Eastham JA, Scardino PT, et al. Predictors of symptomatic lymphocele after radical prostatectomy and bilateral pelvic lymph node dissection. Int J Urol. 2011;18(4):291–6.

27. Musch M, Klevecka V, Roggenbuck U, Kroepfl D. Complications of pelvic lymphadenectomy in 1,380 patients undergoing radical retropubic prostatectomy between 1993 and 2006. J Urol. 2008;179(3):923–9.

28. Schnoeller T, Finter F, Hautmann RE, Volkmer BG. Upper urinary tract recurrence after cystectomy for bladder cancer: who is at risk? J Urol. 2009;181(4S):632.

29. Ahmed YE, Hussein AA, May PR, Ahmad B, Ali T, Durrani A, et al. Natural history, predictors and management of ureteroenteric strictures after robot assisted radical cystectomy. J Urol. 2017;198(3):567–74.

30. Nassar OAH, Alsafa MES. Experience with ureteroenteric strictures after radical cystectomy and diversion: open surgical revision. Urology. 2011;78(2):459–65.

31. Arora S, Campbell L, Tourojman M, Pucheril D, Jones LR, Rogers C. Robotic buccal mucosal graft ureteroplasty for complex ureteral stricture. Urology. 2017;110:257–8.

32. Zhao LC, Weinberg AC, Lee Z, Ferretti MJ, Koo HP, Metro MJ, et al. Robotic ureteral reconstruction using buccal mucosa grafts: a multi-institutional experience. Eur Urol. 2018;73(3):419–26.

33. Almassi N, Zargar H, Ganesan V, Fergany A, Haber G-P. Management of challenging urethroileal anastomosis during robotic assisted radical cystectomy with intracorporeal neobladder formation. Eur Urol. 2016;69(4):704–9.

34. Kouba E, Sands M, Lentz A, Wallen E, Pruthi RS. Incidence and risk factors of stomal complications in patients undergoing cystectomy with ileal conduit urinary diversion for bladder cancer. J Urol. 2007;178(3):950–4.

35. Hussein AA, Ahmed YE, May P, Ali T, Ahmad B, Raheem S, et al. Natural history and predictors of parastomal hernia after robot-assisted radical cystectomy and ileal conduit urinary diversion. J Urol. 2018;199(3):766–73.

36. Liu NW, Hackney JT, Gellhaus PT, Monn MF, Masterson TA, Bihrle R, et al. Incidence and risk factors of parastomal hernia in patients undergoing radical cystectomy and ileal conduit diversion. J Urol. 2014;191(5):1313–8.

37. Moreno-Matias J, Serra-Aracil X, Darnell-Martin A, Bombardo-Junca J, Mora-Lopez L, Alcantara-Moral M, et al. The prevalence of parastomal hernia after formation of an end colostomy. A new clinico-radiological classification. Color Dis. 2009;11(2):173–7.

38. LeBlanc K, Bellanger D, Whitaker J, Hausmann M. Laparoscopic parastomal hernia repair. Hernia. 2005;9(2):140–4.

39. Mancini G, McClusky D, Khaitan L, Goldenberg E, Heniford B, Novitsky Y, et al. Laparoscopic parastomal hernia repair using a nonslit mesh technique. Surg Endosc. 2007;21(9):1487–91.

40. Donahue TF, Bochner BH, Sfakianos JP, Kent M, Bernstein M, Hilton WM, et al. Risk factors for

the development of parastomal hernia after radical cystectomy. J Urol. 2014;191(6):1708–13.
41. Martin L, Foster G. Parastomal hernia. Ann R Coll Surg Engl. 1996;78(2):81.
42. Cheung M-T, Chia N-H, Chiu W-Y. Surgical treatment of parastomal hernia complicating sigmoid colostomies. Dis Colon Rectum. 2001;44(2):266–70.
43. Johnson P. Intestinal stoma prolapse and surgical treatments of this condition in children: a systematic review and a retrospective study. Surg Sci. 2016;7(09):400.
44. de Miguel VM, Escovar FJ, Calvo AP. Current status of the prevention and treatment of stoma complications. A narrative review. Cirugía Española (English Edition). 2014;92(3):149–56.
45. Shimko MS, Tollefson MK, Umbreit EC, Farmer SA, Blute ML, Frank I. Long-term complications of conduit urinary diversion. J Urol. 2011;185(2):562–7.
46. Haupt G, Pannek J, Knopf H-J, Schulze H, Senge T. Rupture of ileal neobladder due to urethral obstruction by mucous plug. J Urol. 1990;144(3):740–1.
47. Nippgen JBW, Hakenberg OW, Manseck A, Wirth MP. Spontaneous late rupture of orthotopic detubularized ileal neobladders: report of five cases. Urology. 2001;58(1):43–6.
48. Kristiansen P, Mansson W, Tyger J. Perforation of continent caecal reservoir for urine twice in one patient. Scand J Urol Nephrol. 1991;25(4):279–81.
49. Desai MM, Gill IS, de Castro Abreu AL, Hosseini A, Nyberg T, Adding C, et al. Robotic intracorporeal orthotopic neobladder during radical cystectomy in 132 patients. J Urol. 2014;192(6):1734–40.
50. Asimakopoulos AD, Campagna A, Gakis G, Corona Montes VE, Piechaud T, Hoepffner J-L, et al. Nerve sparing, robot-assisted radical cystectomy with intracorporeal bladder substitution in the male. J Urol. 2016;196(5):1549–57.
51. Tyritzis S, Collins J, Khazaeli D, Jonsson M, Adding C, Hosseini-Aliabad A, et al. 1035 The Karolinska experience in 67 robot-assisted radical cystectomies with totally intracorporeal formation of an ileal neobladder. Oncological and complication outcomes. Eur Urol Supp. 2013;12(1):e1035.
52. Hautmann RE, De Petriconi R, Gottfried H-W, Kleinschmidt K, Mattes R, Paiss T. The ileal neobladder: complications and functional results in 363 patients after 11 years of follow-up. J Urol. 1999;161(2):422–8.

22 回肠原位新膀胱与可控性自主导尿尿流改道术

Alvin C. Goh and Gregory Chesnut

适应证

　　根治性膀胱切除术后主要有 3 种形式的尿流改道术,其中包括回肠输出道术,经皮可控性尿流改道术(continent cutaneous urinary diversion,CCUD)以及回肠原位新膀胱(ileal ONB)。本章内容关注于 CCUD 以及原位新膀胱,内容包括手术适应证、术中及术后注意事项、详细的各项尿流改道术式的描述、术后并发症及管理等内容。所有尿流改道术式需要构建一个具有良好顺应性及收缩性的低压力储尿囊。想要完成微创尿流改道术的外科医生需要熟悉所有对应的开放术式。

　　在借鉴了开放手术原则的基础上,完全体内构建回肠原位新膀胱技术使得患者正常排尿的同时,提高了患者的生活质量,改善了体表外观[1]。既往研究报道了众多构建原位新膀胱的方式,储尿囊的低压、高容量及高顺应性仍是达到良好功能性预后的关键因素,因为这使得储尿囊自主排空无尿液残留[2]。

　　CCUD 是通过去管化的肠管构建的储尿囊,其需要通过皮肤造口间歇导尿排空尿液,大部分皮肤造口位于脐周或右下腹。自从 1908 年第 1 例盲肠自主导尿储尿囊报道以来,多种储尿囊构建技术相继发展起来,不同的技术利用多种肠管与多样的构建方式达到一种简易可行的构建方式,并使得可控性的储尿囊构建具有足够容量与顺应性[3-5]。研究报道 CCUD 术后控尿率可以达到 90%～98%,在适当的患者中,相较于原位新膀胱,CCUD 使得患者术后具有更高的控尿率与相似的生活质量[6-9]。

　　尽管可控性储尿囊最大的优势在于可以用于那些不适合做原位新膀胱患者,但是 CCUD 仍是所有想要做尿流改道术的外科医生必须掌握的术式。由于肿瘤学及功能学的因素,部分患者无法行原位新膀胱术,CCUD 作为这些患者可选择的术式。随着微创机器人根治性膀胱切除术应用的增加,泌尿外科医生掌握微创 CCUD 就显得十分重要。自从 Goh 等人于 2015 年第 1 次报道机器人辅助完全腔内构建可控性的尿流改道术式,微创构建经皮可控性储尿囊展现出了有效性及可重复性[8,9]。

机器人辅助腹腔镜根治性膀胱切除术的发展历程

　　自从第 1 次于 2003 年报道,机器人辅助腹腔镜根治性膀胱切除术逐步应用于泌尿外科临床实践[10]。尽管机器人辅助腹腔镜根治性膀胱切除术的施行具有地域差异性,机器人辅助根治性膀胱切除术的实施数据仍在逐年上升。2010 年,美国国家癌症数据中心数据表明有 12.8% 的患者采用的此项微创治疗技术,而这一数据在 2013 年提高 25.3%[11]。伴随着机器人辅助腹腔镜根治性膀胱切除术应用的增加,完全体内尿流改道术(intracorporeal urinary diversion,ICUD)的比例也随之上升。2005 年至 2016 年,国际机器人膀胱根治术联盟(International Robotic Cystectomy Consortium,IRCC)的 2 125 例数据中,51% 的机器人根治性膀胱切除术采用 ICUD[12]。在该联盟中,完全体内尿流改道术的比例从 2005 年的 5% 提高至 2016 年的 97%[12]。在临床实践中,完全体内尿流改道术仍然保持较低的应用率,在一项美国多中心队列研究中,仅有 3% 的机器人辅助根治性膀胱切除术的患者采用 ICUD[13]。此外,从国际视野看,可控性尿流改道术并没有被充分利用,仅有大约 20%～25% 的根治性膀胱切除术的患者采用了该种尿流改道方式[12,14]。在我们所在的中心,大约有一半的根治性膀胱切除术后的患者接受了可控性的尿流改道术式。这项比例在各项外科手术的操作方式中保持一致。值得一提的是,CCUD 仅用于少部分病例,在各项研究队列中其应用比例约占总病例数的 0～39%[15]。在一篇近期的综述中,大样本量的中心应用 CCUD 的比例约占到 10.4%[16]。一项近期的随机队列研究表明,机器人辅助腹腔镜根治性膀胱切除术与开放根治性膀胱切除术在并发症发生率与短期术后肿瘤学预后方面没有显著性差异,我们期待机器人辅助腹腔镜根治性膀胱切除术的比例在未来持续增加[17-19]。随着机器人手术经验的增加,手术技术的标准化,ICUD 的应用比例在未来也可能同步增加。

完全体内尿流改道术

ICUD 经历了一个阶梯式的发展。早期 ICUD 基于回肠输出道术的发展。随后技术复制了开放回肠原位新膀胱术的要点,并证明了完全体内回肠原位新膀胱术的可行性[20-23]。数个研究报道了微创根治性膀胱切除术联合体内尿流改道术的学习曲线,其中绝大多数外科医生初始采用简单的尿流改道术式,随后逐步过渡至更复杂的可控性尿流改道术式[22]。Desai 等人报道的标准手术步骤优化了手术效率[20]。手术经验以及手术量与减少并发症和手术时间相关[12,13,24,25]。

基于初步经验,研究者报道机器人辅助腹腔镜根治性膀胱切除术联合体外构建 Indiana 膀胱在功能学预后以及并发症方面与开放术式相似[9]。最近,我们团队以及其他研究者报道了机器人 CCUD 的可行性及安全性,研究报道的技术采用去管化的右半结肠作为储尿囊,并利用回盲瓣作为控尿机制[21,26,27]。初步的经验表明该术式与传统体外构建术式具有相似的功能学预后,并具有更少的胃肠道及感染性并发症[27,28]。相似的是,随着个人及医疗中心体内构建回肠原位新膀胱手术经验的增多,其式式的预后被证明与开放术式相似[21,28]。

微创根治性膀胱切除术联合体内构建尿流改道术具有多项优势。随机队列研究表明相较于开放根治性膀胱切除术,机器人辅助腹腔镜根治性膀胱切除术有更少的术中出血、更低的输血风险、并具有更低的伤口并发症发生率[21,28-31]。微创术式的小切口使得患者术后疼痛降低,并加速患者术后康复。相较于开放手术,ICUD 使得患者体液流失更少,并减少对肠道的操作,这些因素使得患者术后肠道恢复增快。在一项近期的前瞻性的随机队列研究中报道了 2 种术式术后恢复的差异性[29]。此外,相较于开放术式,部分证据表明心肺功能一定程度受损的患者可能对微创根治性膀胱切除术联合 ICUD 耐受更好。尽管只有小样本量的研究报道了完全 CCUD,其带来的包括减少对肠管的操作、减少了伤口并发症等优势与机器人辅助腹腔镜下膀胱根治性切除术联合 ICUD 相似[21,31]。

总之,对于肝肾功能正常、结肠无肿瘤、希望做可控性尿流改道术的患者可以成为原位新膀胱术或 CCUD 的候选者。包括女性患者肿瘤侵犯尿道或膀胱颈在内的部分肿瘤因素会使得患者无法行原位新膀胱,然而这部分患者可以选择 CCUD。对于有前期盆腔放疗史的患者,如果希望减少术后尿失禁的发生率,也可以选择 CCUD。此外,行 CCUD,患者需要有足够的动手能力以及依从性。在接下来的章节中,我们将讨论患者的咨询及选择标准的相关内容。

术前注意事项与评估

在所有膀胱癌患者行根治性膀胱切除术前,医生需要告知患者所有种类的尿流改道术式以及每种术式的优势与风险[32]。患者的预期和倾向有助于指导尿流改道术式的选择,因为每种术式都会在不同的方面影响生活质量。想选择原位新膀胱的患者必须主动遵守定期排尿,并在需要时具有间歇性清洁导尿(clean intermittent catheterization,CIC)的能力。患者需要被告知不同排尿机制之间的差异与原位新膀胱相关的自身排尿机制。患者需要被告知可能出现的日间以及夜间的尿失禁。尽管高龄并不是原位新膀胱术的禁忌证,然而高龄患者需要被告知有较高风险出现控尿恢复的延迟,并在远期存在较高风险出现夜间尿失禁[1]。

计划行 CCUD 的患者必须理解术后需要规律 CIC 以及每日排空膀胱 4~6 次,同时特别在恢复早期需要进行规律的膀胱灌洗。患者需要具有一定的认知思考能力,并且具有自身导尿的动手能力。患有进行性退化的神经系统疾病、先天性的缺陷疾病以及身体虚弱的患者不建议行 CCUD,因为该术式需要一定的动手能力及超过家庭护理、访视护士及长期护理员能够提供的护理[33]。

恶性肿瘤侵犯膀胱颈或尿道前列腺部的患者需要被告知关于行尿流改道术后肿瘤局部复发的风险。这类患者则不建议行原位新膀胱术。对于尿道端肿瘤阳性的患者,原位新膀胱是禁忌的[20]。对于计划行可控性尿流改道术的患者,需要额外考虑患者局部是否广泛侵犯或需要辅助化疗。对于既往接受过妇科及盆腔恶性肿瘤放疗的患者,局部组织由于放疗而变得糟脆,医生需要告知患者若行原位新膀胱术,术后并发症的发生率较高,排尿功能较差[33,34]。在一项前列腺癌或膀胱癌放疗后挽救性膀胱前列腺切除原位新膀胱术的队列研究中,Bochner 等人的研究表明接受过放疗的患者术后并发症需要二次手术的概率提高了 17%,术后尿失禁的概率更高(本组患者术后日间控尿率为 66% 以及夜间控尿率为56%)[35]。这些患者可能会从 CCUD 及回肠输出道术中获益。相似的是,患有尿道狭窄的患者建议行 CCUD 而不是原位新膀胱术。同样地对于先前患有尿失禁的患者,相较于原位新膀胱术,CCUD 可以为患者带来术后更好的控尿能力[36]。

膀胱切除术的女性患者是另一组可能从 CCUD 中获益的群体。对于恶性肿瘤侵犯膀胱颈、阴道前壁及切缘阳性的患者不适合行原位新膀胱术,这些患者更适合行 CCUD[16]。经过合理的肿瘤分期评估及咨询,除了 30%~40% 的患者由于肿瘤分期无法行原位新膀胱术,大多数女性患者目前可行原位新膀胱术[16]。经报道女性原位新膀胱术后尿潴留的发生概率高达 50%[34]。保留阴道及盆底重建技术使得女性原位新膀胱术后的排尿功能提高[37]。在我们中心的研究中,女性原位新膀胱术后尿潴留的发生率在 6%~12%[28,38]。

由于肠道对尿液的重吸收作用带来的电解质紊乱,因此在原位新膀胱术及 CCUD 术前需要评估患者的肝肾功能。结肠、回肠对铵盐及钾离子的重吸收会导致高氯性酸中毒、低钾性代谢性酸中毒等电解质紊乱[39]。尿流改道术所用肠管的表面区域以及肠管与尿液接触的时间是造成代谢性酸中毒的原因[16]。慢性电解质紊乱会导致肾脏超滤性损伤、肾脏纤维化、肾脏疾病的进展以及骨去矿化[40]。CCUD 术前理想肌酐水平位在 2.5mg/dL 以内,理想肾小球滤过率在 40mL/min 及以上。相似的是,患者需要足够的肝功能处理由于肠黏膜重吸收的铵盐,肝功能不全是可控性尿流改道术的禁忌证[32]。

术前询问既往史及手术史时需要关注既往腹部手术史及放疗史。个人及家族史需要关注有无结肠癌及炎症性肠病病史。使用结肠作为可控性尿流改道术材料前,患者需要行电子结肠镜明确有无恶性肿瘤及炎症性肠病等疾病[33]。

术前专业造口师的评估、咨询及教育是必要的。首先关于造口的位置需要进行评估,在患者处于站立或坐位时可触及处。其次,对于回肠输出道术,需要标记出可能的回肠储尿囊的位置。最后,标准的口头及书面教育材料对于帮助患者理解尿流改道术后的细节以及建立合理的预期是十分重要的。

外科手术前的其他准备包括积极地戒烟以及每日 30 分钟的日常锻炼。行回肠尿流改道术(回肠输出道术或回肠原位新膀胱术)的患者不需要提前的肠道准备。按常规,我们不对肠管进行术前的抗生素准备[41]。对于利用结肠在内的 CCUD,患者需要在术前接受包括术前 2 天无渣流食饮食以及硫酸镁在内的术前机械性肠道准备。作为标准的加速康复的途径中的一部分,患者需要接受糖原储备、选择性的阿片类药物阻断剂,并且在围手术期需要减少麻醉止疼药物的使用。

回肠原位新膀胱手术技术详解

我们的原位新膀胱技术采用标准化的 6 套管布局(图 22.1a,b)。

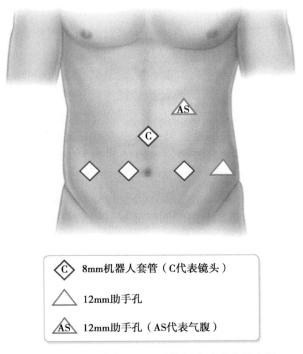

图 22.1a　达芬奇机器人原位新膀胱术套管布局

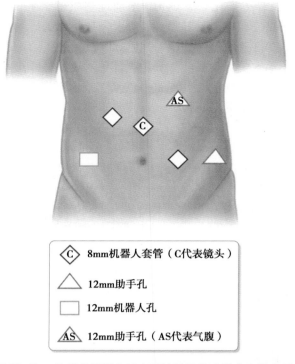

◇C	8mm机器人套管（C代表镜头）
△	12mm助手孔
□	12mm机器人孔
△AS	12mm助手孔（AS代表气腹）

图 22.1b　达芬奇机器人经皮可控性尿流改道术套管布局

游离肠管及再吻合

　　从 Toldt 筋膜的侧面打开至盲肠,游离小肠至盆腔。从距离回盲瓣 15cm 处选取约 60cm 的远端回肠用于制作新膀胱,其中用 44cm 回肠制作储尿囊,剩余 10～15cm 用于制作输入 袢。同时切下并扔弃近端 5cm 肠管(图 22.2)。从辅助套管置入事先标记好的 11cm 长缝线, 并用于后续测量(详见视频 22.1)。机器人可翻转抓钳用于抓取肠管。将远端回肠游离至盆 腔,选取一段肠管用于与尿道进行吻合,该肠管距离回盲瓣至少 15cm。选取最游离的部分 回肠,使得其到达尿道无张力。在肠系膜及对系膜缘处标记吻合位置。在对系膜缘处用倒 刺线标记,这些缝线在后面用于将肠管固定于迪氏筋膜上,从而减少肠管尿道吻合的张力。 事先准备好的 11cm 透明色缝线用于测量距离远端回肠离断处的距离(图 22.3,视频 22.1, 00:47)。这段 11cm 长的回肠将被用于测量后续所有部分回肠。所有用于制作新膀胱储尿 囊的肠管均用透明缝线有序标记。不用于制作储尿囊的肠管用蓝色缝线标记。在回肠每隔 11cm 做标记直到 44cm,这段肠管用于制作新膀胱(图 22.4,视频 22.1,1:11)。标记用于新 膀胱肠管的近端 10～15cm 来制作输入袢,在这段肠管近端标记、离断、弃用 5cm 肠管,从而 保证肠系膜及血管无张力,不需要游离深部的肠系膜以减少张力。同时,此处也作为分离新 膀胱吻合线以及吻合器吻合肠管的位置。

　　离断远端回肠选取 60mm(3.5mm 钉厚)肠管吻合器。先离断回肠及部分相邻的肠系膜 (视频 22.1,00:54)。肠系膜血管窗进一步通过血管吻合器(2.5mm 钉厚)或血管夹离断。通 过注射吲哚菁绿,并切换红外荧光模式,充分显示肠系膜血管分布。离断肠管的远端用 3-0

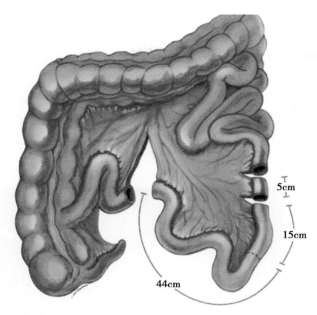

图 22.2　原位新膀胱所需肠管

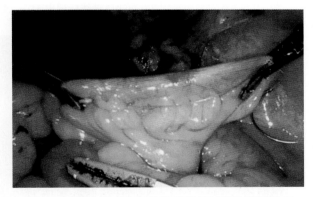

图 22.3　用事先准备好的缝线测量新膀胱所需肠管

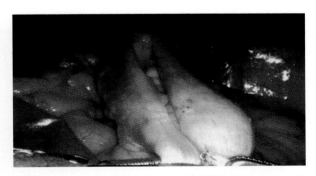

图 22.4　用事先测量的 11cm 回肠测量标记处 0cm 到 44cm 的回肠用于制作新膀胱储尿囊

蓝色可吸收缝线标记,每隔 11cm 用透明 3-0 可吸收缝线在肠管对系膜缘处标记(图 22.5)。在测量 44cm 后,用事先标记好的 Penrose 导管测量出用于制作输入襻的肠管,并用另一根未染色可吸收缝线标记(图 22.6,视频 22.1,1:56)。60mm 肠管吻合器用于离断近端回肠。另外近端 5cm 弃用的肠管同样用 60mm 肠管吻合器离断(图 22.7,视频 22.1,2:22)。

　　为恢复原肠管的连续性,自对系膜缘处切除近段及远段回肠离断处的部分肠管。自左侧套管置入 60mm 肠管吻合器将近段及远段回肠行侧侧吻合(图 22.8)。另外一个 60mm 吻合器用于横向离断,完成肠管吻合(图 22.9)。间断缝合加固肠管吻合的边角处(视频 22.1,3:39)。

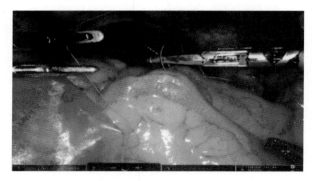

图 22.5　在对系膜缘用 3-0 可吸收缝线标记出 11cm 肠管

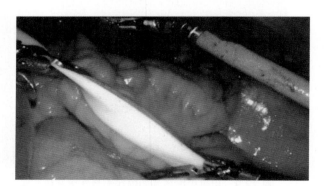

图 22.6　用事先标记的 Penrose 导管测量输入襻及弃用的肠管长度

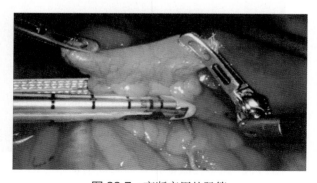

图 22.7　离断弃用的肠管

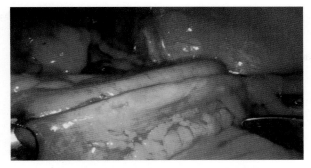

图 22.8　自患者左侧置入吻合器对回肠行侧侧吻合

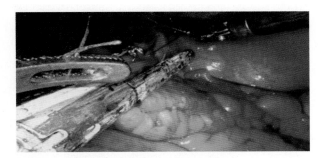

图 22.9　完成肠管吻合

构造原位新膀胱

　　将输入袢近端吻合钉处切除并用 2-0 可吸收倒刺线双层缝合关闭肠管。机器人第四臂将肠管自盆腔提出,用单极剪刀将 44cm 肠管去管状化,切口偏向于肠系膜缘处(视频 22.1,3:50)。将 24Fr 的胸腔导管置入回肠以推动肠管去管状化(图 22.10)。完全去管状化完成后,肠管后壁用 2-0 可吸收缝线间断缝合对齐(图 22.11)。肠管后壁用 2-0 可吸收倒刺线缝合。

　　完成肠管后壁吻合后,开始尿道与回肠的吻合。将肠管后壁逆时针旋转 90°,用 3-0 倒刺线牵拉储尿囊尾部(最开始 11cm 处)用于吻合(视频 22.1,5:19)。这针缝线远端固定在迪氏筋膜上,邻近直肠尿道肌肉,从而提供无张力吻合(图 22.12 和图 22.13)。

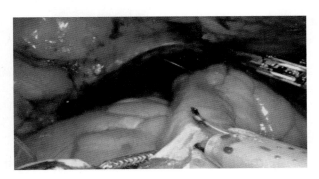

图 22.10　将新膀胱所需肠管去管状化

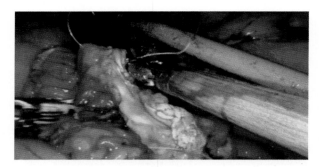

图 22.11　用缝线对齐新膀胱储尿囊后壁

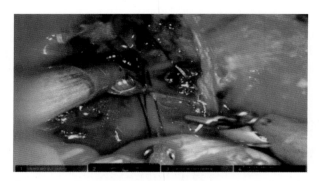

图 22.12　将新膀胱储尿囊支撑部分缝于迪氏筋膜上,保证新膀胱尿道吻合无张力

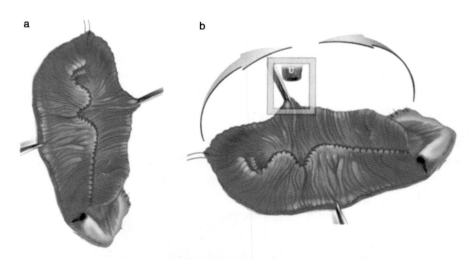

图 22.13　(a)完成新膀胱储尿囊后壁缝合。(b)逆时针旋转 90° 调整新膀胱储尿囊与尿道吻合

尿道肠管吻合与关闭新膀胱储尿囊

自 6 点钟方位开始,用 RB-1 针与 3-0 可吸收双线连续缝合完成尿道与肠管吻合。置入 22Fr Rusch 导尿管,完成尿道与肠管吻合(图 22.14,视频 22.1,7∶10)。新膀胱通过一水平缝

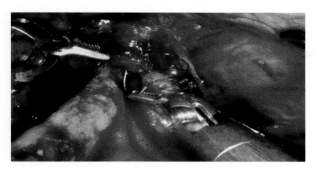

图 22.14　置入 24Fr 尿管后用 3-0 可吸收倒刺双线完成新膀胱尿道吻合

线横向折叠成相等的两部分。新膀胱前壁用 2-0 Stratafix 缝线连续缝合关闭,缝合自新膀胱尿道吻合处开始向近端缝合。过程中部分缝线间断固定以确保储尿囊前壁吻合时相互对齐(视频 22.1,10:30)。

新膀胱输尿管吻合

在先前的根治性膀胱切除术中,输尿管已被离断及修剪。左侧输尿管自乙状结肠肠系膜下方移位至右侧。与新膀胱输尿管吻合处对齐、离断及修剪双侧输尿管。用吲哚菁绿评估输尿管血流供应,每段输尿管仅夹持标记处或输尿管远端,这部分之后会在吻合后切除(视频 22.1,7:54)。于回肠输入袢上做一小孔,通过 Bricker 技术用 4-0 可吸收缝线连续缝合将双侧输尿管吻合于输入袢上。完成输尿管新膀胱的后壁吻合后,自 2mm 套管(Autosuture MiniPort 2mm;Covidien,New Haven,CT)中插入导丝,并在导丝引导下向双侧输尿管中分别置入 26cm 7Fr 双 J 管。切除多余的输尿管后完成输尿管新膀胱吻合(视频 22.1,9:16)。

关闭新膀胱

确认输尿管支架、Foley 导尿管位于新膀胱储尿囊内。用 2-0 Stratafix 缝线连续缝合关闭新膀胱储尿囊前壁,自尿管向新膀胱内注水确认储尿囊水密性(视频 22.1,12:14)。通过侧面的套管留置盆腔闭合引流。手术标本自下方 Pfannenstiel 切口取出。

经皮可控性尿流改道术手术步骤

我们中心的完全体内 CCUD 基于已发表的开放手术原则发展而来[42]。我们对手术设备及步骤进行了标准化,以提高手术的效率及可重复性。我们已经证实了该技术在达芬奇机器人 Si 与 Xi 手术系统上的可行性。接下来的章节我们将逐步描述机器人辅助腹腔镜完全体内 CCUD。表 22.1 展现了所需设备。

患者体位和套管布局

机器人辅助腹腔镜根治性膀胱切除术和广泛盆腔淋巴结清扫术时,患者一般选取头低足高的截石位(Si)或仰卧位(Xi)。套管按照之前报道的标准经腹 6 套管布局放置[23]。

表 22.1 推荐设备

机器人设备	有孔双极抓钳
	单极剪刀
	血管闭合器
	端头向上有孔抓钳
	用于 CCUD 的 45mm 可旋转的吻合器
	无创组织钳
	血管修理剪刀
	大号持针器
	大号持夹钳
套管	8mm 机器人套管
	12mm 机器人套管（如果用到吻合器）
	12mm 辅助套管
	12mm 辅助套管（air seal）
	2mm 微型套管（Covidien）
吻合器	60mm 长度（3.5mm 和 2.5mm 钉厚），Ethicon
缝线	事先标记好的 2-0 薇乔线用于体内测量
	3-0 polyglactin SH 可吸收缝线
	2-0 丝线 SH
	4-0 polyglactin 可吸收缝线
	2-0 Stratafix Monocryl 可吸收缝线
	带 CT1 针的 0-Vicryl
	0-Vicryl 打结线
导管	7Fr×22cm 双 J 输尿管支架
	22Fr 尿管（Rusch hematuria catheter）
	14Fr 胃管（带帽）
	19Fr 接引流球的引流管
额外的设备	Carter-Thomason 闭合系统
	10/12mm 腔镜标本袋
	10mm 腔镜标本袋

　　图 22.1b 显示了达芬奇机器人 Xi 系统下进行根治性膀胱切除术和腔内 CCUD 的套管布局。

　　根治性膀胱切除术完成后，患者由头低足高体位恢复仰卧位，双手臂内收于身侧。固定住患者，并在相应的受压点加填充防压物以免受到压力性损伤。然后将手术台倾斜，使患者呈右侧升高的改良侧卧位。将机器人锚定在右侧中部，以便分离肠道。

游离和切割肠段

确定回盲部交界,然后将盲肠至横结肠中部的结肠段进行游离。选择大约30cm长的升结肠用于构建储尿囊(视频22.2,00:45)。使用无创伤抓钳仔细地处理肠道。注意清除结肠系膜脂肪和黏附的网膜,以便清楚地显示结肠及其至横结肠的系膜(视频22.2,1:05)。选取10cm长的末段回肠用作传出通道和造口(视频22.2,1:25)。选取紧邻该段的12cm长的回肠用作输入袢,并将其与输尿管进行吻合。最后,切下近端5cm的肠段并扔弃,以便将储尿囊与肠吻合口分开(视频22.2,1:48)。

通过12mm中线辅助套管引入一个60mm长(3.5mm厚)钉仓的切割吻合器,在肝曲和结肠中动脉之间使用2次或3次切割吻合器切割横结肠和结肠系膜。从左上腹辅助套管引入60mm长(3.5mm厚)钉仓的切割吻合器以切断回肠(视频22.2,2:01)。在近端回肠和远端横结肠的系膜缘做标记以便于定位和操作(图22.15,视频22.2,2:06)。

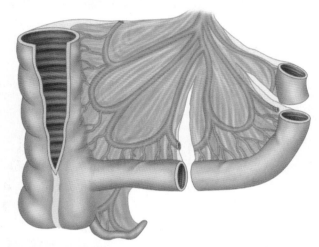

图22.15 从盲肠向横结肠的方向选取一段30cm长的结肠,并且游离出10cm长的末端回肠用作输出袢。选取其近端12cm回肠用作输入袢,切除近端5cm回肠,以便将肠吻合口和储尿囊分离开

重塑肠道连续性

末端回肠和横结肠以侧侧方式吻合以恢复肠道的连续性(视频22.2,3:15)。从患者右侧的横向机器人套管口放入45mm的肠吻合器以便进行回肠结肠吻合(图22.16)。

再使用1个切割吻合器进行横向吻合。在肠吻合口的边角间断缝合以加固吻合口。

肠道去管化

将游离出的结肠段进行去管化以构造储尿囊。使用单极剪刀沿着前结肠带将结肠切开进行去管化(视频22.2,6:02)。去管化过程中清除结肠内容物,注意避免损坏回盲瓣。在两侧去管化结肠上距盲肠约15cm处留置缝线,以作为折叠储尿囊的中点。回肠输出通道的钉合端被切除并移除体外(图22.17a,b)。

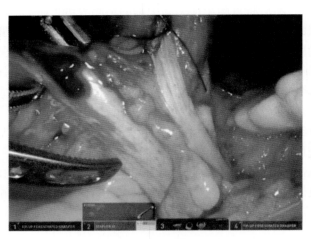

图 22.16　回结肠侧侧吻合

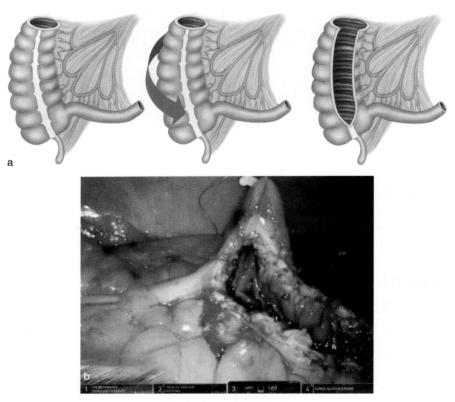

图 22.17　（a）将 30cm 长的结肠沿着对肠系膜边缘打开，进行去管化，用于制作储尿囊。（b）将缝线留在去管化结肠的中点，以便稍后肠道折叠过程中定位

输出通道细化

通过辅助套管口放置一根 14Fr 的红色橡胶导管,并通过回肠段的开口将其插入去管化的结肠中(视频 22.2,6:15)。末端使用荷包缝线固定到皮肤上。使用切割吻合器在腔内将输出通道的直径缩至导管大小。常需多次切割吻合才能将输出通道全长缩窄(视频 22.2,6:51)。在输出通道细化的过程中需要确保导管能轻松通过且不发生扭转。间断使用 2-0 丝线缝合强化回盲瓣,以便于控尿(图 22.18,视频 22.2,7:18)。

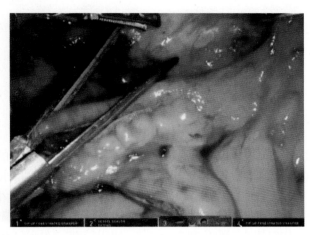

图 22.18　体内输出通道在 14Fr 红色橡胶导管上进行细化

输尿管肠吻合

在膀胱全切手术过程中,输尿管通常在标记后进行夹闭,并再将其切断。将标记好的左输尿管从乙状结肠系膜下方牵拉至右侧。传统的吻合方式是将输尿管直接与结肠进行吻合,但我们的改良吻合方法则是将输尿管吻合到回肠的输出通道。接下来,我们将描述传统的方法和本中心的改良方法。输尿管结肠吻合口一般位于储尿囊的后部,这样可以确保在折叠后输尿管与储尿囊之间没有明显的角度,并确保吻合口无张力。使用单极剪刀在结肠上制作出 2 个 1cm 长的切口。输尿管由结肠外向结肠内穿过,同时切除多余的或灌注不良的输尿管。通过静脉内注射吲哚菁绿以评估远端输尿管血流灌注情况(视频 22.2,3:59)。在近红外光下观察时,灌注不足的输尿管远端组织显示出较少的荧光,并将此部分输尿管切除[43]。吲哚菁绿的可视化效果较强,一般注射后 1 分钟左右即可评估输尿管的血流灌注情况[44](图 22.19)。

将输尿管末端修剪成铲状,并于储尿囊内部进行吻合。吻合过程中,可以钳夹输尿管末端辅助操作过程,完成吻合后需将钳夹的末端切除。吻合口采用 Bricker 式进行吻合,并使用带 PS-2 针的 4-0 polyglactin 线进行连续的双层缝合。左臂利用机器人 DeBakey 操作钳进行精细的组织操作。输尿管和结肠需进行全层吻合。输尿管结肠吻合完成后,通过 2mm 的套管口将 7Fr×26cm 长的双 J 输尿管支架放置到每一条输尿管中。

近来,我们对输尿管肠管吻合的方式进行了改良,将输尿管合并之后与回肠进行吻合。与常规的输尿管结肠吻合相比,该方法则复制了体内输尿管回肠导管的吻合方式,并进行了

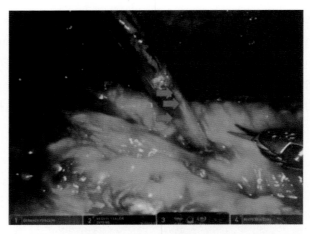

图 22.19　吲哚菁绿显示输尿管远端的血流供应,并在输尿管结肠吻合前将血供差的输尿管切除

输尿管回肠吻合。回肠袢的使用也减少了到达结肠所需的左侧输尿管的长度。游离所需回肠节段后,将带钉合的回肠切除,并使用 2-0 的 Stratafix Monocryl 线将末端进行双层缝合以封闭末端(视频 22.2,2:27)。确定输尿管肠吻合部位,并在回肠上做 2 个小切口。按照之前描述的方法使用吲哚菁绿去评估输尿管的血供。分别将 2 条输尿管的末端切开成铲状,并预留部分远端输尿管以便操作时钳夹(视频 22.2,3:56)。使用带 PS-2 针的 4-0 polyglactin 线连续地进行输尿管双层缝合,缝合的方式按照 Bricker 吻合术式进行(视频 22.2,4:32)。输尿管和回肠吻合完成一半时,通过 2mm 的套管口(Autosuture MiniPort 2mm)将 7Fr 的单 J 输尿管支架放入输尿管中。然后,使用第 2 根 Monocryl 缝线将剩余部分进行连续吻合(视频 22.2,5:07)。

构建储尿囊

在输尿管结肠吻合或者输尿管回肠吻合完成后,将打开的结肠进行折叠,并用 2-0 polyglactin 线进行缝合(图 22.20)。采用间断缝合的方式使储尿囊的边缘对齐(视频 22.2,8:11)。之后使用倒刺线(2-0 Stratafix Monocryl)从内侧和外侧开始连续缝合以关闭储尿囊。最终构型如图 22.21 所示。之后使用 2-0 Stratafix Monocryl 线将回肠通道的近端和储尿囊进行连续缝合,并且将储尿囊闭合(视频 22.2,8:27)。然后将阑尾完全切下(视频 22.2,7:45)。单 J 管由储尿囊上的开口通过,并使用荷包缝线进行固定。通过阑尾开口放置盲肠造口管(22Fr 导尿管),并用荷包缝线进行固定。向储尿囊内注入水检测储尿囊的水密性。之后进行腹腔冲洗和探查。在盆腔留置一个 19 号的引流管。

造口制作

机器人系统解除锁定,然后通过低位的横切口将标本移出。取出标本后,通过 15mm 的套管抓住输出通道,并将其送至脐部或右下腹部先前标记的造口部位。将输出通道末端切开呈铲状,多余的回肠可被切除。

造口的开口和皮肤的 V 形切口连接,并使用 3-0 薇乔线间断缝合。然后将造口导管置于通道中,并闭合。图 22.22 显示了一例典型患者的术后随访时的腹部外观。

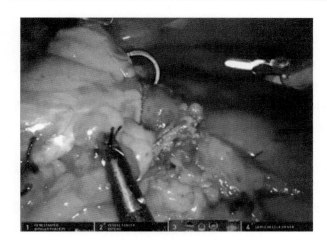

图 22.20　折叠储尿囊

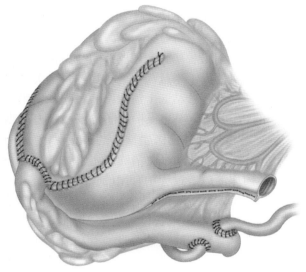

图 22.21　CCUD 的储尿囊最终构型

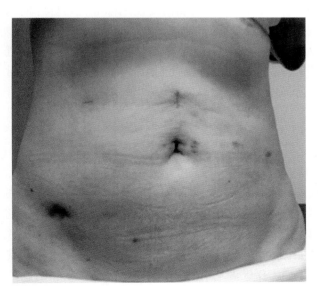

图 22.22　术后随访时腹部伤口恢复情况

术中注意事项

根治性膀胱切除伴尿流改道术是一种中高风险的腹部大手术,大部分患者年龄较高且常伴有心肺功能受限。该手术需要在全身麻醉下进行,术中需进行无创和有创的心肺监测。局部麻醉阻滞,如腹横肌平面阻滞,常被用于疼痛控制和管理。动脉及直径较粗的静脉常被用作血管通路。是否使用中心静脉置管一般由麻醉科自行决定。麻醉前,患者均进行皮下肝素注射和预防性使用抗生素。

手术过程中的呼吸反应是机器人辅助腹腔镜根治性膀胱切除伴腔内尿流改道手术过程中的一个需要注意的关键因素。术中应注意气道压峰值、潮气量和呼气末二氧化碳水平。通过模拟定位,可以在手术开始前评估肺部反应,并对呼吸机的参数和设置进行调整。在膀胱全切和取出标本时,患者一般处于倾斜的头低足高位,之后将患者变为改良的侧卧位进行体内可控性储尿囊的构建。术中与麻醉师持续沟通,根据肺部需求调整气腹压力和头低足高的程度。高流量吹气系统的使用可以降低整个手术过程中的气腹压力,这可能对患有阻塞性气道疾病的患者有益处。

从盆腔到右上腹的多象限腹腔内操作通道使得微创膀胱切除和尿路改道变得可行。全腔内手术的主要好处之一是减少肠道操作和暴露。机器人手术过程中的游离肠道的关键步骤包括了将游离从盲肠到横结肠中部的结肠肠段。仔细地从结肠上清除网膜和结肠系膜脂肪以便进行结肠横断。在肠系膜上制作一个小的切口,同时注意保护结肠的肠系膜血液供应。从右侧腹部放置机器人腹腔镜下切割吻合器可以增加外科医生操作的独立性,并为回结肠吻合术提供一个稳定的平台。机器人切割吻合器的活动性可以精确地完成侧侧吻合。

使用吲哚菁绿的近红外荧光成像技术也是体内尿流改道过程中有用的技术。在肠道的切割过程中,它可用于确认血管的解剖结构,并且验证吻合后肠道的血供情况。此外,吲哚菁绿还有助于验证输尿管吻合后的血流灌注情况。多余的输尿管可被切除,并且可以在吻合部位评估远端输尿管灌注情况。利用荧光成像技术有助于降低输尿管缺血和输尿管术后狭窄的发生,目前正有这方面的研究在开展。

液体和血液制品是有助于身体恢复的重要成分,这些物品需要使用标准化目标导向方案进行管理。术中应该持续监测每搏量、每搏量变化和心输出量,以实现液体的平衡。术中应最大限度地维持体内液体平衡,并最大限度地减少血压和心率的波动。手术过程中注意检测患者受压部位和四肢的血流灌注情况。手术过程中严格控制患者截石位的时间,同时每4小时调整一次体位,以降低筋膜室综合征发生的风险。

术后护理

所有患者的术后护理均遵循标准化快速康复路径,术后住院时间基本控制在3～4天。快速康复路径的内容包括早期进食、积极活动、预防恶心和限制麻醉止疼剂使用。术后应该立即进行涉及物理治疗、护理和患者管理的多学科参与的康复方案。

原位膀胱手术的患者一般在新膀胱内留置22Fr的天然橡胶导尿管,并且在恢复室就开始对膀胱进行温和的冲洗。术后住院期间一般间隔4～6小时进行一次膀胱冲洗,出院回家后每天至少需要进行2次膀胱冲洗。所有CCUD患者均有一个耻骨上导尿管(22Fr),以确保膀胱无张力。住院期间,每6小时使用生理盐水进行一次膀胱灌注。指导患者出院后进行导尿管护理和冲洗。患者在家每天进行2次膀胱冲洗,直到随访为止。在此期间,造口导尿管(14Fr)保持闭合和固定。根据医生的偏好,输尿管支架管可以放置在储尿囊内或者外面。一根Jackson-Pratt引流管通过一个侧边的套管口引出并固定,远端接引流球。

术后当天,患者从麻醉中恢复后可在床上适当活动。术后第1天,患者开始在他人的辅助下行走。由于患者在术前接受了腹横肌平面麻醉组织,因此术后常不需使用静脉麻醉镇痛泵。在肾功能允许的情况下,患者可使用一种保留麻醉剂的疼痛管理方案。该方案包括预定的对乙酰氨基酚、加巴喷丁和非甾体抗炎药。此外,也可根据需要使用口服或者静脉麻醉药物治疗突发性疼痛。

患者术后当天可以小口喝水或者口服小块冰块,术后第1天可进食全流质饮食。如果进食流食后患者无腹胀或恶心,则在第2天或者第3天开始常规饮食。一般术前使用选择性阿片受体阻滞剂和阿维莫泮,并且用至肠道功能恢复为止[45]。术后立即使用质子泵抑制剂保护胃黏膜,并且使用低分子量肝素预防深静脉血栓形成。术后28天内均需要注意预防深静脉血栓形成[46]。

住院期间伤口和造口护理的评估和指导、理疗、作业治疗和呼吸治疗均是早期术后康复的重要组成部分。出院之前检测引流液肌酐值,若和血清相同,则移除引流管。患者出院需要符合以下标准,包括无发热、化验结果稳定、下床活动过程中无明显疼痛、正常进食且无恶心或腹胀,并且出院后需要有特定的支持门诊。

患者出院后1~2天内,护士常规会联系患者。出院后1周开始进行随访。对于原位膀胱的患者,导尿管一般在术后3周左右被拔除。输尿管支架管在导尿管取出时经膀胱镜取出。图22.22显示了术后患者腹部伤口的恢复情况。对于CCUD患者,必要时需要进行储尿囊造影。术后1~2周取出外置输尿管支架管。术后2周左右造口导管被移除,同时夹闭耻骨上导尿管。患者每天定时进行自主导尿,并冲洗储尿囊。1周后耻骨上导尿管被移除。最终,随着储尿囊容量的逐渐增加,通常到第3个月时自主导尿的间隔可以延长至4~6小时1次。

常规实验室检查和影像学检查在术后3个月时进行。术后第1年每3个月对患者进行一次检查,之后根据患者的肿瘤学风险分层制订影像学监测的方案。

并发症管理和后续处理

根治性膀胱切除术是一项复杂的手术,其并发症的发生风险很高。多达三分之二的患者在术后90天内可能均出现过相关的并发症[47]。报告显示,大约15%~20%的并发症可看作高级别并发症[48]。在这种情况下,超过60%的并发症与尿流改道手术有关[47]。与回肠膀胱或者原位膀胱相比,CCUD无论是进行开放或腹腔镜方式,其短期和长期并发症的风险均较高[6,16,48]。

常见并发症

除了CCUD和原位膀胱手术的特异性并发症外,进行可控性尿流改道术的患者仍容易出现膀胱全切尿流改道术的相关并发症。最常见的并发症包括胃肠道并发症、感染性并发症及泌尿系统并发症[21,48,49]。术前营养优化管理和合并症管理对于准备行根治性膀胱切除患者的手术治疗和术后康复均十分重要[50,51]。

由于恶性肿瘤本身、盆腔大手术、高龄和新辅助化疗等因素影响,患者围手术期静脉血栓栓塞的发生风险较高[46]。因此,术前开始使用低分子量肝素预防深静脉血栓形成,术后持续使用 28 天。

根据美国泌尿外科学会的最佳实践声明[52],在开始的 24 小时内需使用第二代或第三代头孢菌素进行预防性治疗。在移除肠造口导管和输尿管支架管时也需预防性使用抗生素处理。CCUD 患者可能会出现细菌定植,因此,进一步的抗生素治疗应仅用于有症状的患者[16]。

合理的围手术期液体管理有助于限制肠壁水肿,并利于早期肠道功能恢复[53]。术后快速康复方案目前已经取消了鼻胃管使用、限制阿片类药物镇痛使用、鼓励患者早期下床活动、限制围手术期静脉补液并鼓励患者早期进食。这对于减少术后肠梗阻并发症的发生有一定的意义。如果术后出现肠梗阻,建议首先进行支持性治疗,包括纠正电解质异常、静脉补液和禁食水。如果出现呕吐或持续腹胀,则建议早期进行鼻胃管留置,并行胃肠减压。

如果支持治疗后肠梗阻症状持续存在,则口服造影剂后行腹部 CT 以明确肠梗阻。相关的腹部检查和血液检查可以识别出肠道缺血或穿孔的征象,如果发生该并发症则需进行开腹探查手术[54]。肠吻合口瘘很少发生,据报道其发生率大约为 1%[49]。保守治疗的措施包括禁食水、抗生素治疗以及留置引流管。若在保守治疗过程中,疾病发生进展,则需进行开腹探查。

储尿囊相关并发症

据报道,体内输尿管肠吻合术中输尿管肠管吻合口狭窄的发生率约为 3% 到 17% 之间[9,21]。据报道,在 34 例行机器人辅助腹腔镜根治性膀胱切除联合体外 CCUD 的患者中,17% 的患者出现输尿管结肠吻合口狭窄。但技术改进后有利于形成正确的吻合方向,因此吻合口狭窄的发生率下降至 9%[9]。在 17 名进行完全体内 CCUD 的患者中,2 例患者出现了吻合口狭窄,其中 1 例患者进行了再植手术,另一患者进行了输尿管支架置入手术[28]。我们使用了回肠输入袢使得输尿管肠管吻合方式变成许多泌尿外科医生熟悉的吻合方式,这可能会减少吻合口狭窄的发生。

为避免在游离过程中损伤输尿管,术中应注意避免过度解剖或分离输尿管。无创伤性输尿管处理和输尿管周围组织的保护对于避免损伤输尿管血供是至关重要的[55]。预留缝线和切除术中夹持的输尿管节段可用于最大限度地减少输尿管处理并降低输尿管损伤的风险。作者经常采用荧光成像技术来确保输尿管良好的血流灌注并选择最佳的吻合部位。手术过程中,应该尽量选择一条无迂曲或缠绕的输尿管直行路径,以求最大限度地减少缺血或吻合口瘘的发生[56]。

良性输尿管吻合口狭窄的危险因素包括术前肾积水、尿漏、围手术期尿路感染、既往腹部手术和盆腔放疗。在输尿管肠吻合口狭窄的情况下,应首先考虑通过经皮肾造瘘和肾输尿管导管留置来缓解梗阻。顺行肾图可用于探查狭窄的长度和位置。内镜检查时需要评估恶性肿瘤的复发。虽然内镜下治疗良性狭窄的成功率仅为 50% 左右,但是良性狭窄仍可考虑进行内镜下治疗。根据作者的经验,开放根治性膀胱切除术和机器人辅助腹腔镜根治性膀胱切除术后的良性输尿管狭窄可进行机器人辅助腹腔镜输尿管探查和修复,并且成功率不低。该微创方法可以在较小的输尿管游离范围的情况下切除输尿管狭窄段,并且检测吻合处的输尿管灌注情况。

术后早期可能发生缝线或输尿管吻合处的尿漏。尿漏可导致化学性腹膜炎,甚至引发肠梗阻。由此产生的尿性囊肿可能会发生感染。小的尿漏可以通过盲肠造口管和密闭式引流管进行减压来处理。如果引流管的引流量明显升高,则应怀疑尿漏的发生。如果引流液肌酐升高,且高于血清水平,则可确认尿漏的发生。经常温和地冲洗储尿囊可以清除储尿囊中的黏液,这些黏液可能会造成引流障碍,导致储尿囊内压力增高,进而导致尿漏的发生。在某些情况下,JP引流管可以从紧密覆盖的储尿囊中移出。

荧光评估可以显示尿漏的部位和程度。大多数尿漏可以通过引流管引流进行保守治疗。如果伴有白细胞增多或全身症状,则需要计算机断层扫描来评估积液,这甚至可能需要经皮引流。持续的尿漏时可能需要采用肾造瘘来分流尿液。储尿囊的修整是几乎不需要的,并且可以在控制尿瘘的情况下推迟进行[57]。

困难导尿或造口狭窄

我们常规建议患者每4～6小时进行一次导尿,以免储尿囊过度膨胀。导尿困难可能与造口狭窄或输出袢扭曲相关。如果输出袢太长,导管在通过筋膜时可能会被卡住。出于这个原因,术中应该尽量将传出肢裁短,并且在造口稳定时测试导尿管插入的难易程度。

我们应该教会患者在无法插入尿管时对储尿囊的情况进行紧急评估,以免储尿囊破裂。如果储尿囊过度膨胀,则可能会导致输出袢扭结,造成导尿管插入困难。如果无法通过造口进行导尿,则可以使用血管导管进行经皮穿刺引流以减轻储尿囊内压力,该步骤可在床旁超声引导下进行。一旦储尿囊内压力降低,则可留置导尿管。在这种情况下,也可以尝试在内镜下进行导丝引导留置导尿管。将导尿管留在原处数天有助于避免损伤曲折的输出袢,并促进穿刺伤口愈合。如果插管困难持续存在,则可能需要进行输出袢调整。

通过肠管铲状化并结合血供良好的皮瓣可以避免造口狭窄的发生。如果因造口狭窄无法放置导尿管,则可尝试用尿道探子轻柔地扩张造口。造口狭窄在阑尾通道中更为常见,可见于10%～30%的病例[58]。出于这个原因,作者认为使用回肠作为输出袢较为妥当。如果皮肤边缘的扩张或切开未能缓解狭窄,则可能需要进行Y-V成形术或造口修复术。

最近的研究表明,CCUD术后的尿失禁率为2%～10%[4,7]。在最近接受体内CCUD的17例患者中,均未发生尿失禁[23]。肠道长度足够、去管化充分和折叠合理均有助于保障储尿囊内的低压状态。使用适当长度的输出袢也有助于尿控。然而,如果输出袢过长,则其可能会发生黏膜折叠和扭结,进而导致导尿管插入困难[58]。

由于结肠可产生高收缩压,因此可考虑对发生过造口尿失禁的患者进行尿动力学检查[3]。使用回肠片修复储尿囊有助于缓解高压、低容量储尿囊的尿失禁。尽管既往已经尝试过内镜下注射填充剂,但加强回盲瓣和输出袢修整的储尿囊修整方法仍不常见[3,59]。

随着新膀胱的不断扩张和定时排尿的训练,原位膀胱术后的尿失禁会有所改善。据相关研究报道,机器人辅助腹腔镜体内原位膀胱术后患者的日间尿控率达73%至88%,夜间尿控率达到55%至58%[60]。然而,目前仍需要标准化、经过验证的评估方式来评价此类患者术后的尿控特征[28]。

据报道,多达42%的CCUD的患者会发生储尿囊结石[3]。通过频繁地导尿并使用生理盐水冲洗膀胱,可以尽量减少结石的形成。据报道原位膀胱的结石发生率为4%~6%[60]。虽然较大的结石需要经过切开才能取出,但是内镜治疗和经皮治疗对于大部分结石通常是有效的。

输出襻坏死是一种罕见但十分严重的CCUD的并发症。当输出襻的血流供应受损时则可能发生此并发症。术中仔细地游离肠管并观察肠管的血流灌注,则可能避免输出襻坏死的发生。对于输出襻远端色泽较暗的部位需要连续监测其颜色变化。如果担心更近端坏死,则使用软膀胱镜直接观察输出襻和储尿囊。明显的血管损伤和输出襻坏死需要进行手术干预。

若患者出现急性的腹痛和腹胀,则需怀疑自发性穿孔的可能。这种罕见并发症发生的原因可能是因为导尿管插入后顺应性较差或插入时损伤所致。在一个斯堪的纳维亚的大型开放式研究中报道其发生率为1.6%[61]。一些迟发性穿孔没有明确的诱因,但在先前接受过放射治疗的患者中更常见[57]。膀胱造影或CT膀胱造影有助于快速识别和诊断穿孔,并对修复手术有一定的指导意义。

代谢并发症

所有尿流改道患者都应采取措施预防短期和长期代谢并发症。大肠可吸收氯化物、氢和铵,同时在与尿液接触时排出碳酸氢盐,这可能导致高氯性代谢性酸中毒。CCUD患者的代谢性酸中毒发生率为26%~45%,原位膀胱患者的发生率为6%~13%[1,62]。随着尿液和肠管接触的时间延长,这些代谢紊乱可能会增多。常规进行电解质评估,必要时可进行碱化。

饮食改变有助于减少酸中毒的发生。严重时,可用碳酸氢钠或柠檬酸钾碱化尿液。如果出现明显的肾功能不全,则需要转诊肾内科。前2年每3个月进行一次常规的代谢情况评估,之后每6个月评估一次。

除肾功能恶化外,慢性酸中毒还可导致骨脱矿质和骨质减少[3]。既往有肾功能不全的患者发生这种情况的风险更高[62]。最近对膀胱切除术患者的SEER分析发现,与没有膀胱切除病史的患者相比,膀胱切除患者骨折的风险增高了21%(调整后的风险比为1.21)[14]。定期评估电解质并纠正酸中毒,及时补充维生素D和钙,可能有助于预防酸中毒相关的骨脱矿质。

因为回肠末端是维生素B_{12}吸收的部位,因此采用回肠末端进行原位膀胱或CCUD的患者存在维生素B_{12}缺乏的风险。在没有正常吸收的情况下,体内的维生素B_{12}可能维持机体3~4年的需求[63]。我们常规从术后第1年开始每年定期检查体内维生素B_{12}的含量,并根据需要进行补充。

进行肠尿流改道时,由于胆盐的吸收降低,可能会导致慢性腹泻的发生。随着回肠或回盲瓣用于尿流改道,一些未吸收的胆汁盐可能会进入结肠,导致脂肪吸收不良,从而引起刺激性腹泻或脂肪泻[62,63]。高纤维饮食和考来烯胺可用于帮助缓解持续性腹泻[63]。

所有进行尿流改道的患者都需要终身随访和健康维护。并发症情况会随着时间而变化,因此需要主动地预防并发症的发生,并在早期发现并发症。

结论

　　机器人辅助腹腔镜根治性膀胱切除和体内原位膀胱术或 CCUD 是帮助患者获得自主控尿的重要尿流改道方式。现有的研究已经证实腔内技术的安全性、可行性，以及可重复性。这种微创方法旨在复制开放手术中建立的原则。随着体内 CCUD 的引入，所有机器人膀胱切除术的患者都可进行各种体内尿流改道手术。所有的手术技术均是基于体内回肠膀胱和原位膀胱的原理进行的。根据现有经验，体内原位膀胱术和 CCUD 均可获得较高的尿控率和较高的患者满意度。

（洪鹏　丁光璞　译，郝瀚　审）

参考文献

1. Pearce SM, Daneshmand S. Continent cutaneous diversion. Urol Clin N Am. 2018;45:55–65.
2. Kock NG, Nilson AE, Nilsson LO, Norlen LJ, Philipson BM. Urinary diversion via a continent ileal reservoir: clinical results in 12 patients. J Urol. 1982;128:469–75.
3. Bricker EM. Symposium on clinical surgery; Bladder substitution after pelvic evisceration. Surg Clin N Am. 1950;3:1511.
4. Spencer ES, Lyons MD, Pruthi RS. Patient selection and counseling for urinary diversion. Urol Clin N Am. 2018;45:1–9.
5. Mansson A, Davidsson T, Hunt S, Mansson W. The quality of life in men after radical cystectomy with a continent cutaneous diversion or orthotopic bladder substitution: is there a difference? BJU Int. 2002;90:386–90.
6. Bihrle R. The Indiana pouch continent urinary reservoir. Urol Clin North Am. 1997;24(4):773–9.
7. Torrey RR, Chan KG, Yip W, Josephson DY, Lau CS, Ruel NH, Wilson TG. Functional outcomes and complications in patients with bladder cancer undergoing robotic-assisted radical cystectomy with extracorporeal Indiana pouch continent cutaneous diversion. Urology. 2012;79(5):1073–8.
8. Goh AC, Aghazadeh MA, Krasnow RE, Pastuszak AW, Stewart JN, Miles BJ. Robotic intracorporeal continent cutaneous diversion: primary description. J Endourol. 2015;29(11):1217–20.
9. Desai MM, Simone G, Abreu AL, Chopra S, Ferriero M, Guaglionone S, et al. Robotic intracorporeal continent cutaneous diversion. J Urol. 2017;198:436–44.
10. Pietzak EJ, Donahue TF, Bochner BH. Male neobladder. Urol Clin N Am. 2018;45:37–48.
11. Studer UE, Zingg EJ. Ileal orthotopic bladder substitutes: what we have learned from 12 years' experience with 200 patients. Urol Clin N Am. 1997;24(4):781–93.
12. Menon M, Hemal AK, Tewari A, Shrivastava A, Shoma AM, El-Tabey NA, et al. Nerve-sparing robot-assisted radical cystoprostatectomy and urinary diversion. BJU Int. 2003;92(3):232–6.
13. Hanna N, Leow J, Sun M, Friedlander D, Seisen T, et al. Comparative effectiveness of robot-assisted vs. open radical cystectomy. Urol Oncol. 2018;36:88.e1–9.
14. Hussein AA, May PR, Jing Z, Ahmed YE, Wijburg CJ, Canda AE, et al. Outcomes of intracorporeal urinary diversion after robot-assisted radical cystectomy: results from the international robotic cystectomy consortium. J Urol. 2017;199:1302–11.
15. Collins JW, Hosseini A, Sooriakumaran P, Nyberg T, Sanchez-Salas R, Adding C. Tips and tricks for intracorporeal robot-assisted urinary diversion. Curr Urol Rep. 2014;15:457–66.
16. Gupta A, Atoria CL, Ehdaie B, Shariat SF, Rabbani F, Herr HW, Bochner BH, Elkin EB. Risk of fracture after radical cystectomy and urinary diversion for bladder cancer. J Clin Oncol. 2014;32(29):3291–8.
17. Hautmann RE, Abol-Enein H, Lee CT, Mansson W, Mills RD, Penson DF. Urinary diversion: how experts divert. Urology. 2015;85(1):233–8.
18. Hautmann RE, Abol-Enein H, Davidsson T, Gudjonsson S, Hautmann SH, Holm HV, et al. ICUD-EAU international consultation on bladder cancer 2012: urinary diversion. Eur Urol. 2013;63:67–80.
19. Parekh DJ, Reis IM, Castle EP, Gonzalgo ML, Woods ME, Svatek RS, et al. Robot-assisted

radical cystectomy versus open radical cystectomy in patients with bladder cancer (RAZOR): an open-label, randomized, phase 3, non-inferiority trial. Lancet. 2018;391:2525–36.

20. Bochner B, Dalbagni G, Sjoberg D, Silberstein J, Paz K, et al. Comparing open radical cystectomy and robot-assisted laparoscopic radical cystectomy: a randomized clinical trial. Eur Urol. 2015;67(6):1042–50.

21. Bochner B, Dalbagni G, Marzouk K, Sjoberg D, Lee J, et al. Randomized trial comparing open radical cystectomy and robot-assisted laparoscopic radical cystectomy: oncologic outcomes. Eur Urol. 2018;74(4):465–71.

22. Desai MM, de Abreu ALC, Goh AC, Fairey A, Berger A, Leslie S, et al. Robotic intracorporeal urinary diversion: technical details to improve time efficiency. J Endourol. 2014;28(11):1320–7.

23. Dason S, Goh AC. Contemporary techniques and outcomes of robotic cystectomy and intracorporeal diversions. Curr Opin Urol. 2018;28(2):115–22.

24. Wilson TG, Guru K, Rosen RC, Wiklund P, Annerstedt M, Bochner BH, et al. Best practices in robot-assisted radical cystectomy and urinary reconstruction: recommendations of the pasadena consensus panel. Eur Urol. 2015;67(3):363–75.

25. Goh AC, Gill IS, Lee DJ, Abreu ALC, Fairey AS, Leslie S, et al. Robotic intracorporeal orthotopic ileal neobladder: replicating open surgical principles. Eur Urol. 2012;62:891–901.

26. Hayn MH, Hussain A, Mansour AM, Andrews PE, Carpentier P, Castle E, et al. The learning curve of robot-assisted radical cystectomy: results from the international robotic cystectomy consortium. Eur Urol. 2010;58:197–202.

27. Moschini M, Simone G, Stenzl A, Gill I, Catto J. Critical review of outcomes from radical cystectomy: can complications from radical cystectomy be reduced by surgical volume and robotic surgery? Eur Urol Focus. 2016;2(1):19–29.

28. Dason S, Goh AC. Updates on intracorporeal urinary diversions. Curr Urol Rep. 2018;19:28–36.

29. Catto J, Khetrapal P, Ambler G, Sarpong R, Khan M, et al. Robot-assisted radical cystectomy with intracorporeal urinary diversion versus open radical cystectomy (iROC): protocol for a randomized controlled trial with internal feasibility study. BMJ Open. 2018;8:e020500. https://doi.org/10.1136/bmjopen-2017-020500.

30. Lamb B, Tan W, Eneje P, Bruce D, Jones A, et al. Benefits of robotic cystectomy with intracorporeal diversion for patients with low cardiorespiratory fitness: a prospective cohort study. Urol Oncol. 2016;34:417.e17–23.

31. Ahmed K, Khan SA, Hayn MH, Agarwal PK, Badani KK, Balbay MD, et al. Analysis of intracorporeal compared with extracorporeal urinary diversion after robot-assisted radical cystectomy: results from the international robotic cystectomy consortium. Eur Urol. 2014;65:340–7.

32. Daneshmand S, Bartsch G. Improving selection of appropriate urinary diversion following radical cystectomy for bladder cancer. Expert Rev Anticancer Ther. 2011;11(6):941–8.

33. DeCastro GJ, McKiernan JM, Benson MC. Ch 98: Cutaneous continent urinary diversion. In: WS MD, Wein AJ, Kavoussi LR, Partin AW, Peters CA, editors. Campbell-Walsh urology. 11th ed. Philadelphia: Elsevier; 2016. p. 2317.

34. Zlatev DV, Skinner EC. Orthotopic urinary diversion for women. Urol Clin N Am. 2018;45:49–54.

35. Bochner B, Figueroa A, Skinner E, Lieskovsky G, Petrovich Z, et al. Salvage radical cystoprostatectomy and orthotopic urinary diversion following radiation failure. J Urol. 1998;160(1):29–33.

36. Chopra S, Abreu ALC, Gill IS. Robotic urinary diversion: the range of options. Curr Opin Urol. 2016;26:107–13.

37. Littlejohn N, Cohn J, Kowalik C, Kaufman M, Dmochowski R, et al. Treatment of pelvic floor disorders following neobladder. Curr Urol Rep. 2017;18(1):5–10.

38. Shabsigh A, Korets R, Vora K, Brooks C, Cronin A, et al. Defining early morbidity of radical cystectomy for patients with bladder cancer using a standardized reporting methodology. Eur Urol. 2009;55(1):164–74.

39. Dahl DM. Ch 97: use of intestinal segments in urinary diversion. In: WS MD, Wein AJ, Kavoussi LR, Partin AW, Peters CA, editors. Campbell-Walsh urology. 11th ed. Philadelphia: Elsevier; 2016. p. 2310–1.

40. Tammaro G, Zacchia M, Zona E, Zacchia E, Capasso G. Acute and chronic effects of metabolic acidosis on renal function and structure. J Nephrol. 2018;31(4):551–9.

41. Maffezini M, Campodonico F, Canepa G, et al. Current perioperative management of radical cystectomy with intestinal urinary reconstruction for muscle-invasive bladder cancer and reduction of the incidence of postoperative ileus. Surg Oncol. 2008;17(1):41–8.

42. Rowland R. Continent cutaneous urinary diversion. Semin Urol Oncol. 1997;15(3):179–83.

43. Spinoglio G, Bertani E, Borin S, Piccioli A, Petz W. Green indocyanine fluorescence in robotic

abdominal surgery. Updat Surg. 2018;70:375–9.

44. Tobis S, Knopf JK, Silvers CR, Marshall J, Cardin A, Wood RW, et al. Near infrared fluorescence imaging after intravenous indocyanine green: initial clinical experience with open partial nephrectomy for renal cortical tumors. Urology. 2012;79:958–64.

45. Tobis S, Heinlen JE, Ruel N, Lau C, Kawachi M, Wilson T, Chan K. Effect of alvimopan on return of bowel function after robot-assisted radical cystectomy. J Laparoendosc Adv Surg Tech A. 2014;24(10):693–7.

46. Schomburg J, Krishna S, Soubra A, Cotter K, Fan Y, Brown G, Konety B. Extended outpatient chemoprophylaxis reduces venous thromboembolism after radical cystectomy. Urol Oncol. 2018;36(2):77e9–77e13.

47. Anderson CB, McKiernan JM. Surgical complications of urinary diversion. Urol Clin N Am. 2018;45:79–90.

48. Namzy M, Yuh B, Kawachi M, et al. Early and late complications of robot-assisted radical cystectomy: a standardized analysis by urinary diversion type. J Urol. 2014;191(3):681–7.

49. Hautmann RE, Petriconi RC, Volkmer BG. Lessons learned from 1,000 neobladders: the 90-day complication rate. J Urol. 2010;184:990–4.

50. Johnson DC, Riggs SB, Nielson ME, Matthews JE, Woods ME, Wallen EM, Pruthi RS, Smith AB. Nutritional predictors of complications following radical cystectomy. World J Urol. 2015;33(8):1129–37.

51. Zhong J, Switchenko J, Jegadeesh NK, Cassidy RJ, Gillespie TW, Master V, et al. Comparison of outcomes in patients with muscle-invasive bladder cancer treated with radical cystectomy versus bladder preservation. Am J Clin Oncol. 2019;42(1):36–41.

52. Wolf JS, Bennett CJ, Dmochowski RR, Hollenbeck BK, Pearle MS, Schaeffer AJ, et al. Best practice policy statement on urologic surgery antimicrobial prophylaxis. American Urological Association Education and Research; 2008. 23p. http://www.auanet.org/guidelines/antimicro-bial-prophylaxis-(2008-reviewed-and-validity-confirmed-2011-amended-2012). Accessed on 26 Feb 2020.

53. Lobo DN, Bostock KA, Neal KR, et al. Effect of salt and water balance on recovery of gastrointestinal function after elective colonic resection: a randomised controlled trial. Lancet. 2002;359:1812–8.

54. Mckiernan JM, Anderson CB. Ch 41: complications of radical cystectomy and urinary diversion. In: Complications of urologic surgery. Diagnosis, prevention, and management. 5th ed. New York: Elsevier; 2018. p. 437.

55. Fröber R. Surgical atlas: surgical anatomy of the ureter. BJU Int. 2007;100:949–65.

56. Richards KA, Cohn JA, Large MC, Bales GT, Smith ND, Steinberg GD. The effect of length of ureteral resection on benign ureterointestinal stricture rate in ileal conduit or ileal neobladder urinary diversion following radical cystectomy. Urol Oncol. 2015;33(2):65.e1–8.

57. Skinner EC, Zlatev D. Ch 46: complications of continent cutaneous diversion. In: Complications of urologic surgery. Diagnosis, prevention, and management. 5th ed. New York: Elsevier; 2018. p. 495.

58. Ardelt PU, Woodhouse CRJ, Riedmiller H, Gerharz EW. The efferent segment in continent cutaneous urinary diversion: a comprehensive review of the literature. BJU Int. 2012;109(2):288–97.

59. Kass-iliyya A, Rashid TG, Citron I, et al. Long-term efficacy of polydimethylsiloxane (Macroplastique) injection for Mitrofanoff leakage after continent urinary diversion surgery. BJU Int. 2015;115(3):461–5.

60. Simone G, Papalia R, Misuraca L, et al. Robotic intracorporeal padua ileal bladder: surgical technique, perioperative, oncologic and functional outcomes. Eur Urol. 2018;73:934–40.

61. Mansson W, Bakke A, Bergman B, et al. Perforation of continent urinary reservoirs. Scandinavian experience. Scand J Urol Nephrol. 1997;31(6):529–32.

62. Reddy M, Kader K. Follow-up management of cystectomy patients. Urol Clin N Am. 2018;45:241–7.

63. Roth JD, Koch MO. Metabolic and nutritional consequences of urinary diversion using intestinal segments to reconstruct the urinary tract. Urol Clin N Am. 2018;45:19–24.

23 机器人辅助腹腔镜回肠膀胱通道尿流改道术

Akbar N. Ashrafi, Luis G. Medina, and Monish Aron

引言

膀胱癌在全球范围内的发病率为每年 43 万例,位居全身恶性肿瘤的第 9 位,其死亡率位居全身恶性肿瘤的第 13 位[1]。根治性膀胱切除术(radical cystectomy,RC)加盆腔淋巴结清扫及尿流改道术是局限性肌层浸润性膀胱癌的标准治疗方法,也被推荐用于病理性进展高风险的非肌层浸润性膀胱癌[2,3]。

机器人辅助根治性膀胱切除术(robotic-assisted radical cystectomy,RARC)在过去十年中逐渐得到普及,因为其在不影响肿瘤预后的前提下,在改善失血量、围手术期输血要求、住院时间和术后恢复期方面具有潜在的优势。对于这些患者进行完全体内尿流改道术(intracorporeal urinary diversion,ICUD)需要较高的外科操作技巧,因此大多数外科医生采用了体外尿流改道的方案。2000 年,Gill 等人首次采用纯腹腔镜技术进行了 RC 与体内回肠通道尿流改道术,随后在 2003 年首次报道使用机器人平台完成该手术操作[4,5]。自最初的开创性报道以来,体内回肠通道尿流改道术的安全性和可行性已经被后续的研究证实[6]。在过去的十年中,随着经验的不断积累以及外科技术的持续进步,临床治疗中体内回肠通道尿流改道术的使用不断增加,RARC 术后采用 ICUD 的病例数量显著增加。

在本章中,我们回顾了机器人辅助回肠膀胱通道尿流改道术(视频 23.1)的适应证、术前准备、手术操作步骤及术后潜在并发症的处理。

回肠通道尿流改道术的适应证

RC 术后尿流改道方案的选择受到多种因素的影响,包括患者自身情况、疾病特征和外科医生因素[8]。患者因素包括患者偏好、合并症、基础情况和对生活质量变化的感知能力。疾病特征包括膀胱癌的范围和尿道切缘状态。此外,外科医生的培训、经验和偏好也影响患者尿流改道的选择。

在 21 世纪,RARC 术后的大部分尿流改道都在体外进行。在最近十年中,ICUD 技术的使用出现了增加的趋势。针对接受 RARC 治疗患者的一项多中心同步研究表明,截至 2016 年,体内回肠通道尿流改道术是最流行的尿流改道方案(占所有病例的 81%),其次是体内原位新膀胱(占 17%)和体外尿流改道术(占 2%)[7]。

手部功能障碍、神经系统疾病(如痴呆或帕金森病)、智力障碍、尿道狭窄、慢性炎性肠病、肝功能不全和肾损害是原位新膀胱和输尿管皮肤造口的相对禁忌证,推荐选择体外回肠通道尿流改道术。ICUD-EAU 国际膀胱癌学会建议肾小球滤过率<50mL/min 或血清肌酐>150μmol/L 的患者不宜进行输尿管皮肤造口术,推荐选择体外回肠通道尿流改道术[9]。

术前注意事项

术前评估应包括完整的内科和外科病史。特别是既往是否有神经系统、肾脏或肝脏损害，是否有肠道疾病，是否有腹部手术（如小肠切除术），是否有盆腔放射治疗等病史，都应予以评估。

实验室检查应包括基础的全血细胞计数、肾功能、肝功能、白蛋白，确定术前类型和筛查。也需要进行营养状态的评估，因为营养状况差会增加尿流改道术后的尿潴留发生风险[10]。基于运动的康复训练可以改善 RC 术后患者的肌肉力量[11]，同时术前碳水化合物速率负荷与腹部大手术患者住院时间有关[12]。

对于接受 RARC 的膀胱癌患者，术前有必要进行胸部、腹部和骨盆的增强 CT 检查。进行延迟期 CT 尿路造影（CTU）可帮助排除上尿路上皮肿瘤。对于疑似有膀胱外病变的患者，MRI 可作为盆腔局部分期的参考；有转移症状的患者可进行脑部 MRI 和全身骨骼扫描。虽然 FDG-PET/CT 不作为常规检查推荐，但怀疑有转移的患者可以选择进行 FDG-PET/CT 检查。

接受机器人回肠膀胱通道尿流改道术的患者应充分了解尿流改道的风险、收益、潜在并发症和替代治疗方案。充分的术前麻醉评估也是必需的。对于需要进行心脏功能评估的患者，通常选择包括超声心动图和心脏负荷试验的评估方案。对有吸烟史或肺部疾病史的患者术前需要进行肺功能的评估。由于进行 RARC 和回肠通道尿流改道术需要长时间的头低足高位，因此需要进一步的心肺功能评估。

造口护士对最终的治疗效果起着重要的作用，我们希望患者在决定采取何种尿流改道方式时尽早见到造口护士。护士能够帮助患者了解造口的相关结构，并教会患者如何进行造口的日常护理和解决常见的造口相关问题。手术前在患者腹部标记造口部位，外科医生应熟悉造口定位的原则，主要原则如下[13]：

- 造口部位应在腹直肌上方。
- 造口应在腹部平面上，避免腹部褶皱或折痕。
- 造口应避开皮带线。
- 应该分别在患者仰卧位、坐位和直立位时确认造口位置的适宜性。

在手术当天入院接受 RARC 和回肠通道尿流改道术的患者可免于进行肠道准备。术前评估有以下情况的患者应考虑进行肠道准备，如术中有选择结肠通道的可能，或肠损伤风险较高，例如既往进行过肠切除术或盆腔放射治疗的患者。患者在手术前需停止使用抗血小板药物和抗凝药物。建议在手术后 1 小时内，给予覆盖革兰氏阳性菌、革兰氏阴性菌和厌氧菌的广谱抗生素预防感染，推荐静脉注射头孢西丁。糖尿病或免疫低下的患者可选择使用氟康唑。在手术前给予机械及药物治疗预防血栓栓塞和服用单剂量阿维莫泮（μ受体拮抗剂）。

技术步骤

患者体位和设备放置

使用 Xi 机器人系统进行男性患者手术时，患者取截石位或仰卧位。根据手术医生的个人习惯，使用 Veress 针或 Hasson 技术建立气腹。6 孔腹腔操作方法包括 1 个镜头端口，3 个机器人操作臂端口,和 2 个助手端口。Si 机器人操作系统的切口布置如图 23.1 所示。镜头端口放置在脐上方 8cm 处,4 个端口水平放置在脐上方 2 横指处。2 个机器人端口放置在患者的右侧,1 个机器人端口和 1 个 15mm 的助手端口放置在患者的左侧。一个 12mm 的 AirSeal 端口被放置在左上象限,与镜头端口和左侧机器人端口之间呈三角形。该操作端口的放置与机器人辅助根治性前列腺切除术中使用的端口类似,但有几个重要的区别:所有端口都位于更靠头的位置便于肠道处理和扩大盆腔淋巴结的清扫,在手术过程中,常规使用 2 个辅助端口来便于腹腔镜肠道吻合器的使用。如图 23.2 所示,是 Xi 机器人系统在术中使用机器人吻合器时的首选端口位置。对于使用机器人吻合器的 Xi 机器人,建议将 2 个机器人端口放置在左侧,包括位于脐水平的最左侧的吻合器混合端口,15mm 的助手端口和 AirSeal端口被放置在右侧。在端口建立后,患者处于头低足高位。由于这种体位使肠管向头侧移位,为在骨盆中进行操作提供了最佳的工作空间。整个手术过程中使用 30° 的活动度。对于膀胱切除术,我们使用 2 个 Cadiere 钳,1 个单极剪刀和 1 个机器人血管封闭器。对于后续尿流改道,我们在使用相同仪器的基础上还需添加 2 个持针器。

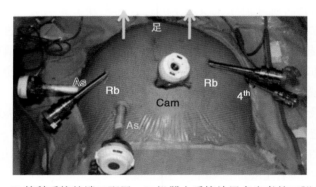

图 23.1　Si 外科系统的端口配置。Si 机器人系统放置在患者的双腿之间或女性患者的右侧,以便进入会阴。使用 6 端口的腹腔镜技术。镜头端口放置在脐上方 8cm 的中线。4 个端口放置在脐上方 2 横指的水平线上,包括 3 个机器人端口和位于患者左侧的 15mm 辅助端口。1 个 12mm 的 AirSeal 端口被放置在左上象限。(As,辅助端口;Cam,摄像头端口;Rb,机器人端口;4th,第四臂)

输尿管和肠段的游离

　　当开始进行回肠通道尿流改道时,双侧输尿管均已被游离和离断,且左侧输尿管转位至乙状结肠系膜右后方(图 23.3a,b)。在进行根治性膀胱切除术的病例中,最好在进行左侧髂总和骶前淋巴结清扫时创建肠系膜后窗。可在乙状结肠周围构建 Penrose 通道,必要时用于牵拉。使用第四臂递送左输尿管通过肠系膜后窗是这一步最简便的方法。找到回盲瓣,从回盲部交界处测量 20cm 末端回肠并标记。该点标志了肠管的远端,将用于构建回肠通道。

分离肠管

　　使用手持腹腔镜吻合器时,我们更倾向选择带有蓝色钉筒(钉高 3.5mm)的 Echelon Flex Powered Plus 60mm 吻合器。使用机器人吻合器时,我们选择使用 45mm 的蓝色钉筒进行所有的肠道操作。

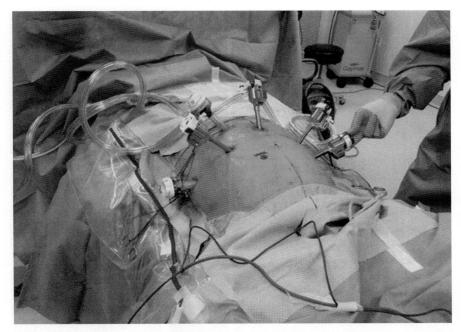

图 23.2 使用机器人吻合器时 Xi 机器人外科系统的端口放置。Xi 机器人系统位于患者左侧。镜头端口放置在脐上方 8cm 的中线，3 个端口放置在脐上方 2 横指的水平线上，12mm 的机器人吻合器混合端口放置在脐水平的最左侧，此外 15mm 助手端口和 12mm AirSeal 端口位于患者右侧

用吻合器在回盲瓣近端 20cm 处将回肠切开（图 23.3c，d），如果需要额外的活动度，可以使用机器人血管闭合器进一步加深肠系膜分离。将吻合器垂直于肠段和肠系膜放置，以最大程度地减少肠管缺血的风险。在吻合器激发之前抬高吻合器，检查是否无意中夹住下方的肠袢。使用 2-0 染色薇乔线（Ethicon，Somerville，NJ，USA）标记远端肠管用于后续肠侧侧吻合，将固定缝线留置在回肠的肠系膜侧。

通常选择 15～20cm 长的小肠段作为回肠输尿管通道，但有时为了便于无张力回肠输尿管吻合需要准备更长一些肠管。在分割肠段前使用第四臂将肠管远端抬高至前腹壁，以确保通道有足够的长度并容易与输尿管吻合。然后用吻合器将回肠通道的近端分开，根据游离肠管的活动度可以使用血管闭合器加深肠系膜分离。使用无色的薇乔线标记回肠通道近端残端，并继续缝合移除吻合钉。根据我们的经验，通过左侧端口进入吻合器是分离肠道最有效的方法。

小肠吻合

在某些情况下，我们选择舍弃回肠近端一段 5cm 的肠管（图 23.3e，f）。使用吻合器分离该部分肠管，使用血管闭合器游离紧邻肠管的肠系膜，以保持通道和肠道吻合的良好血供。通过 15mm 辅助端口取出该部分舍弃段肠管。这一步可以帮助确保后续进行回肠通道吻合术提供充分的游离和活动度。另一种有色薇乔线被放置在近端肠段肠系膜边缘，有助于帮助识别和处理用于吻合的肠段。

通过使用预先放置的有色薇乔线来检查肠道的方向，确保肠道不会旋转，然后进行肠侧

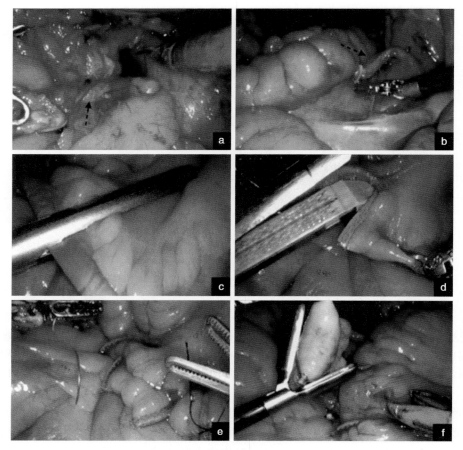

图 23.3　（a）和（b）输尿管的识别，箭头所指为输尿管。（c）和（d）分离肠管。（e）和
（f）舍弃 5cm 的回肠

侧吻合（图 23.4a）。注意要确保将通道置于小肠吻合口下方。用电灼法在 2 个肠管残端的
对肠系膜角上做 2 个小切口，并用有色薇乔线标记。从左侧端口放入吻合器，两个肠段通过
各自的肠切口分别放置在吻合器的钉仓上。在关闭吻合器之前，使用固定缝线将肠段分别
推进到吻合器钉仓的钳口以取得更好的吻合效果。在使用吻合器之前，要避免将小肠肠系
膜夹入吻合器。第 2 个吻合器从侧向端口进入，同时进入近端和远端肠段进行缝合以确保
足够宽度的侧侧吻合。最后，使用内侧辅助端口的腹腔镜吻合器或左侧混合端口的机器人
吻合器，从顶部缝合两侧吻合肠管的残端（图 23.4b）。

输尿管回肠吻合

　　我们首选采用 Bricker 技术进行输尿管回肠吻合术。检查输尿管以确保回肠通道近端
管腔没有旋转不良或扭结，并确定输尿管吻合口的最佳位置。使用夹子或打结小心处理输
尿管，以避免出现挤压造成输尿管远端缺血。与右侧输尿管相比，左侧输尿管回肠吻合口通
常更靠近回肠残端并更靠近内侧，我们通常首先进行左侧输尿管吻合术（图 23.5）。在通道
上靠近近端的适当位置切开回肠。切除血管受损或怀疑为恶性肿瘤的输尿管远端。在适当

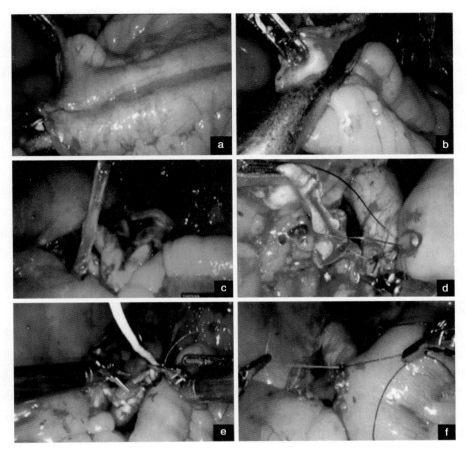

图 23.4 （a）侧侧吻合用于肠道重建。（b）侧侧吻合口末端的闭合。（c）吲哚菁绿荧光成像确保输尿管、回肠通道和肠吻合的充足血供。（d）输尿管呈铲状，从铲状端部开始回肠输尿管吻合。（e）回肠输尿管吻合后壁置入双 J 管。（f）完成回肠输尿管吻合术

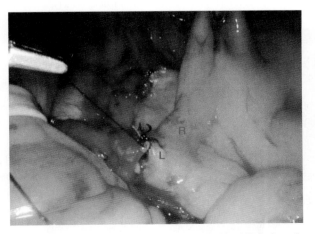

图 23.5 左右输尿管吻合口位置。左侧输尿管吻合已完成，右侧吻合口位置被红星标记

的位置切开输尿管,注意保持足够的长度和血供。输尿管远端"尾巴"暂予保留,在输尿管回肠吻合中可用作牵引钳夹。

根据输尿管口径,输尿管通常被剖开 1cm。使用 4-0 薇乔线以及反向切割针进行连续缝合完成输尿管回肠吻合。第 1 针从输尿管由外到内,然后从肠管由内到外逐步缝至顶端(图 23.4d)。完成后壁吻合。将第 2 条缝线自顶点处起开始吻合前壁。助手在腹腔直视下通过右下腹皮肤穿刺放置 1 个 2mm MiniPort,并放入 4.8F 的双 J 输尿管支架管(图 23.4e)。在输尿管中放置支架管,并使用左右机械臂在导丝引导下置入肾盂。移除导丝并将支架管的远端线圈放置在回肠通道内。接着裁剪远端输尿管尾部/柄完成回肠输尿管吻合术(图 23.4f)。使用同样的方法对右侧输尿管进行操作。

此步骤的主要目标是构建一个铲状的、无张力的、水密性的、黏膜 - 黏膜的回肠输尿管吻合口,并确保输尿管和回肠具有良好血供。遵守这些原则对减少吻合口瘘和吻合口缺血性狭窄风险至关重要。吻合时可使用第四臂轻轻牵拉输尿管远端尾部或回肠通道近端来帮助缝合。值得注意的是,我们倾向于使用双 J 支架管,这样可简化支架管的放置,最大限度地减少了支架管脱出的风险,并便于术后早期更换造口袋。

造口的创建

从左侧端口进入 Allis 钳用于抓住回肠通道的远端,并将 1 根 19F Blake 引流管放置在回肠通道外侧的盆腔内。移开机器人系统,在造口处做圆形的皮肤切口,柱状剔除皮肤与筋膜之间的组织。线性方式打开筋膜,使用 2-0 薇乔线放置 4 根筋膜缝线。打开腹直肌,接着分开后鞘至能容纳 2 个手指。使用 Allis 钳将远端通道推向造口位置,并用长的 Babcock 钳将其拉出腹壁。上述操作需在直视下进行。在腹腔内确定通道的正确方向。接着解除气腹,通过 Pfannenstiel 线或中线切口取出标本。通常使用玫瑰花蕾的方式制作回肠通道造口。将 4 根筋膜缝线放置在通道的底部用于固定。检查通道的口径,使用 3-0 薇乔线进行间断缝合来完成和固定通道,并确保黏膜外翻。该操作目的是构建 1 个外翻并突出腹壁的造口,以方便造口袋附着,并防止尿漏和对皮肤刺激。将红色橡胶导管置于通道内,并用丝线缝合固定在皮肤上(图 23.6a,b)。该操作有利于术后早期通道的引流。

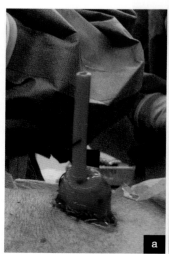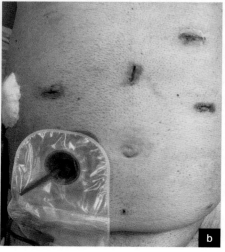

图 23.6 (a)使用尼龙缝线将 16F 红色橡胶导管固定于回肠通道内。(b)手术结束时手术切口、造口器械和红色橡胶导管的位置

术中辅助操作

吲哚菁绿荧光血管造影

使用传统白光对输尿管血管状况的评估容易出现偏差。尽管凭借丰富的操作经验以及小心翼翼地处理,输尿管血供仍可能会受到损害,并导致缺血性输尿管狭窄。吲哚菁绿（ICG）是一种无毒的外源性荧光示踪剂,在白光下不可见,但在近红外荧光（near-infrared fluorescence,NIRF）下可显影,目前已经成为一种有效评估组织灌注和血管供应的技术[14]。手术医生可以通过控制台在白光和近红外荧光之间切换,方便实时通过观察 ICG 荧光评估血供情况[15]。在我们中心,近年来我们已经在 ICUD 中常规使用 ICG 技术[16]。将 25mg ICG 与 10mL 无菌水混合制成 ICG 工作液,在分离和构建回肠通道后,静脉注射 5mL ICG 工作液。然后,使用 NIRF 视觉系统评估回肠吻合段和远端输尿管段的血供情况（图 23.4c）。切除所有血供不良的输尿管段。根据我们的经验,使用 ICG 比白光能够更好地评估输尿管和肠道的血供情况,并能够在进行回肠输尿管吻合前更好地识别和切除血供不良的输尿管远端。根据我们中心的数据,与白光相比,ICG 技术使我们能够更好地识别长段血供不良的远端输尿管,在中位随访 12 个月后发现使用 ICG 技术使接受长段（>5cm）输尿管切除术的患者比例增加（18% vs. 6%,$P<0.05$）,并且使输尿管吻合口狭窄率从 10.6% 降至 0（$P=0.02$）[17]。

术中冰冻切片分析

术中可将膀胱癌患者的输尿管近端送术中冰冻切片分析,以确保输尿管切缘阴性。如果输尿管切缘呈阳性,部分外科医生建议进一步进行切除直到切缘呈阴性。但是我们并不推荐这种方法,因为已知在尿路上皮癌中存在跳跃性病变的倾向。大约 13% 的患者会出现输尿管受累。虽然这些患者上尿路复发的风险可能增加,但镜下输尿管边缘阳性并未对吻合口复发、肿瘤特异性生存期或总生存期产生不利影响[18,19]。

确保无张力回肠输尿管吻合的方法

尽管有时在分离回肠段之前进行了充分评估,但输尿管仍可能无法与回肠通道进行吻合,例如,如果切除大段的缺血性输尿管段。以下方法有助于实现无张力吻合。首先,检查 2 条输尿管通往回肠通道的路径是否畅通是很重要的。其次,如有需要可将近端输尿管充分游离,乙状结肠肠系膜窗向头侧延伸,以使左侧输尿管笔更直、更直接地通向右侧。再次,有些情况下,回肠通道的近端可以穿过乙状结肠系膜窗连接左侧输尿管。最后,可再取一段回肠重新连接到先前准备的回肠段,或重新制作一个完全新的回肠通道。

术后管理

在腹部大手术后,加速术后康复（enhanced recovery after surgery,ERAS）方案的作用已得到认可,我们中心也率先将 ERAS 应用于 RC 和尿流改道的术后管理[20]。ERAS 方案包括避免肠道准备,避免使用阿片类镇痛药,应用标准化营养计划和使用促动力药。术中使用有针对性的液体复苏策略,并且在手术结束时移除口胃管或鼻胃管。ERAS 方案的应用已被证明与肠功能的早期恢复和减少失血、输血和住院时间有关,且并不影响肿瘤切除预后[21-23]。

术后患者一旦意识清醒,便可开始口服清水,并在能耐受的情况下将口服液体逐渐过渡至流质和固体饮食。通过静脉输液补充口服摄入,维持严格的液体平衡,以使最小尿量达到>0.5mL/(kg·h)。良好的疼痛管理对于加速康复至关重要,可定期使用非麻醉性镇痛药,例如对乙酰氨基酚和非甾体抗炎药。术后最多连续使用阿维莫泮7天,可以显著缩短耐受固体饮食的时间和住院时间。嚼口香糖可以减少肠胃胀气和排便的时间。术后第1天在物理治疗和护理协助下实施早期下床活动、呼吸锻炼和激励性肺活量测定[24]。激励性肺活量测定已被证明可以改善肺功能,并可能减少术后肺部并发症[25,26]。每天进行回肠通道评估。实验室检查包括全血细胞计数、基础代谢率和肌酐水平。在出院前置入中心静脉导管,以便出院后进行家庭静脉输液。在我们的实践中,患者在术后延长使用4周低分子量肝素预防血栓栓塞,可以有效降低腹部和盆腔肿瘤手术后的血栓栓塞的发生率。

患者通常在术后3～5天出院,口服磺胺甲噁唑/甲氧苄啶1周。糖尿病或免疫功能低下的患者可口服氟康唑1周。提供家庭护理协助,每隔一天给予1L静脉输液。患者在第1周、第2周、第1个月、第2个月和第4个月到医院进行复查。我们在手术后1周观察随访患者,告知患者膀胱切除术后的病理结果,并拔除红色橡胶导管。术后2周时,拔出盆腔引流管。患者在完成4周血栓栓塞预防治疗后返院,拔除输尿管支架管(双J管)。术后2个月时进行临床检查,术后4个月时复查CT。每次复查就诊前均需进行血细胞计数和基本的代谢检查。

并发症和管理

胃肠道并发症

体内尿流改道术后胃肠道并发症的发生率估计为5%～10%[27,28]。一些报道表明,与体外尿流改道相比,体内尿流改道患者的胃肠道并发症可能较少见[28]。根据我们的经验,肠梗阻仍然是最常见的胃肠道并发症,通过使用阿维莫泮和ERAS方案可以帮助改善肠功能。如果肠梗阻持续超过7天,建议采用肠外营养。肠梗阻在肠内回肠膀胱通道形成后很少见[29]。肠梗阻通常采用胃管引流和静脉输液的保守处理,而持续性肠梗阻则需要手术探查。肠吻合后的肠瘘是一种罕见但可能致命的并发症,需要手术探查。营养不良、糖尿病、盆腔放射治疗、肠吻合处缺血或张力增加是显著的危险因素[30]。回肠通道的缺血和坏死较为罕见但需要进行手术治疗。使用适当的器械,如Cadiere钳,遵循吻合原则,ICG评估肠道血管状况,适当的电解质补充,可使肠道相关并发症的发生率降至最低。

造口并发症

造口并发症包括造口狭窄和造口旁疝。由于造口回缩、慢性缺血和筋膜狭窄可能会导致造口狭窄,此时需要进行手术修复。造口旁疝与患者个人因素有关,如高龄、营养不良、腹壁薄弱、肥胖、放射治疗史或便秘、慢性咳嗽和呼吸系统疾病引起的腹内压增高。而手术的危险因素包括筋膜固定缝线的缺失、筋膜的不当开口以及造口位置的选择不当。针对结肠直肠的研究数据表明,在造口时运用补片进行分层放置可以降低造口旁疝的发生率。尽管回顾性数据表明在造口旁疝高危患者中预防性使用补片是安全可行的,但由于存在输尿管和肠道吻合,尿流改道为该操作带来了额外的风险[31]。出现上述并发症的患者建议进行手术修复。开放修复手术难度较大,且复发率高,通常需要将造口重新放置到新的位置,这可能会导致后续疝的再次发生。采用生物补片进行机器人造口旁疝修复,简化了手术技术,避免了过度的剥离,并避免重开造口部位[32]。机器人修复已被证明是安全可行的,具有最小的复发率和良好的短期效果[32]。

回肠输尿管吻合并发症

回肠输尿管吻合口狭窄可导致疼痛、肾梗阻、感染和肾衰竭。小心处理、尽量减少对输尿管的剥离、将输尿管放置在腹膜后位置、修剪宽大的输尿管口和无张力的回肠输尿管吻合是减少回肠输尿管狭窄风险的关键原则。尽管如此,ICUD 术后吻合口狭窄的发生率仍高达12%。绝大多数狭窄被认为是缺血性原因导致,ICG 的使用提高了我们评估输尿管远端血管的能力,并有效降低了我们中心的狭窄发生率[17]。由于患者通常无症状,因此密切随访对于早期发现和及时处理吻合口狭窄至关重要。上述并发症的治疗方法包括内镜和经皮手术,也可以使用机器人进行手术修复[33]。吻合口尿漏最好通过经皮肾造瘘管长时间引流来处理,很少需要手术翻修。

(詹永豪 译,张崔建 审)

参考文献

1. Antoni S, Ferlay J, Soerjomataram I, Znaor A, Jemal A, Bray F. Bladder cancer incidence and mortality: a global overview and recent trends. Eur Urol. 2017;71(1):96–108.
2. Alfred Witjes J, Lebret T, Comperat EM, Cowan NC, De Santis M, Bruins HM, et al. Updated 2016 EAU guidelines on muscle-invasive and metastatic bladder cancer. Eur Urol. 2017;71(3):462–75.
3. Babjuk M, Bohle A, Burger M, Capoun O, Cohen D, Comperat EM, et al. EAU Guidelines on Non-muscle-invasive urothelial carcinoma of the bladder: update 2016. Eur Urol. 2017;71(3):447–61.
4. Gill IS, Fergany A, Klein EA, Kaouk JH, Sung GT, Meraney AM, et al. Laparoscopic radical cystoprostatectomy with ileal conduit performed completely intracorporeally: the initial 2 cases. Urology. 2000;56(1):26–9; discussion 9–30.
5. Hubert J, Feuillu B, Beis JM, Coissard A, Mangin P, Andre JM. Laparoscopic robotic-assisted ileal conduit urinary diversion in a quadriplegic woman. Urology. 2003;62(6):1121.
6. Azzouni FS, Din R, Rehman S, Khan A, Shi Y, Stegemann A, et al. The First 100 Consecutive, Robot-assisted, Intracorporeal Ileal Conduits: Evolution of Technique and 90-day Outcomes. Eur Urol. 2013;63(4):637–43.
7. Hussein AA, May PR, Jing Z, Ahmed YE, Wijburg CJ, Canda AE, et al. Outcomes of Intracorporeal urinary diversion after robot-assisted radical cystectomy: results from the International Robotic Cystectomy Consortium. J Urol. 2018;199(5):1302–11.
8. Lee RK, Abol-Enein H, Artibani W, Bochner B, Dalbagni G, Daneshmand S, et al. Urinary diversion after radical cystectomy for bladder cancer: options, patient selection, and outcomes. BJU Int. 2013;113(1):11–23.
9. Hautmann RE, Abol-Enein H, Davidsson T, Gudjonsson S, Hautmann SH, Holm HV, et al. ICUD-EAU international consultation on bladder cancer 2012: urinary diversion. Eur Urol. 2013;63(1):67–80.
10. Allaire J, Leger C, Ben-Zvi T, Nguile-Makao M, Fradet Y, Lacombe L, et al. Prospective evaluation of nutritional factors to predict the risk of complications for patients undergoing radical cystectomy: a cohort study. Nutr Cancer. 2017;69(8):1196–204.

11. Jensen BT, Laustsen S, Jensen JB, Borre M, Petersen AK. Exercise-based pre-habilitation is feasible and effective in radical cystectomy pathways-secondary results from a randomized controlled trial. Support Care Cancer. 2016;24(8):3325–31.

12. Awad S, Varadhan KK, Ljungqvist O, Lobo DN. A meta-analysis of randomised controlled trials on preoperative oral carbohydrate treatment in elective surgery. Clin Nutr. 2013;32(1):34–44.

13. Salvadalena G, Hendren S, McKenna L, Muldoon R, Netsch D, Paquette I, et al. WOCN society and ASCRS position statement on preoperative stoma site marking for patients undergoing colostomy or ileostomy surgery. J Wound Ostomy Continence Nurs. 2015;42(3):249–52.

14. van den Berg NS, van Leeuwen FWB, van der Poel HG. Fluorescence guidance in urologic surgery. Curr Opin Urol. 2012;22(2):109–20.

15. Krane LS, Manny TB, Hemal AK. Is near infrared fluorescence imaging using indocyanine green dye useful in robotic partial nephrectomy: a prospective comparative study of 94 patients. Urology. 2012;80(1):110–8.

16. Melecchi Freitas D, Fay C, Ahmadi N, Abreu A, Shin T, Gill I, et al. V12–06 utilization of indocyanine green fluorescence angiography during intracorporeal uretero-ileal anastomosis following robotic Radical Cystectomy. J Urol. 2017;197(4):e1373.

17. Ahmadi N, Ashrafi, AN, Hartman N, et al.Use of indocyanine green to minimise ureteroenteric strictures after robotic radical cystectomy. BJU Int. 2019;124(2):302–307.

18. Raj GV, Tal R, Vickers A, Bochner BH, Serio A, Donat SM, et al. Significance of intraoperative ureteral evaluation at radical cystectomy for urothelial cancer. Cancer. 2006;107(9):2167–72.

19. Kim HS, Moon KC, Jeong CW, Kwak C, Kim HH, Ku JH. The clinical significance of intraoperative ureteral frozen section analysis at radical cystectomy for urothelial carcinoma of the bladder. World J Urol. 2015;33(3):359–65.

20. Djaladat H, Daneshmand S. Gastrointestinal complications in patients who undergo radical cystectomy with enhanced recovery protocol. Curr Urol Rep. 2016;17(7):50.

21. Daneshmand S, Ahmadi H, Schuckman AK, Mitra AP, Cai J, Miranda G, et al. Enhanced recovery protocol after radical cystectomy for bladder cancer. J Urol. 2014;192(1):50–5.

22. Pang KH, Groves R, Venugopal S, Noon AP, Catto JWF. Prospective implementation of enhanced recovery after surgery protocols to radical cystectomy. Eur Urol. 2017;73(3):363–71.

23. Koupparis A, Villeda-Sandoval C, Weale N, El-Mahdy M, Gillatt D, Rowe E. Robot-assisted radical cystectomy with intracorporeal urinary diversion: impact on an established enhanced recovery protocol. BJU Int. 2015;116(6):924–31.

24. Choi H, Kang SH, Yoon DK, Kang SG, Ko HY, Moon du G, et al. Chewing gum has a stimulatory effect on bowel motility in patients after open or robotic radical cystectomy for bladder cancer: a prospective randomized comparative study. Urology. 2011;77(4):884–90.

25. Overend TJ, Anderson CM, Lucy SD, Bhatia C, Jonsson BI, Timmermans C. The effect of incentive spirometry on postoperative pulmonary complications: a systematic review. Chest. 2001;120(3):971–8.

26. Othman E, Abaas S, Hassan H. Resisted breathing exercise versus incentive spirometer training on vital capacity in postoperative radical cystectomy cases: a pilot randomized controlled trial. Bull Fac Phys Ther. 2016;21(2):61–7.

27. Desai MM, de Abreu AL, Goh AC, Fairey A, Berger A, Leslie S, et al. Robotic intracorporeal urinary diversion: technical details to improve time efficiency. J Endourol. 2014;28(11):1320–7.

28. Ahmed K, Khan SA, Hayn MH, Agarwal PK, Badani KK, Balbay MD, et al. Analysis of intracorporeal compared with extracorporeal urinary diversion after robot-assisted radical cystectomy: results from the international robotic cystectomy consortium. Eur Urol. 2014;65(2):340–7.

29. Guru K, Seixas-Mikelus SA, Hussain A, Blumenfeld AJ, Nyquist J, Chandrasekhar R, et al. Robot-assisted intracorporeal ileal conduit: marionette technique and initial experience at Roswell Park Cancer Institute. Urology. 2010;76(4):866–71.

30. Donahue TBB. Complications of ileal conduit diversion. In: Daneshmand S, editor. Urinary diversion. 1st ed. Cham: Springer; 2017. p. 63–79.

31. Donahue TF, Cha EK, Bochner BH. Rationale and early experience with prophylactic placement of mesh to prevent parastomal hernia formation after ileal conduit urinary diversion and cystectomy for bladder cancer. Curr Urol Rep. 2016;17(2):9.

32. Mekhail P, Ashrafi A, Mekhail M, Hatcher D, Aron M. Robotic parastomal hernia repair with biologic mesh. Urology. 2017;110:262.

33. Hussein AA, Hashmi Z, Dibaj S, Altartir T, Fiorica T, Wing J, et al. Reoperations following robot-assisted radical cystectomy: a decade of experience. J Urol. 2016;195(5):1368–76.

24 尿流改道：机器人辅助腹腔镜经阑尾顺行可控性灌肠术及 Mitrofanoff 阑尾造口术

Aaron Wallace, Mayya Volodarskaya, Ciro Andolfi, and
Mohan S. Gundeti

适应证

Mitrofanoff 阑尾造口术（Mitrofanoff appendicovesicostomy，MAPV）是利用阑尾引流尿液的可控性尿流改道方式，经阑尾顺行可控性灌肠（malone antegrade continence enema，MACE）利用阑尾和/或盲肠与近端结肠建立连接以进行顺行灌肠，可以有效提升患有膀胱和肠道功能障碍的患者的生活质量（视频 24.1）。膀胱和肠道功能障碍可能继发于某些神经源性疾病如脊柱裂、脊髓损伤、多发性硬化、横贯性脊髓炎、脊髓栓系、骶骨发育不全、脑性瘫痪或小脑扁桃体下疝（Arnold-Chiari）畸形等[1-3]。此外，膀胱功能障碍也可继发于非神经源性病因如后尿道瓣膜综合征、尿道狭窄、尿道上裂、梅干腹综合征或其他特发性疾病[4]。对于长期存在膀胱功能障碍的患者，若不予及时有效的干预，可进展为膀胱容量减少、膀胱顺应性降低和高压排尿，最终导致肾功能损害，降低生活质量[1]。患有神经源性肠道疾病的患者，多并发神经源性膀胱，往往表现为顽固性便秘、粪便嵌塞和大便失禁等[2,3]。上述并发症不仅会造成患者的身体负担，大小便失禁等症状同时会为患者带来很大的心理负担，对患者的社会心理有巨大的负面影响。

MAPV 适用于膀胱排空困难，而又无法通过自身尿道进行间歇性清洁导尿的患者，如尿道损伤、尿道狭窄、尿道外翻或泄殖腔畸形等[1,5]。间歇性导尿对于特定人群的使用有诸多不便，如女性、肥胖或使用轮椅的、活动受限或患有下肢疾病的患者等[6]。对于此类患者，逆行灌肠也难以进行，因此他们也是 MACE 的适用人群[7]。除适用于患有神经源性肠道相关疾病的患者外，MACE 还适用于肛门直肠畸形患者[3]。此外，单纯 MAPV 的适应证还包括梅干腹综合征和非神经源性膀胱功能障碍等[1,8]。

MAPV 的绝对禁忌证为无法置入尿管的患者或无法配合医务工作者完成操作的患者；相对禁忌证为患有炎症性肠病、短肠或有放射性肠道反应病史的患者。MACE 的禁忌证为由于某些原因经左结肠通道灌肠而非盲肠部位的患者，尤其是那些阑尾较短的肥胖患者，难以进行造瘘[3]。

对于 MAPV 和 MACE 而言，尽管目前传统的开放式手术方法已被证明对患者有效且安全，但机器人辅助腹腔镜（robot-assisted laparoscopic，RAL）手术由于其"微创"的特点，可能成为许多患者的首选。多数情况下，已证实 RAL 手术可以有效缩短术后住院时间、减少术后疼痛、术后外观效果更好。对于 MAPV 而言，已有研究证实，RAL 下 MAPV 的术后住院时间和并发症发生率与传统开放手术效果相近[9]。此外，在一项猪模型的研究中，研究者发现 RAL 手术相比传统开放术式形成的腹腔内粘连更少，这可能预示着 RAL 对本次手术后，可能进行二次手术的患者更有益[10]。然而，对于曾有多次腹部手术史，腹腔内可能存在严重粘连的患者,我们仍建议行传统开放式 MAPV 手术。通过 RAL 下 MAPV 的禁忌证包括腹腔情况特殊的患者如腹腔内操作空间狭小的儿童,存在严重脊柱侧凸而影响腹部操作的患者,以及既往有多次腹部手术史的患者等。上述情况可能会影响患者的体表定位及手术器械的置入[1]。此外,合并心肺或肾功能障碍的患者可能无法耐受术中气腹[9]。最后需要强调,由于 RAL 手术的学习曲线相对较长,因此起初的 RAL 手术时间可能会更长,直至术者逐渐熟悉并掌握其操作技巧。因此对于重症患者,仍建议对 RAL 不熟悉的术者采用传统开放式手术,以减少麻醉时长,改善患者预后[1]。但相对而言,开放式式的术后疼痛可能更严重,对患者的呼吸功能的影响可能更大,可能会伴随相应的术后并发症,外科医生应权衡利弊,做出最优选择。

术前评估与宣教

在 MAPV 的术前评估期间,患者应接受尿动力学监测和肾脏超声检查,必要时进行 DMSA 肾核素扫描[10]。尿动力学研究用于评估患者的膀胱及膀胱颈功能,而肾脏超声检查用于评估患者肾脏的解剖结构。DMSA 肾核素扫描可提供有关患者肾脏形态和功能的更多信息[1]。如果患者是因功能性便秘而行 MACE,则需要术前结肠测压和造影剂灌肠评估患者情况,指导手术[11]。

与术前影像学评估相同重要的是术前对患者家庭成员和护理人员进行术前宣教及术后护理指导。临床护士宣教人员可以教授患者及其护理人员,协助患者置入尿管以达到最好的治疗效果[12]。需要注意的是,以上的方法都存在潜在的并发症风险,患者和家属必须提前做好心理准备[3,13,14]。此外,MAPV 术前还应提前确定造瘘口的位置,可置于脐部或右髂窝,而 MACE 造瘘口常置于右侧[1,3]。最后,医务工作者需要在术前与患者及家属充分沟通,解决他们的问题和疑虑,虽然 MAPV 可以在一定程度上减轻患者间歇性导尿的生理负担,但可能无法有效改善患者的心理障碍,如焦虑和恐惧等[15]。

术前应对患者进行尿液培养,如存在尿路感染,则需积极治疗。消除感染后才能进行手术。已有证据表明在 MAPV-MACE 术前,不需要进行肠道准备[16]。患者可在手术当天入院。在术前 1 小时予以预防性抗生素,并根据术者用药习惯、患者过敏性及耐药情况予以适当调整。我们的常用方案包括头孢唑林、庆大霉素和甲硝唑,对于曾行脑室腹腔分流患者,用万古霉素替换头孢唑林[1]。使用的预防性抗生素应覆盖表皮和革兰氏阴性肠道病原体[17]。

手术技术

(1)患者体位。

患者体位对于确保手术安全及机械臂的运动至关重要。我们通常将患者置于头低 10°~15° 截石位(Trendelenburg)。这样的体位可以在控制膀胱充盈的同时使小肠远离术区,同时便于识别阑尾[1,18]。

(2)内镜通道口的放置。

为了术中更好地对阑尾和肠道进行操作,我们建议将内镜通道置于脐上位置。我们建议使用 12mm 气囊式钝性尖端穿刺套管作为内镜通道,其优点是气囊改善了套管的锚定,并且套管的腹内长度较短，可以在狭小拥挤的手术区域中最大限度地利用空间。使用开放 Hassan 技术放置内镜通道。

我们使用 8mm 机械臂通道。建议使用不带通芯的通道设备，手动进行置入。这可以防止套管针在手术过程中移位，并最大限度地减少气体从腹腔泄漏。内镜通道置入处可适量使用局部麻醉药物，以减少术后疼痛。

我们将左侧机械臂的置入通道置于脐外侧 8cm 处；右侧机械臂的置入通道置于脐外侧 9～10cm；第四臂的置入通道置于右侧机械臂置入通道外侧 7～8cm 处。在左上腹部放置了一个 5mm 的辅助通道，与内镜和左侧机械臂通道等距。对于身高超过 1.5m 的儿童，可以使用第四臂，用于在手术关键步骤中进行牵引和对抗牵引[1]。

（3）阑尾的识别。

术中进入腹腔后，首先需要识别阑尾，并在阑尾远端放置一个固定的标记缝线，以便后续的阑尾识别和操作（图 24.1）。我们建议在接入机器人设备之前常规进行诊断性腹腔镜探查，这对于有 VP 分流的患者尤其重要。如果阑尾长度不够，我们建议中转开腹并改行 Monti 手术[18]。

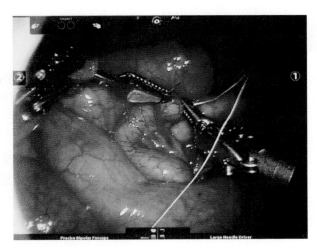

图 24.1　在阑尾远端缝合固定线，以便后续识别阑尾并行进一步操作

（4）导尿管的放置。

在膀胱中置入一个 Foley 导尿管，以在术中控制膀胱体积，便于膀胱切开和隧道建立。

（5）游离阑尾。

首先，需要将阑尾在阑尾盲肠连接部进行充分游离（图 24.2a），同时维持其血液供应，这点至关重要。阑尾应有足够的活动度，可以在无张力的情况下达到膀胱和前腹壁。此时，如有必要，可以进行盲肠和右结肠的额外游离与松解。

如果仅行 MAPV 手术，我们在阑尾基底部放置 3-0 polyglactin 荷包缝线，并将阑尾与盲肠分离。用荷包缝线对盲肠开口进行双层缝合。在阑尾长度较短的情况下，可同时取适当长度的部分盲肠来连接从膀胱到皮肤造瘘口的距离。

当需要同时行 MACE 手术时，如果阑尾足够长（10～12cm），我们将阑尾近端 2～4cm 用

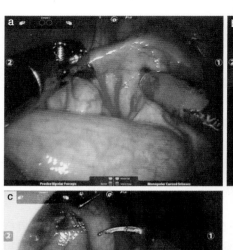
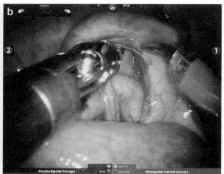
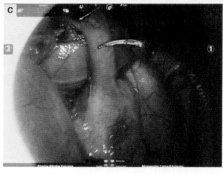

图 24.2 （a）保留阑尾血供同时游离阑尾盲肠连接部。（b）离断阑尾系膜,保留阑尾血供。（c）阑尾近端 2～4cm 用于 MACE 通道,远端用于 MAPV

于成形 MACE 隧道,远端阑尾用于 MAPV。对阑尾进行解剖,需避免损伤肠系膜血管以保持阑尾的良好血运（图 24.2b,c）。当患者需行 MACE 和 MAPV 而阑尾较短时,我们通常将整个阑尾用于 MAPV,并利用部分盲肠成形 MACE 隧道。

（6）膀胱隧道的建立。

如果不需要同时行其他手术如回肠成形术等,我们通常以膀胱前壁作为阑尾隧道植入的部位。膀胱前壁相比后壁更易吻合,尤其是在膀胱较大的患者中,且膀胱前壁到腹壁的距离更短,减少了所需的阑尾长度。

接下来,我们经导尿管向膀胱内注入 60mL 生理盐水,使其充盈（图 24.3a,b）。然后将一根针从膀胱穿过前腹壁（图 24.4a）。使用电刀切开膀胱壁的肌层以暴露膀胱黏膜（图 24.4b,c）。我们建议置入隧道的最小长度为 4cm。隧道的方向根据造瘘口的位置而确定（造瘘口位于脐部则隧道方向为垂直于躯干,造瘘口位于右下腹则隧道方向为斜行）（图 24.5a,b）。

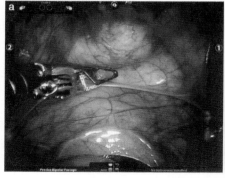
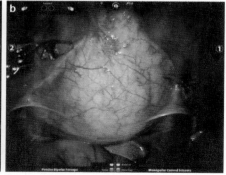

图 24.3 （a）充盈膀胱前。（b）充盈膀胱后

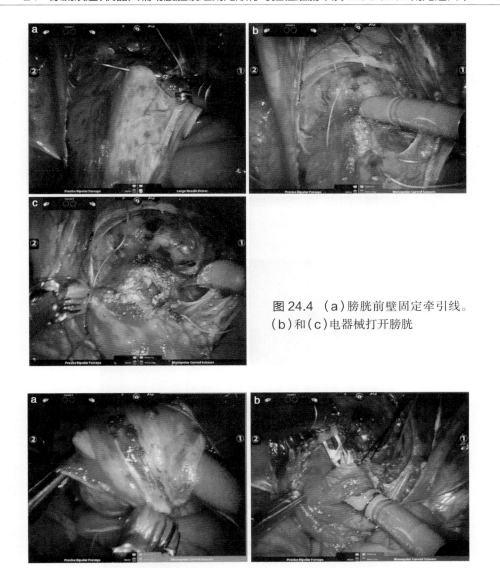

图 24.4　（a）膀胱前壁固定牵引线。
（b）和（c）电器械打开膀胱

图 24.5　（a）和（b）建立至少 4cm 膀胱黏膜隧道

（7）阑尾与膀胱吻合。

　　成形膀胱黏膜下隧道后，阑尾应宽于隧道。用 2 根 4-0 PDS 缝线将阑尾固定于膀胱上，并适当裁剪末端（图 24.6a,b）。接下来，用 4-0 PDS 缝线将阑尾前壁与膀胱黏膜行间断吻合。然后将膀胱黏膜吻合于阑尾末端外侧，以形成约 4cm 长的黏膜下隧道（图 24.7）。然后，将一根 8Fr 管穿从造瘘口插入膀胱，用 4-0 PDS 缝线将管间断缝合，固定于膀胱黏膜上（图 24.8）。

（8）耻骨上导管的放置。

　　使用 Seldinger 技术在膀胱壁上插入 2 个耻骨上导管，并将导管球囊充气（图 24.9a,b）。

（9）膀胱闭合。

　　上述操作完成后，可使用 2-0 Quill 缝线或标准 2-0 薇乔线缝合膀胱，从肌层开始逐层缝合，从膀胱颈至膀胱顶（图 24.10a,b）。可沿导尿管注入 4mL 盐水检查以确保导尿管通畅。

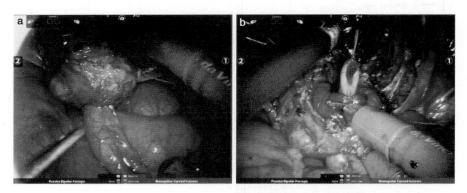

图 24.6　（a）和（b）修剪阑尾并在两侧用 4-0 PDS 缝线缝合

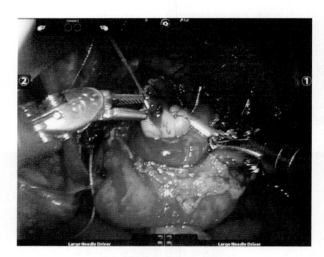

图 24.7　膀胱黏膜尽量覆盖于阑尾

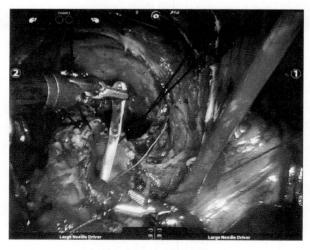

图 24.8　留置造瘘管

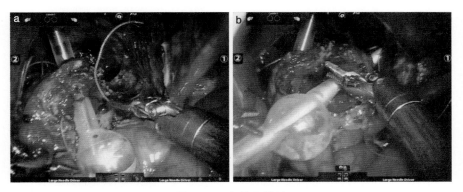

图 24.9　耻骨上导管

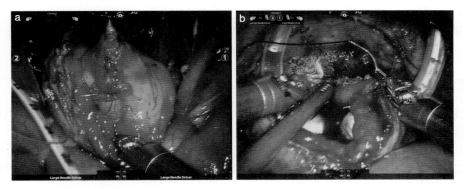

图 24.10　（a）关闭膀胱前的 MAPV。（b）由膀胱颈开始关闭膀胱

（10）造瘘口成形。

对于行 MACE 手术者,找到离断阑尾的剩余部分(图 24.11a)。用先前放置的固定线将阑尾末端带至腹壁,成形体表造瘘口(图 24.11b～d)。

用 8mm 右侧机械臂通过 12mm 脐周通道口将阑尾近端置于腹部右下象限,在造瘘口部位成形 V 形、VQ 形或 VQZ 形皮瓣,将阑尾适当剪裁,将皮瓣与 MAPV 近端吻合。其余皮肤使用 6-0 PDS 缝线缝合,然后将一根 8Fr 管放入 MAPV 通道内,缝合固定在皮肤上。

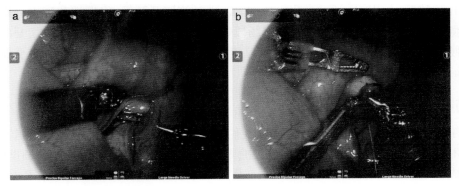

图 24.11　（a）显露近端阑尾。（b）～（d）缝线牵引阑尾近端并拉至皮肤

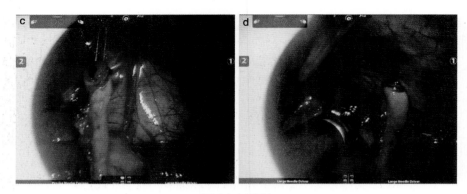

图 24.11(续)

（11）关腹。

内镜通道口处以 2-0 薇乔线缝合关闭。用 4-0 薇乔线缝合皮下组织，用 5-0 PDS 缝线缝合皮肤。夹闭导尿管，开放耻骨上导管，将耻骨上导管固定于皮肤上。

特殊情况处理

对于既往曾行脑室腹腔分流术患者，术中应将分流管末端放置在 ENDOPOUCH RETRIEVER 标本袋中，以免术中分流管被肠内容物污染。

术中后续步骤

膀胱扩大术

对于需要同时行膀胱扩大术的患者，我们建议行膀胱镜检查，放置双侧输尿管支架管，以帮助术中识别输尿管。我们建议经验不足的术者在术中按照上述步骤进行操作，对于熟练度较高的术者可不常规进行。

需要同时行膀胱扩大术时，相比常规 MAPV 的主要区别在于术中需将阑尾与膀胱后壁进行吻合。将需要吻合的阑尾放置好后，将膀胱纵行切开，以便识别 2 个输尿管口。然后经阑尾插入导管，过程中避免损伤输尿管。然后，将 18Fr Foley 耻骨上导管经左下腹插入，经前壁进入膀胱。

切开膀胱后，使用 Harmonic 手术刀沿肠系膜对侧切开肠管，将近端和远端分别吻合到膀胱左侧和右侧顶点。将膀胱后缘与回肠段吻合，从膀胱内部缝合。然后将切开的膀胱前壁与回肠对侧吻合，从膀胱外侧缝合。建议使用 2-0 编织可吸收缝线和 Mega 针头驱动器以及 Lapra-Ty 夹来减少连续缝合的张力[1]。

膀胱颈重建

对于需要同时行膀胱扩大术的患者，我们建议行膀胱镜检查，放置双侧输尿管支架管，以帮助术中识别输尿管。在通过先前放置的固定线识别阑尾后，我们进行膀胱颈重建。

完成上述步骤后，向膀胱内注入 60mL 生理盐水。然后切开膀胱，用 2 根 Keith 固定线固定于膀胱两侧以保持膀胱展开。通过先前放置的支架管识别输尿管口，定位膀胱颈部和尿道区域。

接下来,确定膀胱颈部区域的下三角区。在输尿管口下方的膀胱后壁上确定一个新的膀胱颈位置,长度应约为 2cm,然后用平滑肌条包绕 6F 导管,将肌条的黏膜层游离出来,行间断缝合,然后用 4-0 PDS 缝线将肌层交错重叠缝合,形成一前壁加强的肌管。然后继续进行 MAPV 相关操作。

术后 4 周内的治疗方案

术后的目标是让患者完全恢复饮食,充分控制疼痛,且让患者及其家属能有效进行后续护理。但满足上述条件后,即可允许患者出院。MAPV 和耻骨上导管留置 4 周。MAPV 导管出院后可门诊拔除,并教导患者及其家属通过阑尾造口间歇性清洁导尿(clean intermittent catheterization,CIC)。如有必要,耻骨上导管可延迟一周拔除,直至患者及家属可顺利进行 CIC。

患者应在拔除导管后的 2 周和 4 周后到诊所复诊。第 1 次复诊是评估围手术期并发症并加强患者及其家属的 CIC 教育。第 2 次复诊是在手术后 4 周进行肾脏超声(RUS)和检查。如果患者术后恢复顺利,则每年复查一次,复查相关激素水平和 RUS。术后第 5 年,还需评估行膀胱扩大术的患者的维生素 B_{12} 水平。

对于 MACE 成形隧道的复查随访,导管需戴 4 周,之后用 100mL 生理盐水开始冲洗,如果患者出现消化系统相关症状,需要进行肠道管理,则可逐渐增加到 300mL。

并发症的管理与治疗

以往的研究表明,机器人辅助腹腔镜 MAPV 和 MACE 是安全有效的。在我们先前发表的 18 例病例系列中,有 5 例出现术后短期并发症(均为 Clavien I 级),无术中并发症[19]。有 3 例出现术后肠梗阻,予以延迟进食后好转,无须手术干预。其中 1 例出现吻合口感染,1 例因分泌物堵塞导致耻骨上导管引流不良。4 名患者出现晚期并发症。其中 1 例发生了吻合口失禁,这是由于阑尾长度短,隧道长度不理想,使用右旋糖酐/透明质酸注射一次后,尿失禁消失。总体成功率为 94.4%。第 2 名患者出现了造瘘口旁疝,需要手术翻修。第 3 名患者反复出现吻合口瘢痕导致狭窄,需要经皮进行吻合口扩张和吻合口修复。第 4 名患者因依从性差而出现体表的造瘘口狭窄。家人拒绝治疗,患者最终通过原尿道进行导尿。

在一项多机构研究中,88 名患者的中位随访时间为 29.5 个月,其中 26/88(29.5%)的患者在手术后 90 天内出现并发症[9]。最常见的并发症是肠梗阻(11.4%)、手术部位感染(7.9%)、尿路感染(urinary tract infection,UTI)(6.8%)和小肠梗阻(3.4%)。只有 6 名患者出现了 Clavien III 级或更高级别的并发症,处理方式包括耻骨上置造瘘管、肾造瘘置管,以及肠梗阻和小肠梗阻的手术治疗。75 名患者(85.2%)仅在初次手术后就可以自行控制排尿。共有 9 名患者(10.2%)在 MAPV 手术后进行了 11 次干预。6 次是注射填充剂,5 次是再手术。在完成这些额外干预后,81 名患者(92.0%)在末次随访时可以自行排尿。

从组织学上看,MAPV 术后最常见的并发症是造瘘口处的瘢痕形成。一项纳入 112 例患者的大宗病例系列的研究(非机器人辅助)报道 31% 的患者在造瘘口处形成了瘢痕[20]。

在一项纳入 11 例机器人辅助腹腔镜的病例中,3 例因造瘘口瘢痕需要进行开放修复,3 例中有 2 例既往有严重的瘢痕形成史[21]。因此,以上 2 种方法术后因吻合口瘢痕形成而需再手术的概率似乎没有差异。合理选择有效的吻合方式可以有效减少瘢痕形成(V 形皮瓣成形术、VQZ 成形术和 VQ 成形术)。此外,获取阑尾可带有一小段盲肠[22]。最后,在保持血液供应的同时,尽量减少通道上的张力是至关重要的。

总体来说,MACE 有着很高患者满意度,手术可以有效改善患者的卫生情况,减轻患者的社会心理负担,有效提高患者生活质量[23-25]。MACE 的常见术后并发症包括造瘘口尿漏、造瘘口感染和造瘘口狭窄。在一项关于 26 例腹腔镜 MACE 手术研究中,作者发现 4/26(14%)例发生造瘘口狭窄,13/26(50%)例发生造瘘口尿漏。

与开腹手术相比,腹腔镜手术发生造瘘口狭窄的概率明显降低(OR=0.043 8,P=0.045),虽然腹腔镜手术的造瘘口尿漏更多,但结果没有统计学意义(OR=3.89,P=0.12)。值得注意的是,开放手术病例的造瘘口感染率明显较高(OR=25.2,P=0.014)[24]。

结论

以上提及的几项关键技术可以使 MAPV 和 MACE 手术成功完成。首先,适当的患者体位和操作通道套管放置是至关重要的,以便术者在狭小的手术空间上最大限度地利用空间,灵活进行手术操作。其次,在对接机器人之前,通过腹腔镜探查确定阑尾的长度是至关重要的,特别是对于曾行 VP 分流的患者。此外,创建一个至少 4cm 的黏膜下逼尿肌隧道对于维持术后患者对排尿的控制非常重要。最后,对患者及其家属进行合理的 CIC 的教育是十分必要的,它可以有效改善患者的长期预后。

(刘沛　李佳义 译,李新飞 审)

参考文献

1. Barashi NS, Rodriguez MV, Packiam VT, Gundeti MS. Bladder reconstruction with bowel: robot-assisted laparoscopic ileocystoplasty with mitrofanoff appendicovesicostomy in pediatric patients. J Endourol. 2018;32(S1):S119–26.
2. Cameron AP, Rodriguez GM, Gursky A, He C, Clemens JQ, Stoffel JT. The severity of bowel dysfunction in patients with neurogenic bladder. J Urol. 2015;194(5):1336–41.
3. Gor RA, Katorski JR, Elliott SP. Medical and surgical management of neurogenic bowel. Curr Opin Urol. 2016;26(4):369–75.
4. Veeratterapillay R, Morton H, Thorpe AC, Harding C. Reconstructing the lower urinary tract: the Mitrofanoff principle. Indian J Urol. 2013;29(4):316–21.
5. Faure A, Cooksey R, Bouty A, Woodward A, Hutson J, O'Brien M, et al. Bladder continent catheterizable conduit (the Mitrofanoff procedure): long-term issues that should not be underestimated. J Pediatr Surg. 2017;52(3):469–72.
6. Merenda LA, Duffy T, Betz RR, Mulcahey MJ, Dean G, Pontari M. Outcomes of urinary diversion in children with spinal cord injuries. J Spinal Cord Med. 2007;30(Suppl 1):S41–7.
7. Kudela G, Smyczek D, Springer A, Korecka K, Koszutski T. No appendix is too short-simultaneous Mitrofanoff catheterizable vesicostomy and Malone Antegrade Continence Enema (MACE) for children with spina bifida. Urology. 2018;116:205–7.
8. Wille MA, Jayram G, Gundeti MS. Feasibility and early outcomes of robotic-assisted laparoscopic Mitrofanoff appendicovesicostomy in patients with prune belly syndrome. BJU Int. 2012;109(1):125–9.

9. Gundeti MS, Petravick ME, Pariser JJ, Pearce SM, Anderson BB, Grimsby GM, et al. A multi-institutional study of perioperative and functional outcomes for pediatric robotic-assisted laparoscopic Mitrofanoff appendicovesicostomy. J Pediatr Urol. 2016;12(6):386.e1–5.

10. Razmaria AA, Marchetti PE, Prasad SM, Shalhav AL, Gundeti MS. Does robot-assisted laparoscopic ileocystoplasty (RALI) reduce peritoneal adhesions compared with open surgery? BJU Int. 2014;113(3):468–75.

11. Gasior A, Reck C, Vilanova-Sanchez A, Diefenbach KA, Yacob D, Lu P, et al. Surgical management of functional constipation: an intermediate report of a new approach using a laparoscopic sigmoid resection combined with Malone appendicostomy. J Pediatr Surg. 2018;53(6):1160–2.

12. Bray L, Callery P, Kirk S. A qualitative study of the pre-operative preparation of children, young people and their parents' for planned continence surgery: experiences and expectations. J Clin Nurs. 2012;21(13–14):1964–73.

13. Leslie B, Lorenzo AJ, Moore K, Farhat WA, Bägli DJ, Pippi Salle JL. Long-term followup and time to event outcome analysis of continent catheterizable channels. J Urol. 2011;185(6):2298–302.

14. Yerkes EB, Cain MP, King S, Brei T, Kaefer M, Casale AJ, et al. The malone antegrade continence enema procedure: quality of life and family perspective. J Urol. 2003;169(1):320–3.

15. Seth JH, Haslam C, Panicker JN. Ensuring patient adherence to clean intermittent self-catheterization. Patient Prefer Adherence. 2014;8:191–8.

16. Gundeti MS, Godbole PP, Wilcox DT. Is bowel preparation required before cystoplasty in children? J Urol. 2006;176(4):1574–7.

17. Cohen A.J., Gundeti M.S. (2018) Robotic Surgery for Neuropathic Bladder. In: Hemal A., Menon M. (eds) Robotics in Genitourinary Surgery. Springer, Cham. https://doi.org/10.1007/978-3-319-20645-5_63.

18. Famakinwa O, Gundeti MS. Robotic assisted laparoscopic Mitrofanoff appendicovesicostomy (RALMA). Curr Urol Rep. 2013;14(1):41–5.

19. Famakinwa OJ, Rosen AM, Gundeti MS. Robot-assisted laparoscopic Mitrofanoff appendicovesicostomy technique and outcomes of extravesical and intravesical approaches. Eur Urol. 2013;64(5):831–6.

20. McAndrew HF, Malone PSJ. Continent catheterizable conduits: which stoma, which conduit and which reservoir? BJU Int. 2002;89(1):86–9.

21. Wille MA, Zagaja GP, Shalhav AL, Gundeti MS. Continence outcomes in patients undergoing robotic assisted laparoscopic mitrofanoff appendicovesicostomy. J Urol. 2011;185(4):1438–43.

22. Keating MA, Rink RC, Adams MC. Appendicovesicostomy: a useful adjunct to continent reconstruction of the bladder. J Urol. 1993;149(5):1091–4.

23. Malone PS, Ransley PG, Kiely EM. Preliminary report: the antegrade continence enema. Lancet Lond Engl. 1990;336(8725):1217–8.

24. Saikaly SK, Rich MA, Swana HS. Assessment of pediatric Malone antegrade continence enema (MACE) complications: effects of variations in technique. J Pediatr Urol. 2016;12(4):246.e1–6.

25. Hoekstra LT, Kuijper CF, Bakx R, Heij HA, Aronson DC, Benninga MA. The Malone antegrade continence enema procedure: the Amsterdam experience. J Pediatr Surg. 2011;46(8):1603–8.

第八篇　单纯前列腺切除术

Daniel D. Eun

本篇主要讲述机器人辅助单纯前列腺切除术（robotic assistant simple prostatectomy，RASP）的演进。虽然开放手术治疗前列腺显著增大引起的相关症状已经几十年，但是术中或术后出血仍是单纯前列腺切除术的主要并发症。随着腹腔镜及机器人前列腺手术迅速普及，术中闭合的腹腔能够明显改善出血，已成为显而易见的优势。当越来越多精通机器人技术的术者将根治性前列腺切除相关的技术用于单纯前列腺切除时，他们的患者也因此在控制术中失血方面获得了益处，但是却仍需面对术后血尿这个植根于手术设计本身的并发症。大号三腔尿管的应用、牵引固定尿管以及持续膀胱冲洗是术后管理必不可少的三要素，而这些通常使术者和患者都感到疲惫不堪。

在2013年，我们改进了机器人单纯前列腺切除术的手术方法，包括：①保留 Retzius 间隙且通过膀胱后路切除腺体；②将膀胱颈环形缝合到前列腺尖部尿道且保证密闭。照此执行后，我们发现术后血尿明显改善，由此也明显减少了术后失血并显著简化了术后管理流程。在经过近10年大约300例患者的经验积累后，患者的预后得到了显著的提高和改善。输血率<3%，术后常规留置18号双腔尿管，且无须持续冲洗，同时患者能够从术后恢复室直接出院回家。

希望本篇的内容能将我们总结的知识运用到读者的临床实践中去，衷心祝愿本篇内容能够大幅提高患者的治疗效果并获得宝贵的经验。

25 机器人辅助腹腔镜单纯前列腺切除术

Kevin K. Yang and Daniel D. Eun

引言和患者筛选

单纯前列腺切除术常用来治疗巨大前列腺所致的膀胱出口梗阻,相关知识已经在泌尿外科相关文献中详细介绍。但是所谓"巨大"的定义却比较主观,在 EAU 的指南中定义为 $\geqslant 80g$ [1],而在 AUA 指南中定义为 $\geqslant 60g$ [2],其最终决定权在于手术医生的判断和患者的实际情况。单纯前列腺切除术的绝大多数可比数据来源于公开的回顾性研究。虽然患者获得了 AUA 症状评分显著改善,但开放的单纯前列腺切除术相比于近期流行的经尿道剜除术来说,明显使患者的在院时间更长,输血率更高且留置导尿时间延长[3,4]。

机器人辅助单纯前列腺切除术(robotic assistant simple prostatectomy,RASP)是开放手术的理论继任者,能够解决后者在出血、死亡率及住院时间等方面的问题(视频 25.1)。自 2008 年首次报道以来,大量行机器人手术的机构均展示了其良好的操作性,可重复性以及良好的学习效果曲线[5]。Umari 等人比较了 RASP 和钬激光前列腺剜除术(holmium laser enucleation of the prostate,HoLEP)后发现 2 种疗法在手术时间、症状评分改善水平和术后血红蛋白方面均无显著差异[6]。中位住院时间为 4 天,中位导尿时间为 3 天。有报告显示 RASP 相比于 HoLEP 拥有更短的学习曲线,RASP 技术成熟时需要 10～12 个病例,而 HoLEP 需要 40～60 个病例[7,8]。

以我们的经验来看,我们以腺体＞80g 为标准选择患者,适应证包括药物或外科操作难治的严重下尿路症状、因难治性尿潴留需要反复导尿或长期留置导尿的患者。术前检查包括相关病史和体格检查、前列腺体积(断层影像或经直肠超声)、残余尿测定、AUA 症状评分、男性性功能量表、PSA 及前列腺活检(如果临床需要)。术前尿液培养结果如果阳性,应当积极处理。行 RASP 前应当完善软性膀胱镜检查以排除膀胱结石、膀胱憩室或者膀胱可疑病变。如果有需要,在计划 RASP 时要同时行膀胱憩室切除术及膀胱结石取出术[9,10]。尿动力学报告不作为 RASP 的必要常规检查。

处理前列腺腺体的方法

虽然开放单纯前列腺切除术(open simple prostatectomy,OSP)为处理前列腺腺体提供了多种入路(耻骨后、耻骨上、经会阴),但是 RASP 也是从模仿经腹腔开放手术技术开始的。大多数的文献已经阐述了传统的耻骨后切除法游离膀胱:脐内侧韧带和脐正中韧带切断后可进入 Retzius 间隙,这与机器人根治性前列腺切除术相同;接着在前方切开前列腺包膜或从膀胱顶直至膀胱颈上方切开膀胱,从而显露前列腺腺体。

　　我们描述一个更为先进、应用机器人保留 Retzius 间隙且无须游离膀胱的技术,从膀胱顶开始沿后壁中线垂直切开膀胱,止于三角区上方。腺体的切除可通过此膀胱后壁切口完成。为了替代传统的常用于开放手术的后三角区改良技术,我们推荐将整个膀胱完整地环形吻合于前列腺尖部尿道,由此将新鲜的切除创面封闭起来。这种 360° 环形吻合术能够极大地改善术后症状,降低术后血尿,无须留置大号的三腔尿管,并且避免了持续膀胱冲洗。由于没有打开 Retzius 间隙,新鲜创面仍保留在腹膜外。我们下文中对此技术进行详细描述。

技术详解

患者体位及手术入路

　　行 RASP 的患者体位是头低仰卧位(supine Trendelenburg position),达芬奇机器人 Xi 置于患者侧方。如果是达芬奇机器人 Si,患者需采用低位截石位,机器人置于两腿之间。在台上置入 16Fr 或 18Fr 新 Foley 导尿管引流膀胱。我们通常采用 Veress 气腹针在脐周建立气腹,并置入摄像通道,同时在右侧髂嵴上方 3 指处置入 12mm 辅助通道。在摄像通道左右两侧 8~10cm 处分别置入 8mm 机器人通道。第四机械臂通道置于 12mm 助手通道的左侧镜像位置。最后,在摄像通道与右侧机械臂通道连线中垂线上方四分位处置入 5mm 助手通道。(图 25.1)。

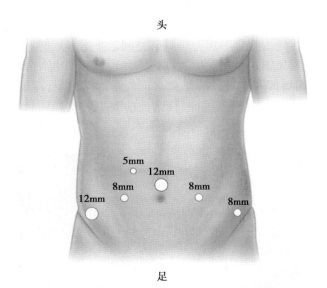

图 25.1　Si 套管放置,对于 Xi,12mm 的镜头孔变为 8mm

保留 Retzius 间隙的膀胱切开术

　　应用 0° 镜,将肠管移出盆腔视野,在膀胱中线位置从膀胱顶沿后壁切开膀胱直至三角区(图 25.2)。注意切开膀胱时不要损伤输尿管间嵴和两侧输尿管。如果膀胱壁的各界线显示不清,可将两侧膀胱游离后部分缝合或者固定。但是我们并不常规应用这个方法,因为视

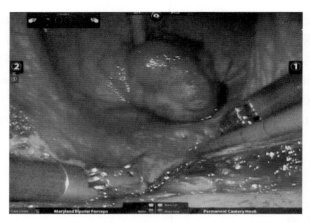

图 25.2　保留耻骨前间隙垂直切开膀胱观察凸入膀胱的前列腺中叶腺瘤

频镜头在大多数情况下置入膀胱腔内进行观察,所以这个牵拉作用通常并不必要。

切除前列腺腺体

　　切开膀胱的纵向切口需要足够大,不仅因为需要对中叶和输尿管口进行良好显露,而且需要为置入 3 个机械臂和镜头通道提供足够的空间。在切除腺体前必须要清楚识别两侧输尿管口。切除腺体可由切开膀胱黏膜的 6 点位置开始(中叶的后壁),提起腺体,可以看到"亮白色"腺体后平面(图 25.3)。要注意切除开始的位置需要保证距离输尿管口 1～2cm 距离,以求保证在后面进行环形吻合时留有足够的空间。手术开始时,膀胱黏膜的出血可以用电凝控制,一定要注意避免损伤输尿管口。在钝性和锐性精细电凝分离中,腺体的后平面尽可能地向前列腺尖方向延伸和扩展。一旦到达前列腺远端边界,可以将切面沿膀胱颈后壁黏膜向两侧延展,然后再转向前列腺前面,逐渐使前列腺后壁和两侧壁完整显露(图 25.4)。持续地控制出血非常重要,这有利于保持良好的术野。来源于前列腺血管蒂的搏动性出血

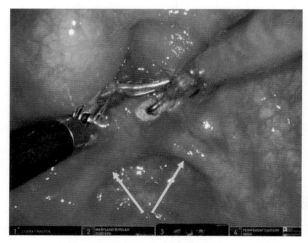

图 25.3　距输尿管口 1～2cm(黄色箭头)由 6 点方位开始切除腺瘤

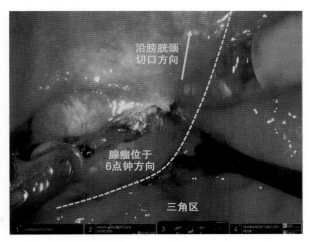

图 25.4　在前列腺后面完全切开后,膀胱颈后部黏膜切面须向两侧延展并转向前方

通常位于 5 点和 7 点位置。如果有需要,对于任何位置的持续出血都应当用可吸收缝线行 8 字缝合确切止血。

　　紧贴前列腺实质进行切除是非常重要的,避免切到正确平面以外的血管和脂肪条索组织,特别需要确认未伤及前列腺包膜以及需要保留神经的层面。首选用第四臂或通过辅助通道置入抓钳拉起前列腺腺体及膀胱颈,这可以使得切除过程非常高效。我们推荐使Intuitive Surgical EndoWrist 的 cobra 抓钳作为第四臂使用,因为它的轮廓及钳齿比较小。机器人的单抓钳(tenaculum forceps)也可用作类似用途。

　　腺体的后壁和两侧壁切除完成后,在膀胱颈处的环形切除平面就基本完成了,接下来需要游离前列腺的前壁。在此一定要紧贴前列腺腺体前表面,在背深静脉复合体(dorsal venous complex,DVC)的下方游离前壁,以防止不必要的出血。在前表面接合处有一处十分可靠的标志性结构,从中可见沿前列腺长轴方向走行的纤维穿入两侧叶之间的深沟中。此结构十分重要,因为这是在术中正确判断切除层面到达前列腺尖部的重要解剖标志(图25.5)。如果在两侧尖部的平面非常扁平,那么这个游离平面很可能位于前列腺包膜上或包膜外,那么切除操作需要向腺体平面方向稍微靠近一些。在前列腺包膜层面疏忽大意的切割可能导致不必要的损伤风险,并且很容易损伤尿道括约肌复合体。

　　只要前列腺尖部腺体环形分离,前列腺尿道远端即可在精阜水平切开并同时显露尿管。处理前列腺尖部要特别小心,并且采取可控制的方法,包括清楚地辨认尿管位置以及避免粗暴地切断膜部尿道和括约肌复合体(图25.6)。

　　腺体切除后,前列腺窝需用纱布填塞并压迫几分钟,然后在主要出血部位用电凝或缝合止血。

360° 膀胱尿道重建

　　我们常规对所有 RASP 患者进行 360° 膀胱尿道吻合。此方法能够极大地改善术后出血,从而不必因血尿留置大号尿管,也不必牵拉尿管,同时避免了持续的膀胱冲洗。由于前列腺窝被膀胱尿道吻合所封闭,手术部位位于腹膜外,这极大地减少了术后出血的可能性。

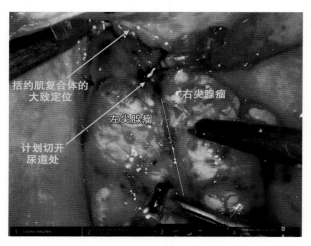

图 25.5　腺体前方的连接处（虚线处）有纵向走行的纤维穿入两侧叶前方的深沟中，这是深入切开腺体前平面直至前列腺尖部的可靠的识别标志

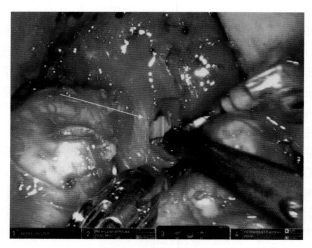

图 25.6　在前列腺尖部切开尿道前方（箭头所示，可见尿管），应避免损伤膜部尿道及括约肌复合体。精阜位于尿道的后方，也就是显露尿管的对侧面

最后，闭合尿道创面以及减少尿道缺损都能够改善术后排尿刺激症状。由于封闭前列腺窝能够快速解决血尿问题，我们常规仅需留置 18Fr 号双腔 Foley 导尿管，且吻合完成后无须持续膀胱冲洗，也不需要任何其他的引流。用此方法治疗的患者都和做根治性前列腺切除的患者一样，可以在术后第 1 天出院回家，然后可于术后 1 周拔除尿管且无须行膀胱造影检查。

　　30.48cm（12 英寸）长的 CV-23 针（Covidien V-Loc）带 3-0 单丝倒刺线（monofilament barbed suture）可从膀胱颈 5 点位置开始缝合膀胱黏膜。然后从相同的位置开始缝合前列腺部尿道，同时后壁通过顺时针缝合成形。照此方法继续吻合直至完成整个环形的黏膜对黏膜的缝合，封闭尿道前列腺窝部的新鲜创面（图 25.7a，b）。如果这个缺损特别大，有时需要加固缝合。在完成吻合前，可将凝血酶基质类产品，诸如 FLOSEAL 或者 SURGIFLO，通过吻合处填充入前列腺窝的密闭腔内，以进一步止血。此操作可通过助手通道用灭菌输液器完成（图 25.8）。

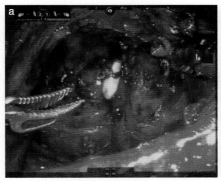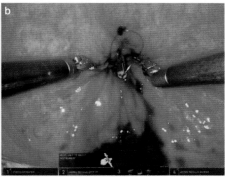

图 25.7　360° 环形吻合重建前列腺创面前（a）和重建后（b）

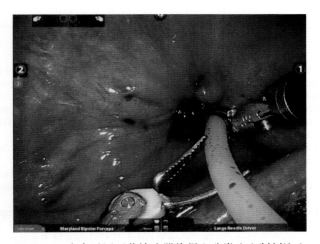

图 25.8　吻合后用灭菌输液器将凝血酶类止血制剂注入前列腺窝内的密闭腔内

取出标本和闭合伤口

如果之前将膀胱两翼固定在两侧，可以去除固定缝线，用 30.48cm（12 英寸）3-0 可吸收单丝倒刺线将膀胱中线的垂直切口缝合两层。18Fr 双腔尿管顺尿道插入膀胱，水囊注灭菌水 20mL。膀胱缝合后可注入 300mL 灭菌盐水测试是否漏水。前列腺腺体可应用 EndoCatch 袋通过镜头通道取出。腹腔内无须留置引流管。

术后照护和管理

在院期间需给予围手术期抗生素及抗凝治疗，术后第 1 天即可出院。如前所述，我们并不常规采取持续膀胱冲洗及 Foley 导尿管牵拉固定。导尿管可于术后 5～7 天在门诊拔除即可,且无须行膀胱造影。

并发症及处理方法

　　诸如尿路或切口感染等普遍不良反应可按照常规处理。我们团队行 RASP 手术的输血率与腔镜手术相似(3%)。膀胱术后裂开可通过延长尿管留置时间来处理,如果缺损较大可再次行机器人手术修补,但是这种情况极为少见。尽管如此,我们并不常规在拔除 Foley 导尿管前做膀胱造影,因为前列腺窝平面的较小漏点是可以自行封闭的,并且我们在术中已经通过测漏试验仔细地检测了膀胱的密封性。虽然根治性前列腺切除相关的文献经常被提及,但是在正确进行 RASP 的情况下,只要腺体的切除平面位于前列腺包膜以内,令人不安的尿失禁和勃起功能障碍等并发症是罕见的。从我们的经验来看,并没有遇到膀胱颈挛缩及尿道狭窄的病例,这或许是 360° 膀胱尿道吻合术的功劳。

（姜振明 译,杜毅聪 审）

参考文献

1. Gravas S, Cornu JN, Drake MJ, Gacci M, Gratzke C, Herrmann TRW, Madersbacher S, Mamoulakis C, Tikkinen K. EAU guidelines on management of non-neurogenic male lower urinary tract symptoms (LUTS), incl. Benign Prostatic Obstruction (BPO). EAU Uroweb 2018.
2. Foster HE, Dahm P, Kohler TS, Lerner LB, Parsons JK, Wilt TJ, McVary KT. Surgical management of lower urinary tract symptoms attributed to benign prostatic hyperplasia: AUA guideline amendment 2019. J Urol. 2019;202(3):592–8.
3. Moody JA, Lingeman JE. Holmium laser enucleation for prostate adenoma greater than 100 gm.: comparison to open prostatectomy. J Urol. 2001;165(2):459–62.
4. Kuntz RM, Lehrich K, Ahyai SA. Holmium laser enucleation of the prostate versus open prostatectomy for prostates greater than 100 grams: 5-year follow-up results of a randomised clinical trial. Eur Urol. 2008;53(1):160–6.
5. Sotelo R, Clavijo R, Carmona O, Garcia A, Banda E, Miranda M, Fagin R. Robotic simple prostatectomy. J Urol. 2008;179(2):513–5.
6. Umari P, Fossati N, Gandaglia G, Pokorny M, De Groote R, Geurts N, Goossens M, Schatterman P, De Naeyer G, Mottrie A. Robotic assisted simple prostatectomy versus holmium laser enucleation of the prostate for lower urinary tract symptoms in patients with large volume prostate: a comparative analysis from a high volume center. J Urol. 2017;197(4):1108–14.
7. Johnson B, Sorokin I, Singla N, Roehrborn C, Gahan JC. Determining the learning curve for robot-assisted simple prostatectomy in surgeons familiar with robotic surgery. J Endourol. 2018;32(9):865–70.
8. Brunckhorst O, Ahmed K, Nehikhare O, Marra G, Challacombe B, Popert R. Evaluation of the learning curve for holmium laser enucleation of the prostate using multiple outcome measures. Urology. 2015;86(4):824–9.
9. Magera JS, Adam Childs M, Frank I. Robot-assisted laparoscopic transvesical diverticulectomy and simple prostatectomy. J Robot Surg. 2008;2(3):205–8.
10. Matei DV, Brescia A, Mazzoleni F, Spinelli M, Musi G, Melegari S, Galasso G, Detti S, de Cobelli O. Robot-assisted simple prostatectomy (RASP): does it make sense? BJU Int. 2012;110(11 Pt C):E972–9.

第九篇　尿　道

Lee Zhao

本篇介绍了机器人后尿道重建术、膀胱颈和人工尿道括约肌植入术的新应用。

机器人的空间优势和灵活性可以让外科医生完成开放技术可能无法进行的手术。膀胱下方空间的可视化让阴道和直肠平面显露清晰、操作安全,从而允许放置人工尿道括约肌。机器人可到达骨盆深部,允许精确缝合,从而重建膀胱颈和后尿道。

26 机器人辅助腹腔镜膀胱颈重建术

Angelena B. Edwards and Micah Jacobs

适应证

已经接受充分的抗胆碱能药物和间歇导尿治疗、仍持续尿失禁的儿童及青少年患者,需要考虑进一步的外科干预。大多数患者需要行排尿期膀胱尿道造影,以综合评估膀胱形态、膀胱容量、膀胱颈解剖及有无膀胱小梁形成。应用该公式:体积(单位:毫升)=(年龄+2)×30[1],可预估患者的膀胱容量,但神经源性膀胱患儿的膀胱容量通常是减低的。因此,通过尿动力学检查直接明确膀胱容量、逼尿肌漏尿点压、Valsalva 漏尿点压和膀胱顺应性,对准备行膀胱颈重建手术非常有帮助。另外,如果患者有重度膀胱输尿管反流(vesicoureteral reflux,VUR),影像尿动力学检查在检测尿容量、膀胱顺应性和逼尿肌压力峰值时往往会显示出潜在的不准确性。大量灌注液反流至上尿路会使我们误以为上尿路没有受损风险。如果有近期的排尿期膀胱尿道造影(voiding cystourethrogram,VCUG),结合多参数尿动力学检查结果,也能达到影像尿动力学检查同样的目的。

评估膀胱颈功能时,需要考虑到这是一个动态过程,受到膀胱其他方面的影响,而不只是某一特定压力时的漏尿,这点很重要。如果造影显示膀胱颈开放、肌电图显示括约肌去神经支配或者漏尿点压力低于 30~40cmH_2O,通常认为膀胱出口无功能[2]。但是,使用一个不符合生理状态的逼尿肌漏尿点压来决定是否需要行膀胱出口手术值得商榷。虽然漏尿点压力低于该水平可能会降低上尿路损害的风险,但这并不能证实手术重建膀胱颈、增高漏尿点压力以获得尿控是正确的。首先要重建患者的膀胱顺应性和容量。如果术前没有一个高顺应性、容量合适的膀胱,仅做膀胱出口手术而未行膀胱扩大术,将很有可能导致膀胱充盈压较高伴有持续漏尿(处于高压时),发生 VUR 或 VUR 恶化,以及上尿路功能进一步受损[3]。如果膀胱容量较低且顺应性很差,在膀胱出口手术同时联合膀胱扩大术,而不是仅行膀胱出口手术,可以避免上述问题。

膀胱颈重建手术前还应行上尿路影像学检查,以排除神经源性膀胱患者合并上尿路病理改变。肾脏超声联合 VCUG 可有效地初步评估上尿路改变情况。如果考虑上尿路受损,建议行核素扫描。

与患者及家属讨论手术相关情况时,既要关注肾脏保护、尽可能降低潜在肾脏受损的风险,也要明确手术治疗目的、尿控机制和导尿的必要。当考虑行膀胱出口手术时,很关键的一点是患者需要有家属及护理员的有力支持和帮助,因为如果没有一个细致的导尿计划安排和操作流程,患儿将面临膀胱不能充分排空、膀胱出口压力增高的巨大风险。另外,为行微创膀胱重建手术,需要着重考虑的还有既往腹部手术史(如肠切除术、泌尿系手术)以及脑室腹腔分流术。在知情同意时应告知患者手术过程中可能出现的潜在并发症。术前计划还应包括尿液培养和治疗尿路感染。

术前准备

所有患者在术前 2～3 周行尿液培养,如果存在尿路感染,需要行一个完整疗程的抗感染治疗。依据每个患者病情决定是否行常规的肠道准备。目前治疗的观点更倾向于行加速术后康复(enhanced recovery after surgery,ERAS)路径,尽量避免肠道准备[4]。术前对患者行腹部 X 线检查可辅助评估肠道积便情况,如果需要可行术前灌肠。如预计行腹部造口,应在术前进行腹部造口标记,以利于术后导尿。

膀胱颈重建手术综述

膀胱出口手术的术式选择由多方面因素决定,包括患者体型,活动步态,动手能力以及性别。许多活动自主、经尿道口导尿的患者更希望继续经尿道导尿。这样的患者不适合常规膀胱颈重建手术,因手术可能会导致经尿道导尿困难。相反,一个完全坐轮椅、无法经尿道导尿的女性患者,更希望通过一个导尿通道自主导尿。对于这样的患者,常规膀胱颈重建联合吊带手术实现尿道尿控的可能性最大。

本章节着重介绍阑尾膀胱吻合术并间歇性清洁导尿治疗神经源性膀胱,同时重建膀胱颈、增加膀胱颈阻力控制压力性尿失禁(视频 26.1)。

相较于开放手术,已有文献描述了几种不同的膀胱颈重建微创技术来实现尿道尿控。Young-Dees-Leadbetter 技术主要通过重建一个细长尿道来延长尿道、增加膀胱出口阻力。本章节描述了相似技术,在机器人辅助下延长并缩窄尿道。其他技术包括尿道瓣膜重建(Kropp 方法),尿道悬吊和/或通过置入吊带、人工尿道括约肌或尿道周围注射填充物来缩窄尿道。

机器人辅助腹腔镜膀胱颈重建术

手术器械及设备

达芬奇 Si 外科手术系统的设备(Intuitive Surgical,Inc. Sunnyvale,CA)(表 26.1)

表 26.1 机器人手术器械布局

外科手术器械套管		腹腔镜套管	辅助套管
右臂	左臂		
• 单极剪刀 • 持针器	• Maryland 分离钳	**腹腔镜镜头:30°朝下**	• 吸引冲洗器

- EndoWrist Maryland 分离钳,8mm
- EndoWrist 单极弯剪,8mm
- EndoWrist 持针器,8mm
- 含 30° 腹腔镜镜头的 Insite Vision 视频系统

- 腹腔镜吸引冲洗器
- 腹腔镜持针器
- 腹腔镜 Maryland 抓钳
- 腹腔镜单极剪刀
- 含钉仓的腔内血管闭合器
  穿刺套管
- 12mm 腹腔镜套管
- 2 个 8mm 机器人操作套管
- 12mm 辅助套管
  推荐使用的缝线和材料
- 2-0 薇乔线用于穿刺套管部位的美容缝合
- 4-0 或 5-0 的单乔线用于缝合皮肤和腹部造口成形
- 膀胱颈吊带:异体心包组织(Tutoplast)或猪小肠黏膜下层组织(SIS)
- 2-0 PDS 线用于固定吊带
- 4-0 或 3-0 单乔线用于闭合尿道
- 3-0 单乔线用于闭合膀胱前壁
- 4-0 或 5-0 单乔线用于阑尾与膀胱的吻合(APV)
- 4-0 PDS 线用于将 APV 包埋于膀胱逼尿肌隧道中
- 12Fr 尿管插入 APV
- 8Fr 尿管插入尿道
- 4Fr 或 5Fr 末端开口的输尿管导管

患者的体位

　　患者开始腹腔镜手术前,先取截石位,通过膀胱镜置入输尿管导管,有助于在膀胱颈重建时辨认输尿管开口。

　　如果患者从脐部到脚跟的长度小于 91.44cm(36 英寸),直接改为仰卧位。身高较高的患者则改为低截石位,便于从患者两腿之间进入固定机器人弥补距离的不足。所有受压部位都要加垫,用束缚带和棉垫经过胸部和大腿将患者固定于手术床,另用手术巾和束缚带将患者手臂固定于手术床。截石位患者在整个手术期间应间断调整脚蹬高度。之后对患者腹部,包括会阴部,进行无菌消毒、铺巾。

穿刺套管的位置

　　对于青春期前的儿童,使用改良的 Hasson 技术[5]建立气腹,而对于青春期患者,则使用 Veress 气腹针[6]在脐下位置[7]建立气腹。脐部切口应呈 V 形,未来可以作为皮瓣连接准备置于脐部的 APV,也可以作为置入 12mm 腹腔镜套管的位置。在直视下,于脐水平以下两侧锁骨中线处置入另外 2 个 8mm 机器人操作套管,之后在左上腹、脐与左侧机器人操作套管之间的区域(脐部套管水平之上)置入 12mm 辅助套管[8](图 26.1)。将患者置于头低足高位。

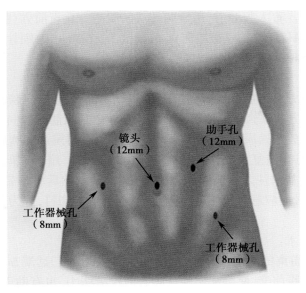

图 26.1 穿刺套管的位置,用于腹腔镜下游离右半结肠和阑尾及机器人辅助腹腔镜膀胱颈重建术

手术步骤

1. 腹腔镜游离右半结肠和阑尾。

手术第 1 步,通过标准的腹腔镜技术离断阑尾、游离右半结肠至结肠右曲。由于达芬奇 Si 外科手术系统没有达芬奇 Xi 外科手术系统的多方位功能,因而通过针对盆腔手术布局的套管向上腹部进行游离时操作受限,因此这部分手术只能通过腹腔镜完成。使用含钉仓的腔内血管闭合器离断阑尾。特别注意保护阑尾系膜。如果需要获得更长的阑尾,闭合离断部位可沿着盲肠的系膜对侧缘延伸。完成阑尾游离后即可对接机器人。

2. 显露膀胱颈。

膀胱颈可从后方或前方入路开始游离显露。从后方入路开始游离时,于膀胱后壁腹膜处取新月形切口切开腹膜,分离男性直肠或女性阴道。此步骤的目标是显露放置膀胱颈吊带的通路,确保吊带放置时不会损伤直肠或阴道。因此,应一直分离到膀胱颈后方和近端尿道。轻轻牵拉 Foley 导尿管,观察水囊卡在膀胱颈的位置会更容易确定膀胱颈及近端尿道。

然后,从脐尿管残端处切开、分离 Retzius 间隙(膀胱耻骨后间隙),游离膀胱前壁。应一直游离至耻骨前列腺韧带/膀胱颈前壁,离断背深静脉复合体。继续向膀胱两侧游离显露盆内筋膜,切开盆内筋膜,在直视下放置膀胱颈吊带。

也可以从前方入路开始游离显露膀胱颈。先切开腹膜和脐正中韧带,然后分离 Retzius 间隙,确认膀胱颈,之后横断/结扎背深静脉复合体,横断耻骨前列腺韧带并显露切开盆内筋膜[9]。

3. 吊带的准备和放置。

显露膀胱颈和近端尿道完成后,开始准备吊带。在器械台上,准备好 10cm×1cm 的 SIS

或牛心包组织的吊带。置入腹腔后，吊带两端从膀胱后方穿至前方（膀胱已从后方被游离）或只包绕膀胱颈（如果仅膀胱前壁被游离）。取长度为 2.5cm 10Fr 锁骨下穿刺套管连接吊带的任意一端，可以很容易将吊带从膀胱颈后方穿过[10]。

4. 膀胱颈重建。

吊带从膀胱颈后方穿过后，可以将它作为一个牵引，提起、显露膀胱颈和近端尿道以利于重建。在膀胱颈下方 3 点到 9 点位切开近端尿道。之后沿膀胱颈向上延伸切开至输尿管开口下方。由于预先放置输尿管导管，两侧输尿管开口容易辨认。然后，先用 4-0、后用 3-0 单乔线分两层缝合尿道，恢复尿道管状结构，置入 8Fr 尿管。用 3-0 单乔线分两层缝合关闭膀胱。经尿管将生理盐水注入充盈膀胱，观察有无渗漏。然后将吊带缠绕膀胱颈一圈，用 2-0 PDS 线缝合于耻骨。应避免使用不可吸收的材料，例如疝钉，因为其有可能侵蚀进膀胱或阴道，或形成结石。

5. 阑尾膀胱吻合术。

将 8Fr 胃管插入游离的阑尾，阑尾近端用 3-0 PDS 线固定，远端 5mm 切除。用 3-0 PDS 线将膀胱前壁固定于腹前壁，使得阑尾膀胱吻合时没有张力，也有助于显露膀胱后壁，方便之后的手术操作。使用单极电凝在膀胱后壁打开一 5cm 长的逼尿肌隧道。一旦看见膀胱黏膜，在隧道的最下方切开膀胱黏膜。4-0 单乔线将阑尾远端固定于逼尿肌隧道最下方尖部的逼尿肌上，以防止阑尾回缩至隧道内。之后用 5-0 单乔线间断吻合阑尾远端与膀胱黏膜。然后将阑尾放置于之前建好的逼尿肌隧道，4-0 薇乔线间断缝合逼尿肌、包埋阑尾。用 4-0 PDS 线将阑尾固定于隧道起始处的逼尿肌上。直视下将阑尾近端经脐部套管处取出。用 4-0 PDS 线将阑尾固定于筋膜层。劈开阑尾后，用 4-0 或 5-0 单乔线与筋膜和皮肤做环形缝合。与皮肤缝合时，最初脐部位置的 V 形皮瓣可与劈开阑尾完美对合。切断之前固定阑尾和胃管的 3-0 PDS 线，取出胃管。插入 12Fr 尿管，固定于皮肤[10-12]。

6. 套管部位的关闭。

用 2-0 薇乔线在筋膜水平缝合其余套管部位，5-0 单乔线关闭皮肤。注意要确保 APV 和尿管灌注和引流通畅。

7. 术后护理。

患者术后可以逐步恢复饮食。绝大部分患者在恢复正常饮食后 3～4 天内出院。导尿管保留 3～4 周，在门诊随访时拔除。如果保留导尿管，患者可以持续预防性使用抗生素。每个患者将接受专业护理团队给予的个性化间歇性清洁导尿培训，在术后 2～3 个月时进行尿动力学检查。

并发症

接受该手术患者可能会发生很多并发症，包括但不限于复发性尿失禁、造口狭窄[13]、膀胱结石、尿路感染、切口裂开、肠梗阻、尿漏或者膀胱破裂、新发的膀胱输尿管反流，以及套管部位疝[14]。复发性尿失禁可能与膀胱颈重建效果不佳有关，也可能与患者的膀胱功能差有关。术后反观，这些患者由于膀胱压力高、顺应性差、膀胱容量小，同期行膀胱扩大术可能会获益[3,15]。

（黄晨　张登翔 译，罗德毅　王坤杰 审）

参考文献

1. Berger RM, Maizels M, Moran GC, Conway JJ, Firlit CF. Bladder capacity (ounces) equals age (years) plus 2 predicts normal bladder capacity and aids in diagnosis of abnormal voiding patterns. J Urol. 1983;129(2):347–9.
2. Elder JS, Pippi-Salle JL. Bladder outlet surgery for congenital incontinence. In: Gearhart, Rink, Mouriquand: Pediatric Urology, 2nd ed., Elsevier 2009;761–74.
3. Grimsby GM, Menon V, Schlomer BJ, Baker LA, Adams R, Gargollo PC, et al. Long-term outcomes of bladder neck reconstruction without augmentation cystoplasty in children. J Urol. 2016;195(1):155–61.
4. Rove KO, Brockel MA, Saltzman AF, Dönmez MI, Brodie KE, Chalmers DJ, et al. Prospective study of enhanced recovery after surgery protocol in children undergoing reconstructive operations. J Pediatr Urol. 2018;14(3):252.e1–9.
5. Hasson HM. A modified instrument and method for laparoscopy. Am J Obstet Gynecol. 1971;110(6):886–7.
6. Patel DN, Parikh MN, Nanavati MS, Jussawalla MJ. Complications of laparoscopy. Asia Oceania J Obstet Gynaecol. 1985;11(1):87–91.
7. Toro A, Mannino M, Cappello G, Di Stefano A, Di Carlo I. Comparison of two entry methods for laparoscopic port entry: technical point of view. Diagn Ther Endosc. 2012;2012:305428.
8. Grimsby GM, Jacobs MA, Gargollo PC. Comparison of complications of robot-assisted laparoscopic and open appendicovesicostomy in children. J Urol. 2015;194(3):772–6.
9. Dajusta D, Ching C, Fuchs M, Brown C, Sanchez A, Levitt M, et al. V09-08 robotic assisted neo-malone, bladder neck reconstruction with sling and mitrofanoff in a patient with myelomeningocele. J Urol. 2018; https://doi.org/10.1016/j.juro.2018.02.2180.
10. Bagrodia A, Gargollo P. Robot-assisted bladder neck reconstruction, bladder neck sling, and appendicovesicostomy in children: description of technique and initial results. J Endourol. 2011;25(8):1299–305.
11. Liard A, Séguier-Lipszyc E, Mathiot A, Mitrofanoff P. The Mitrofanoff procedure: 20 years later. J Urol. 2001;165(6 Pt 2):2394–8.
12. Mitrofanoff P. Trans-appendicular continent cystostomy in the management of the neurogenic bladder. Chir Pediatr. 1980;21(4):297–305.
13. Cain MP, Casale AJ, King SJ, Rink RC. Appendicovesicostomy and newer alternatives for the Mitrofanoff procedure: results in the last 100 patients at Riley Children's hospital. J Urol. 1999;162(5):1749–52.
14. Thomas JC, Dietrich MS, Trusler L, DeMarco RT, Pope JC, Brock JW, et al. Continent catheterizable channels and the timing of their complications. J Urol. 2006;176(4 Pt 2):1816–20; discussion 20.
15. Grimsby GM, Jacobs MA, Menon V, Schlomer BJ, Gargollo PC. Perioperative and short-term outcomes of robotic vs open bladder neck procedures for neurogenic incontinence. J Urol. 2016;195(4 Pt 1):1088–92.

27 机器人辅助腹腔镜膀胱颈人工尿道括约肌植入术

Benoit Peyronnet, Frank Van Der Aa, Grégoire Capon, Aurélien Descazeaud, Olivier Belas, Xavier Gamé, Adrien Vidart, Vincent Cardot, and Georges Fournier

指征

女性患者

压力性尿失禁在女性患者中常见,并且发病率随年龄的增长而增加。现有报道老年女性压力性尿失禁的发病率可达 30%~60%[1]。在过去 20 年,尿道中段悬吊术(synthetic mid-urethral slings)逐渐成为压力性尿失禁手术治疗的金标准[1,2],然而手术失败率约为 15%[3]。对于尿道活动度差(urethral mobility)以及尿道关闭压低的女性患者[4,5],尿道悬吊术后持续性压力性尿失禁的风险高达 75%[4,6],原因是这部分患者多为内括约肌功能障碍,而非尿道过度活动[4,7]。目前,内括约肌功能障碍所致的压力性尿失禁尚无标准定义[4]。在法国,内括约肌功能障碍的定义包括临床症状和尿动力学标准。前者是关键因素,即咳嗽压力试验可见尿失禁且尿道无明显活动或 Marshall/Bonney 试验阴性[尽管有尿道支撑(urethral support)但咳嗽压力试验仍有尿失禁],尿动力学标准为最大尿道闭合压力减低[4]。在该诊断标准下,固定尿道是内括约肌功能障碍的核心特征。其他临床诊断标准,例如既往尿失禁手术失败、压力性尿失禁评分高、任何日常活动引起的持续尿漏以及腹部受压引起的尿漏,均可作为疑诊内括约肌功能障碍的线索[4]。法国的指南推荐人工尿道括约肌作为因内括约肌功能障碍导致的压力性尿失禁女性患者的标准治疗方式[4]。由于尿道括约肌的标准测定方式,如 Q-尖端试验和尿道超声因各种原因未广泛开展,女性人工尿道括约肌的指征十分依赖临床经验进行判断[8,9]。经验丰富的医生直视下评估尿道活动度与 Q-尖端试验的结果基本相符[10]。在临床实践中,内括约肌功能障碍导致的压力性尿失禁常见于两类人群:神经源性压力性尿失禁(脊髓损伤、脊柱裂、盆腔损伤);既往尿失禁手术治疗失败[11]。人工尿道括约肌在女性患者中的使用在各个国家存在相当大的差异,在法国较为广泛[12,13]。根据欧洲泌尿外科学会指南,人工尿道括约肌应作为最后的治疗手段,且只能在有经验的中心进行。国际尿失禁咨询委员会推荐在特定的女性患者中应用[14,15]。由于美国食品药品监督管理局没有批准人工尿道括约肌用于女性患者,美国泌尿外科学会的压力性尿失禁指南并没有将其作为治疗推荐[16],人工尿道括约肌在美国过去几年的应用很少[17]。女性人工尿道括约肌在不同国际指南的应用指征总结在表 27.1。

男性患者

人工尿道括约肌是内括约肌功能障碍导致的压力性尿失禁男性患者的标准治疗方

表 27.1 现有指南关于女性人工尿道括约肌的适应证

	法国泌尿外科学会	国际尿失禁咨询委员会	欧洲泌尿外科学会	美国泌尿外科学会
女性人工尿道括约肌的适应证	内括约肌功能障碍导致的压力性尿失禁的标准治疗,尤其尿道活动度差的患者	特定的患者	复杂压力性尿失禁,最后的治疗手段,仅在有经验的中心	未提及

式[14](视频 27.1)。大部分患者为根治性前列腺切除所致的内括约肌功能障碍,此类患者的人工尿道括约肌口应放在尿道球部[18]。当患者并非因前列腺切除所致的压力性尿失禁时,人工尿道括约肌口可放置于膀胱颈,主要适用于脊柱裂或脊髓损伤所致的神经源性压力性尿失禁患者。膀胱颈人工尿道括约肌有以下优点:①减少逆行器械如膀胱镜检查和间歇性清洁导尿造成的侵蚀风险;②避免会阴入路增加截瘫患者伤口愈合不良和压疮的风险;③腰骶部病变患者膀胱颈通常是开放的,若人工括约肌置于尿道前列腺部可能会引起尿液淤滞,继发感染;④避免逆行射精[19]。在最近一项针对成人脊柱裂患者的多中心回顾性系列研究中,膀胱颈人工尿道括约肌比尿道球部人工尿道括约肌患者的无取出(implantation-free)生存期更长[19]。国际尿失禁咨询委员会在 2015 年的专家共识中推荐膀胱颈人工尿道括约肌更适合神经源性患者,而非尿道球部人工尿道括约肌[18]。对于放射治疗或良性前列腺梗阻手术导致的压力性尿失禁,膀胱颈植入也可作为尿道球部植入的替代方案。

术前评估

无论男性或女性患者,机器人人工尿道括约肌植入术的术前准备基本相同,具体内容总结在表 27.2,包括详细的既往病史、特别注意既往尿失禁手术史和盆腔手术史。许多女性患者接受过尿道中段悬吊,在计划进行人工尿道括约肌植入之前应考虑切除悬吊带,尤其是合并排尿功能障碍或其他并发症的患者。盆腔放射治疗史也需引起重视,因其会增加女性患者人工尿道括约肌腐蚀的风险[20],到目前为止,我们从未在接受过放射治疗的女性中实施机器人人工尿道括约肌植入术。问诊时还需注意是否存在潜在的认知功能障碍,尤其是老年女性患者,因为可能会妨碍设备的应用。体格检查应包括患者体型,尤其是确保肥胖女性能够触及大阴唇,如此才可自主操作人工括约肌装置。铅笔测试(pencil test)有助于评估患者的认知功能和肢体灵活性。若患者仰卧位无尿失禁,可进一步观察立位咳嗽是否诱发尿失禁。截石位咳嗽压力试验可辅助确诊压力性尿失禁。在女性患者中,评估尿道活动度,并进行 Marshall/Boney 试验,评估在按压中段尿道时尿失禁是否改善。查体若发现患者合并盆腔器官脱垂,可同时进行骶骨阴道固定术[21]。若患者外阴阴道萎缩,术前可给予局部雌激素治疗。自评量表可评估下尿路症状(lower urinary tract symptoms,LUTS)的严重程度及其对患者生活质量的影响,最常用的量表有泌尿症状评分(Urinary Symptom Profile,USP)[22]和国际尿失禁咨询委员会问卷简表(International Consultation on Incontinence Questionnaire Short-Form,ICIQ-SF)[23]。术前应完善尿流率和残余尿(postvoid residual urine,PVR)的测定,以除外排尿功能障碍, 针对排尿功能障碍患者应优先考虑尿道中段吊带切除或尿道松解术。尿道膀胱镜检查也是术前检查的重要一环,用以检查悬吊的尿道中段有无穿孔和膀胱结石。最后,尿动力学是术前常规检查,对神经源性压力性尿失禁患者是必要的,因为逼尿肌过度活动或膀胱顺应性差的患者术后可继发上尿路功能障碍。然而值得注意的是,在持续尿失禁的患者中,无功能膀胱也可以表现出逼尿肌过度活动或顺应性差[24]。

表 27.2　人工尿道括约肌植入术术前准备

术前准备	问卷(如 USP、ICIQ-SF、UDI 等)
详尽的病史	尿流率及残余尿
体格检查	尿道膀胱镜
铅笔测试	尿动力检查

手术方式

人工尿道括约肌植入术的手术难点在于膀胱颈的分离显露。该术式的发明者指出尿道和阴道之间没有天然的层次,再者膀胱颈在盆腔位置深在,使得手术难度大大增加[25]。开放手术是最常用的手术方式,但术中膀胱颈损伤的比例高达 43.8%,术中阴道损伤和人工尿道括约肌取出的发生率分别为 25% 和 45.3%[26]。过高的并发症发生率促使外科医生探索其他方法,旨在最大限度地降低人工尿道括约肌植入的技术难度。经阴道人工尿道括约肌植入术在 20 世纪 80 年代首次被提出,作为开放术式的替代选择,但极少应用,近 30 年没有应用经阴道人工尿道括约肌植入术的报道[26],经阴道手术淡出的主要原因是阴道中存在大量的细菌。直至 21 世纪,腹腔镜人工尿道括约肌植入术取得了良好的治疗效果[27,28]。近期,机器人手术平台的应用带来立体的视野和灵活稳定的器械活动度,手术难度大大减低[21,29-31]。Fournier 报道 6 例患者接受机器人人工尿道括约肌植入术的初步结果,83.3% 患者术后尿控完全恢复,所有患者均未发生人工尿道括约肌取出[29]。Peyronnet 等人在先前机器人人工尿道括约肌植入术的基础上强调将助手的手指放在阴道穹窿处的重要性,可以辅助暴露膀胱阴道交界处,最初 8 例机器人手术的术后并发症较开放术式显著降低(25% vs. 75%,P=0.02),住院时间明显缩短(3.8 天 vs. 9.3 天,P=0.09)[30]。上述结果在一项纳入 49 例患者的多中心系列研究中得到了进一步证实,该研究中 85.7% 的患者既往曾接受尿失禁手术治疗,研究者报道仅 1 例患者接受了人工括约肌取出术,中位随访时间 18.5 个月,81.6% 的患者尿控完全恢复[21]。Biardeau 等未让助手抬高阴道穹窿,且将人工括约肌置于相对远端的中段尿道,治疗效果不佳,22.2% 的患者发生了括约肌的腐蚀[31]。因此,机器人手术步骤需要标准化以降低手术并发症的发生风险。尽管有高质量证据结果,机器人人工括约肌植入术的应用需要更多研究结果支持[27]。随着机器人手术平台的广泛应用、新一代人工植入物的更新和大阴唇无须置入控制器,女性人工尿道括约肌植入术(视频 27.2)可能在不久的将来成为一种成熟的治疗选择。

在 20 世纪 70 年代最初提出人工尿道括约肌植入术时,男性患者的袖带统一放置在膀胱颈部,因为当时尚无根治性前列腺切除术,且男性压力性尿失禁的主要原因是神经源性内括约肌功能障碍[32]。长期以来,开放术式是唯一的膀胱颈人工尿道括约肌植入的方法。2013 年,Yates 等报道了最初 6 例机器人辅助膀胱尿道括约肌植入术治疗神经源性压力性尿失禁男性患者的结果,短期随访手术效果良好[33]。此后,另有 2 个小样本病例系列报道指出人工尿道括约肌术后早期发生膀胱颈萎缩,需要调整袖带的大小,同时围手术期并发症的发生率高,表明男性人工尿道括约肌植入术的学习曲线可能比女性更长[34, 35]。

手术步骤

女性患者

手术由两名术者完成,一名术者操纵控制台,另一名在术区辅助。

体位、套管布局及机器人对接

患者采取 23° 头低足高分腿位(图 27.1),手术采用经腹腔入路,应用 0° 腹腔镜镜头。

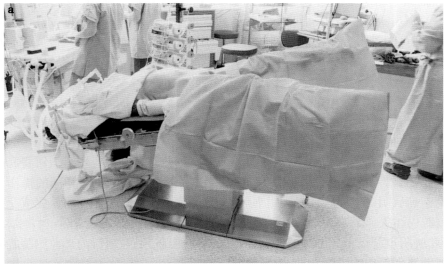

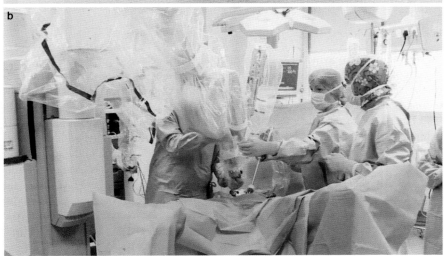

图 27.1 女性机器人辅助人工尿道括约肌植入术体位。(a)双腿打开头低足高位。(b)机器人放于患者右侧易于处理阴道

套管布局为五孔法:脐部置入12mm镜头孔,腹直肌左右侧缘分别置入1个8mm机器人操作孔,右腹部另置入1个8mm机器人操作孔,左侧腹部置入1个12mm助手孔。每个操作空间至少留出7cm间距。四臂手术机器人放于患者右侧。机器人手术器械包括左侧臂的双极钳以及右侧臂的组织钳和组织剪。

显露膀胱颈

留置14Fr导尿管,灌注100～300mL生理盐水充盈膀胱以确定其边界。将膀胱从腹壁松解游离,分离Retzius间隙直至膀胱颈和盆内筋膜完全分开。因为人工尿道括约肌的袖带需置于膀胱颈周围而不是尿道平面,在分离膀胱阴道间隙前,精确定位膀胱颈是十分重要的。膀胱颈比尿道直径更大,壁更厚,适合置入大号袖带,降低腐蚀的风险。膀胱颈的位置可通过术中持续膀胱灌注生理盐水辅助辨认,必要时助手可轻轻牵拉尿管确认。

膀胱阴道间隙解剖

沿Retzius间隙解剖至盆内筋膜后,嘱助手用一根手指放入阴道穹窿并推向上外侧(图27.2),充分显露后游离膀胱阴道间隙,可减少膀胱颈损伤的风险。另一好处在于膀胱颈后的膀胱阴道间隙可随着膀胱侧壁的游离、膀胱颈的旋转而逐渐显露出来。膀胱阴道间隙需用剪刀锐性打开,我们的早期经验是剪开盆内筋膜,但我们发现如若助手提供足够的张力,盆内筋膜可以很轻易地被剪刀边缘划开,进而钝性分离膀胱颈。当解剖至膀胱周围筋膜,阴道壁逐渐呈现出亮白色,因外观像光头被称为光头平面(bald plane),见此层次提示需开始解剖膀胱颈。沿阴道壁将盆内筋膜裂口向头部及尾部延伸扩大,获得更宽阔的操作空间,避免膀胱颈和阴道壁的牵拉损伤,同时助手的手指可以进一步推动阴道壁。继续用剪刀锐性分离盆内筋膜,解剖亮白色阴道壁(光头平面)。充分分离阴道壁后,应用组织钳将膀胱颈向上推,另一组织钳钝性分离膀胱颈和阴道壁(图27.3)。分别在两侧进行相同的操作直至中线附近,由助手确认阴道壁完整且未被钳夹后,打开中线附近膀胱周围筋膜。完成全部分离显露后,向膀胱内注入亚甲蓝确认膀胱颈的完整性。

对于膀胱阴道剥离十分困难的病例,可尝试打开膀胱顶,从膀胱内部监测膀胱阴道分离情况,降低膀胱颈损伤的风险。

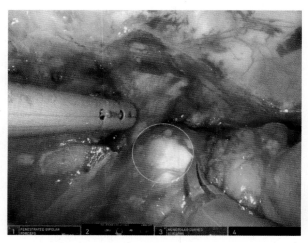

图 27.2　助手用手指将阴道穹窿向上向外侧推,有助于显露膀胱阴道平面

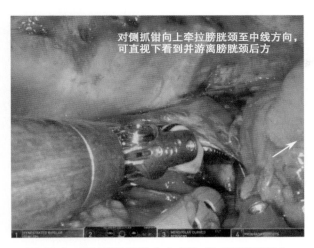

图 27.3　用抓钳将膀胱向上牵拉，游离膀胱颈后方

放置袖带和球囊

经 12mm 孔道放入皮尺测量膀胱颈周径，以此为参考选择较宽大的人工尿道括约肌袖带，避免术后膀胱出口梗阻（图 27.4）。经同一 12mm 孔道置入袖带并包绕膀胱颈放置。在耻骨上做 3cm 切口，将压力调节球囊放入膀胱前间隙，充入盐水调节压力在 61～70cmH₂O。用倒刺线缝合关闭腹膜。

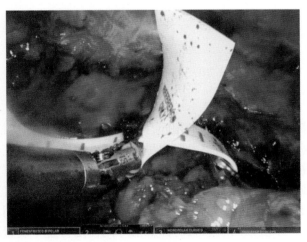

图 27.4　测量膀胱颈时袖带应稍松些，避免膀胱出口梗阻

压力泵的放置和连接

经耻骨上切口通过皮下隧道将调节泵埋入大阴唇（图 27.5），关闭耻骨上切口，将人工尿道括约肌设定为关闭状态。

男性患者

男性患者不同于女性患者的手术技术主要有两点：在男性患者中，首先分离膀胱颈后

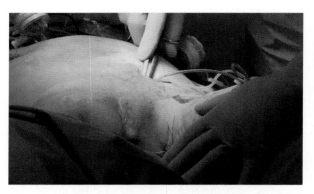

图 27.5　使用长剪刀插入腹股沟下切口为放置于大阴唇的袖带创造空间

部,分离时无须助手的手指辅助。其余步骤与女性患者相同。

于精囊水平打开腹膜,将精囊挡向下方,显露膀胱颈后方。分别从两侧分离膀胱颈,警惕分离过程中不要损伤输尿管和神经血管束。将膀胱挡向下方,向膀胱前方分离,组织钳从膀胱侧后方置入起引导作用,对侧以同法分离,应用牵引带提起膀胱颈,测量膀胱颈周径,进一步扩大分离膀胱颈周围间隙,以便置入人工尿道括约肌袖带。袖带的型号多为 6~10cm,经 12mm 孔道置入膀胱颈周围。与女性患者相同,在耻骨上做 3cm 切口,将压力调节球囊放入膀胱前间隙,充入盐水调节压力在 61~70cmH$_2$O。用倒刺线缝合关闭腹膜。经耻骨上切口通过腹股沟管将调节泵埋入阴囊,关闭耻骨上切口,将人工尿道括约肌设定为关闭状态。

并发症的处理

腐蚀和感染

与男性尿道球部人工括约肌植入术相同,机器人膀胱颈人工尿道括约肌植入术后最严重的并发症是设备腐蚀或感染。围手术期应尽可能降低风险。术前完善尿液培养,术中精细操作,预防性应用抗生素。机器人手术发生腐蚀和感染的风险较低(<3%)[21]。当发生人工尿道括约肌腐蚀时,应及时取出,并且再次植入应至少间隔 3 个月再视具体情况而定。请记住,尽管目前没有研究讨论二次人工尿道括约肌植入,但经验表明二次手术更具挑战,失败的风险更高。人工尿道括约肌感染的标准治疗同样是将整个装置取出,虽然根据培养结果进行目标性抗感染治疗可能在特定病例中取得成功,但不能作为常规治疗。

尿潴留

女性患者人工尿道括约肌术后尿潴留的发生率高达 18.8%[26]。术后尿潴留常为暂时性的,术后几天便可恢复。首选的治疗方式是自家清洁导尿,直至症状消失,与留置尿管相比,自家导尿不仅可以降低感染和设备腐蚀的风险,而且有助于评估自主排尿的恢复情况。如果尿潴留持续存在,需进行尿道膀胱镜检查除外袖带腐蚀,权衡自家导尿与压力性尿失禁的利弊,考虑是否取出人工尿道括约肌。

膀胱过度活动

女性患者人工尿道括约肌植入术后膀胱过度活动症的发生率高达 43.8%。此类患者应接受尿道膀胱镜检查以除外袖带腐蚀。抗胆碱药物和 β_3 受体激动剂可作为初始治疗。当疗效不佳时,胫后神经刺激、骶神经调节和肌内注射肉毒杆菌毒素 A 可改善症状。肌内注射肉毒杆菌毒素时应格外小心,暂时停用人工尿道括约肌,建议用软性膀胱镜或小儿膀胱镜(第 17 章),以避免对人工尿道括约肌袖带造成损坏。

非机械性及机械性故障

如果发生机械性和/或非机械性故障,应进行手术翻修。术后短期机械故障,更换故障组件即可,如果设备长期使用(＞5 年),则应更换整个设备。在非机械性失败的情况下,应更换更高的压力调节球囊,或根据术前检查和术中所见缩小袖带尺寸。

（李新飞 译,张耀光 审）

参考文献

1. Cox A, Herschorn S, Lee L. Surgical management of female SUI: is there a gold standard? Nat Rev Urol. 2013;10(2):78–89.
2. Syan R, Brucker BM. Guideline of guidelines: urinary incontinence. BJU Int. 2016;117(1):20–33.
3. Tommaselli GA, Di Carlo C, Formisano C, Fabozzi A, Nappi C. Medium-term and long-term outcomes following placement of midurethral slings for stress urinary incontinence: a systematic review and meta-analysis. Int Urogynecol J. 2015;26(9):1253–68.
4. Cour F, Le Normand L, Lapray JF, et al. Intrinsic sphincter deficiency and female urinary incontinence. Prog Urol. 2015;25(8):437–54.
5. Wlaźlak E, Viereck V, Kociszewski J, et al. Role of intrinsic sphincter deficiency with and without urethral hypomobility on the outcome of tape insertion. Neurourol Urodyn. 2017;36(7):1910–6.
6. Lo TS, Pue LB, Tan YL, Wu PY. Risk factors for failure of repeat midurethral sling surgery for recurrent or persistent stress urinary incontinence. Int Urogynecol J. 2016;27(6):923–31.
7. Osman NI, Li Marzi V, Cornu JN, Drake MJ. evaluation and classification of stress urinary incontinence: current concepts and future directions. Eur Urol Focus. 2016;2(3):238–44.
8. Pirpiris A, Shek KL, Dietz HP. Urethral mobility and urinary incontinence. Ultrasound Obstet Gynecol. 2010;36(4):507–11.
9. Caputo RM, Benson JT. The Q-tip test and urethrovesical junction mobility. Obstet Gynecol. 1993;82(6):892–6.
10. Robinson BL, Geller EJ, Parnell BA, Crane AK, Jannelli ML, Wells EC, et al. Diagnostic accuracy of visual urethral mobility exam versus Q-Tip test: a randomized crossover trial. Am J Obstet Gynecol. 2012;206(6):528.e1–6.
11. Freton L, Tondut L, Enderle I, Hascoet J, Manunta A, Peyronnet B. Comparison of adjustable continence therapy periurethral balloons and artificial urinary sphincter in female patients with stress urinary incontinence due to intrinsic sphincter deficiency. Int Urogynecol J. 2018 in press; https://doi.org/10.1007/s00192-017-3544-8.
12. Matsushita K, Chughtai BI, Maschino AC, et al. International variation in artificial urinary sphincter use. Urology. 2012;80(3):667–72.
13. Peyronnet B, Hascoet J, Scailteux LM, Gamé X, Cornu JN. The changing face of artificial urinary sphincter use in France: the future is female. Eur Urol Focus. 2018; in press pii: S2405-4569(18)30404-8
14. Lucas MG, Bosch RJ, Burkhard FC, et al. EAU guidelines on surgical treatment of urinary incontinence. Eur Urol. 2012;62(6):1118–29.
15. Herschorn S, Bruschini H, Comiter C, et al. Committee of the international consulta-

tion on incontinence. Surgical treatment of stress incontinence in men. Neurourol Urodyn. 2010;29(1):179–90.

16. Kobashi KC, Albo ME, Dmochowski RR, et al. Surgical treatment of female stress urinary incontinence: AUA/SUFU guideline. J Urol. 2017;198(4):875–83.

17. Lee R, Te AE, Kaplan SA, Sandhu JS. Temporal trends in adoption of and indications for the artificial urinary sphincter. J Urol. 2009;181(6):2622–7.

18. Biardeau X, Aharony S, the AUS Consensus Group, et al. Artificial urinary sphincter: report of the 2015 consensus conference: artificial urinary sphincter. Neurourol Urodyn. 2016;35:S8–S24.

19. Khene ZE, Paret F, Perrouin-Verbe MA, et al. Artificial urinary sphincter in male patients with spina bifida: comparison of perioperative and functional outcomes between bulbar urethra and bladder neck cuff placement. J Urol. 2018;199(3):791–7.

20. Costa P, Poinas G, Ben Naoum K, et al. Long-term results of artificial urinary sphincter for women with type Ⅲ stress urinary incontinence. Eur Urol. 2013;63(4): 753–8.

21. Peyronnet B, Capon G, Belas O, et al. Robot-assisted ams-800 artificial urinary sphincter bladder neck implantation in female patients with stress urinary incontinence. Eur Urol. 2019;75(1):169–75.

22. Haab F, Richard F, Amarenco G, Coloby P, Arnould B, Benmedjahed K, Guillemin I, Grise P. Comprehensive evaluation of bladder and urethral dysfunction symptoms: development and psychometric validation of the urinary symptom profile (USP) questionnaire. Urology. 2008;71(4):646–56.

23. Kerry A, Donovan J, Peters TJ, Shaw C, Gotoh M, Abrams P. ICIQ: a brief and robust measure for evaluating the symptoms and impact of urinary incontinence. Neurourol Urodyn. 2004;23(4):322–30.

24. Peyronnet B, Brucker BM. Management of overactive bladder symptoms After radical prostatectomy. Curr Urol Rep. 2018;19(12):95.

25. Scott FB. The use of the artificial sphincter in the treatment of urinary incontinence in the female patient. Urol Clin North Am. 1985;12(2):305–15.

26. Peyronnet B, O'Connor E, Khavari R, et al AMS-800 artificial urinary sphincter in female patients with stress urinary incontinence: asystematic review. Neurourol Urodyn. 2018 in press.

27. Mandron E, Bryckaert PE, Papatsoris AG. Laparoscopic artificial urinary sphincterimplantation for female genuine stress urinary incontinence: technique and 4-year experience in 25 patients. BJU Int. 2010;106(8):1194–8.

28. Rouprêt M, Misraï V, Vaessen C, et al. Laparoscopic approach for artificial urinary sphincter implantation in women with intrinsic sphincter deficiency incontinence: a single-centre preliminary experience. Eur Urol. 2010;57(3):499–504.

29. Fournier G, Callerot P, Thoulouzan M, et al. Robotic-assisted laparoscopic implantation of artificial urinary sphincter in women with intrinsic sphincter deficiency incontinence: initial results. Urology. 2014;84(5):1094–8.

30. Peyronnet B, Vincendeau S, Tondut L, Bensalah K, Damphousse M, Manunta A. Artificial urinary sphincter implantation in women with stress urinary incontinence: preliminary comparison of robot-assisted and open approaches. Int Urogynecol J. 2016;27(3):475–81.

31. Biardeau X, Rizk J, Marcelli F, et al. Robot-assisted laparoscopic approach for artificial urinary sphincter implantation in 11 women with urinary stress incontinence: surgical technique and initial experience. Eur Urol. 2015;67(5):937–42.

32. Scott FB, Bradley WE, Timm GW. Treatment of urinary incontinence by implantable prosthetic sphincter. Urology. 1973;1(3):252–9.

33. Yates DR, Phé V, Rouprêt M, et al. Robot-assisted laparoscopic artificial urinary sphincter insertion in men with neurogenic stress urinary incontinence. BJU Int. 2013;111(7): 1175–9.

34. Hervé F, Lumen N, Goessaert AS, Everaert K. Persistent urinary incontinence after a robot-assisted artificial urinary sphincter procedure: lessons learnt from two cases. BMJ Case Rep. 2016;2016. pii: bcr2016216971

35. Encatassamy F, Hascoet J, Brierre T, et al. Robot-assisted bladder neck artificial urinary sphincter implantation in male patients with neurogenic stress urinary incontinence: a multicenter study. Eur Urol Suppl. 2019;18(1):e1055. https://doi.org/10.1016/S1569-9056(19)30762-6.

28 直肠尿道瘘和结肠膀胱瘘

Kirtishri Mishra, Min Suk Jan, and Lee C. Zhao

缩略词

EBRT	external beam radiation therapy	外放射治疗
HIFU	high-intensity focused ultrasound	高能聚焦超声
RUF	rectourethral fistula	直肠尿道瘘
RUG	retrograde urethrogram	逆行尿道造影
XRT/AB	radiation and ablative therapy	放射治疗和消融治疗

引言

直肠尿道瘘（rectourethral fistula，RUF）是一种罕见但严重的并发症，可显著降低生活质量[1,2]。RUF 可由手术损伤引起，包括直肠低位前切除术（low anterior resection，LAR）、腹会阴切除术（abdominoperineal resection，APR）、前列腺切除术、经尿道前列腺切除术（transurethral resection of the prostate，TURP）和前列腺消融疗法（ablative therapy，AT）。其他病因还包括外放射治疗（external beam radiotherapy，EBRT）、近距离放射治疗（brachytherapy，BT）和先天性病因。在美国，RUF 最常见的原因是与前列腺癌肿瘤治疗相关的医源性因素（放射治疗、消融疗法和前列腺切除术），发生率为 0.1%～3.0%[3]。Thomas 等人在 2010 年的一项研究中报道前列腺切除术后的 RUF 发生率为 0.53%。会阴入路 RUF 风险比耻骨后入路高 3.06 倍[4]。机器人根治性前列腺切除术进一步降低了 RUF 的发生率至 0.04%[5,6]。随着前列腺癌肿瘤预后的改善（15 年相对生存率＞90%），维持患者的生活质量尤为重要[7]。

结肠膀胱瘘最常由憩室炎、结直肠或膀胱恶性肿瘤和炎症性肠病引起[8]。只要没有腹膜炎的征象，首选保守治疗，尤其是 IBD 的患者[9]。对于那些保守治疗失败的患者，结肠切除和膀胱缝合是治疗的选择。在严重污染、明显炎症、癌症或脓肿的情况下，可以考虑结肠改道。结肠切除术后，缝合膀胱通常不复杂。由于 RUF 较难治疗，因此它将是本章的重点。

另外，复杂的 RUF 瘘管指＞1.5cm 的瘘管，由非手术原因导致，如 EBRT、BT、AT 或高能聚焦超声（high-intensity focused ultrasound，HIFU）、冷冻治疗和微波[8]。RUF 的病因在其处理中至关重要。单纯 RUF 通过适当的尿便分流有较高的修复成功率或自发愈合率，而复杂 RUF 通常发生在周围组织普遍受损的情况下，修复成功率和自发愈合率均较低[10-12]。在一项纳入 210 名 RUF 患者的研究中，Harris 等人描述了手术损伤导致的 RUF 修复成功率为 99%，而 EBRT 或 AT 导致的 RUF 修复成功率为 86.5%[10]。

2018 年,Martini 等人提出了一种新型的 RUF 分期系统。他们提出将 RUF 按瘘管的分期(直径小于或大于 1.5cm)、位置(尿道括约肌受累)和分级(病因)进行分类(表 28.1)[13]。可能是由于 RUF 相对罕见,这种分类没有得到广泛应用,而且缺乏对瘘管进行分类的标准。同样,干预时机、手术方法和并发症的处理都有待标准化[14-18]。

表 28.1 基于分期(直径大小)、分级(病因)和位置(尿道括约肌受累)的直肠尿道瘘(RUF)分类系统 *

分期	大小
I	瘘管直径 < 1.5cm
II	瘘管直径 > 1.5cm
III	任何直径,在尿道括约肌受累情况下

分级	病因
分级 0	术中意外直肠损伤(既往无非手术治疗)
分级 1	初始非手术治疗(放射治疗、CrT、近距离放射治疗、高能聚焦超声)或使用物理方法的辅助治疗
分级 2	挽救性前列腺切除术或挽救性前列腺消融
额外信息	复发的瘘管

* 来自 Martini 等人的研究[17]。

一般来说,如果术中发现损伤,应立即修复。如果损伤未被识别,并且在术后早期出现瘘口,则可进行尿、便改道。一小部分的瘘管(主要是简单的)可以自行愈合。然而,如果在瘘管上皮化(一般为 6～8 周)后确诊,则自发愈合的概率明显降低。脓毒症患者也需实施尿、便改道[4,16,19]。

目前,超过 40 种修复 RUF 的不同技术被报道[20],包括内镜下微创手术、经腹入路、经肛门入路、经会阴入路、腹会阴联合入路、前后经括约肌入路和经骶骨入路[11,18,20-23]。2013 年的一项荟萃分析研究评估了最常用的 RUF 修复方法,得出的结论是:任何一种方法都没有显著的优势。不同的方法成功率均约为 90%[24]。治疗 RUF 的两种传统方法包括经会阴入路和 York-Mason 技术。经会阴入路可能是最常用的技术[25]。将患者取高截石位,采用倒 U 形切口。在肛门括约肌和球海绵体肌之间的平面推进,同时保留肛门括约肌。确定瘘管后将其切除,随后进行单层或双层的直肠修补。然后直接关闭瘘口或用口腔颊黏膜进行关闭。有时也应考虑置入血管丰富的组织,如股薄肌瓣,特别是在复杂的瘘管治疗中[8,23]。另外,York-Mason 修补术为经肛门括约肌入路,患者俯卧折刀位,从后壁进入直肠[26]。在括约肌上提前缝合牵引线,并将肛门括约肌分开。在前壁发现瘘管后将其切除,然后在瘘管周围游离出组织瓣并对其进行多层缝合封闭缺损。关闭瘘口后,采用括约肌牵引线关闭括约肌组织。在 Renschler 等人的一项研究中,采用这种方法治疗后的患者,术后 30 年的随访结果显示 92% 的患者仍可很好地控便[26]。采用 York-Mason 技术能使用的健康组织有限,因其周围组织不便于被利用。在处理放射治疗所致的 RUF 时,局部组织也可能因放射治疗而受损。这些技术已被广泛描述,本章将不再讨论。机器人手术能让外科医生进入较深的狭窄空间,十分适合用于 RUF 的修复(视频 28.1)。

术前评估

RUF 的检查从详细的病史采集开始[27]。应询问患者直肠排尿、气尿、粪尿、水便、尿失禁、会阴疼痛/压力、尿路感染和直肠出血等症状[8,28]。一个对气尿症的客观评估是将患者的阴茎浸泡在一杯清水中,使其排尿,若出现气泡即为气尿。通过观察是否存在压力性尿失禁和中断尿流的能力来评估尿道外括约肌功能是很重要的。应尽最大努力保留尿道内括约肌或外括约肌的完整。在没有尿道内括约肌的患者中,例如根治性前列腺切除术后,通过会阴途径分离盆底和尿道外括约肌可能会导致新的尿失禁出现。因此,对于盆底以上的瘘管,经腹入路可能是首选[29]。要重点询问可能导致 RUF 发生的病史,特别是放射治疗史和既往手术史。排除放射性膀胱炎同样重要,因为这是 RUF 修复的一个相对禁忌证。

全面的体格检查是必需的。直肠指诊(digital rectal exam,DRE)评估直肠前壁、RUF 与肛门括约肌的位置、直肠的活动性以及周围组织的特征。肛门括约肌的评估是必要的,肛门括约肌的受累可能使患者在成功修复 RUF 后出现大便失禁;因此,在这些患者中,肠道改道是不得不考虑的选择。肛门测压还可以进一步了解患者修复后维持排便的能力[16,21]。通常,需要在麻醉下检查(exam under anesthesia,EUA)来更准确地评估患者。可以进行更全面的直肠镜检查或乙状结肠镜检查。

在麻醉状态下还应行膀胱镜检查,评估整个尿道,以便直接看到瘘口,并注意瘘口相对于尿道外括约肌的位置[9]。除了评估膀胱是否有瘘管(这可能在影像学上看不到),医生还应排除其他病理状态,如尿道狭窄、膀胱颈挛缩和空泡现象。测量膀胱容量也很重要,因其可能会限制重建方式的选择[15,16]。由于尿液从膀胱漏出,尿动力学几乎不可在 RUF 或结肠膀胱瘘的患者中实施。可在自然重力下,通过适当牵拉 Foley 气囊导尿管,充满膀胱液体后来测量膀胱容量。对于膀胱容量小于 200mL 的患者,需讨论膀胱切除和尿流改道的必要性,因为即便修复瘘口,患者也可能出现难以忍受的排尿功能障碍。不接受分期手术以人工尿道括约肌恢复尿失禁的患者也应考虑实施膀胱切除及尿流改道。

逆行尿道造影(retrograde urethrogram,RUG)和膀胱造影是确定瘘口位置及其与括约肌关系的重要工具[15,21,30]。也可以通过瘘管将对比剂注入直肠,以便观察瘘管与肛门括约肌的位置关系(图 28.1)。虽然可以使用 CT 和 MRI,但我们发现在实践中,这些检查在大多数 RUF 病例中不是必要的。

对于反复复发尿路感染、会阴脓毒症、脓肿或复杂瘘管的病例,建议在修复前进行粪流改道[1,8]。这不仅实现了最大限度减少瘘管漏出大便的目标,也减少了瘘管周围组织的炎症,增加修复成功的机会。在 3~4 个月的尿流和粪流改道后,可进行再次检查,以评估恢复情况。如果病情加重明显,那么可能需要更长时间的观察;然而,如果没有什么改善,就可以进行修复重建工作[27]。

总体来说,对 RUF 进行修复的决定需由患者和手术者共同决定,术者还需了解患者的期望。患者必须明白,从启动治疗算起,整个治疗过程可能需要 6 个月或更长时间。取决于 RUF 的位置,患者还可能会出现尿失禁。一旦患者瘘管治愈,便可进行粪流改道还纳手术。尿失禁的处理,如 AUS 植入,通常需在粪流改道还纳手术后进行[27]。患者必须了解 RUF 修复失败及随后需接受膀胱切除和尿流改道的可能。

虽然尿液培养可以指导术前治疗特定的细菌感染,但围手术期需使用广谱抗生素,覆盖

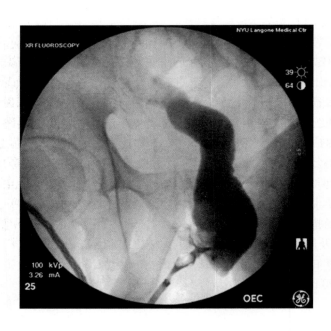

图 28.1 直肠尿道瘘造影图（注意瘘
管近端和功能性肛门括约肌的位置）

革兰氏阳性菌、革兰氏阴性菌和厌氧菌。由于大出血很少见，通常只做血型筛检即可。

手术设备

在过去，我们更喜欢达芬奇机器人 Xi 系统，因为它可以更容易地停靠对接，以便更好地进行会阴入路。最近，我们转向 SP（单孔）系统，因其狭长的外形更容易深入骨盆，与骨盆壁的干扰更少。此外，机器人单孔镜头允许术者看到术野周围的角落，更有助于进入骨盆更深处进行手术。此外，SP 机器人在会阴处可获得更多的垂直空间，有利于同时进行会阴手术。AirSeal 是腹会阴联合修复手术的关键器械，它能在具有很大漏气口的情况下维持气腹。由于开放的会阴是漏气的，在会阴处实施手术的医生容易受到气体所致血液飞溅的影响。我们发现一种骨科手术罩对个人防护很有用，能让术者持续观察。膀胱镜可用于定位瘘管及尿道外括约肌。在手术开始时在瘘管处放置一根导丝或输尿管导管可以帮助识别瘘管。

手术技术

在静脉血栓栓塞的中度至高危患者中，放置下肢循环驱动装置，并给予 5 000 单位皮下肝素。术前 1 小时使用覆盖皮肤、尿路和胃肠道病原体的广谱抗生素。患者采用截石位，手臂收于两侧。所有受压点都垫好，并将患者固定在手术台上以达到安全陡峭的头低足高位。

使用达芬奇机器人 Xi 系统，用 Veress 针或 Hasson 技术建立气腹。如果粪流改道尚未实施，则首先由结直肠外科医生实施腹腔镜粪流改道手术。机器人套管布局与机器人前列腺切除术的布局相同。器械的选择可由外科医生决定——我们使用的 Xi 机器人手术器械是单极剪刀、双极 Maryland 钳和 ProGrasp 钳。8mm AirSeal 套管用于助手操作。此外，在使用 SP 系统时，也可在脐以上采用 Hasson 技术建立气腹。机器人从侧面停靠给会阴留出空间。

　　所有病例从软性膀胱镜检查开始。通过瘘管放置导丝或输尿管导管。放好后,将导丝从直肠端引出获得从尿道到直肠的直接连接路径。医生可根据需要判断是否将亚甲蓝注射到瘘管中以帮助鉴别瘘管。如果输尿管口离瘘口很近,则在手术开始时应放置输尿管支架。也可以在膀胱打开时,在机器人手术操作下放置输尿管支架。

　　从后入路开始进行解剖。识别输精管并以此向下解剖至迪氏筋膜。采用双极电凝小心地将直肠与尿道分离。直肠扩张器可以将直肠撑起,以帮助将直肠从膀胱颈和前列腺上分离下来。如果使用达芬奇机器人 Xi 系统,Firefly 镜头可以帮助识别尿道,因为膀胱镜的白光在近红外光谱中发射,光束可穿透少量组织(图 28.2)。这为外科医生提供了"X 线视觉"效果。当接近瘘管时,助手可进行 DRE 以帮助引导。随后将瘘管分开,我们将看到手术开始时放置的导丝、支架管或亚甲蓝。然后清洁直肠边缘,用可吸收倒刺线将其缝合关闭。然后进行漏气试验,以确保达到不漏水的效果。如果直肠无法保留,将直肠切除后实施结肠肛管吻合术也是一种报道过的替代方法[31]。然后进行尿路重建。

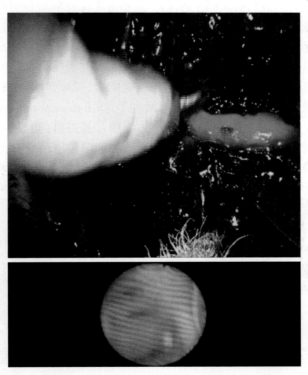

图 28.2　Firefly 镜头模式下可以看到软性膀胱镜的近红外光,这种近红外光更容易穿透组织。本例中,内镜突出显示了直肠尿道瘘的位置

　　如果前列腺在原位,瘘口很小,可以尝试直接缝合关闭。放射性坏死所致瘘管累及前列腺的情况下,一期修复几乎是不可能的。通常需要进行挽救性前列腺切除术,以去除坏死组织并实现不透水的封闭。进行挽救性前列腺切除术时需打开 Retzius 间隙。膀胱瓣可使膀胱颈部向远端延伸,以便与尿道残端吻合。如果健康的膀胱和尿道组织之间仍有间隙,可采用会阴入路进行尿道球部游离。然后,将尿道球部推向近端进行吻合。将固定缝线缝在尿道残端,将其传给操作机器人的术者,进行类似 Badenoch 描述的技术[32,33]。尽可能实施环

周吻合术。另外,还可采用颊黏膜移植进行吻合口尿道成形术。我们必须认识到,尿道游离会增加 AUS 置入后尿道侵蚀的风险[34]。

在复杂的 RUF 修复中,置入健康的、血管丰富的组织十分必要。如果瘘口在远端,可取股薄肌瓣并将其置入骨盆,固定在直肠和尿道吻合口之间。该方法有效且并发症发生率低[35],但它确实增加了另一个手术部位和切口。另外,由于手术开始时已经有腹部切口,网膜或腹直肌瓣可能更实用。大网膜血供充足,充分游离后可将其送入骨盆。在近端和/或巨大的瘘管,腹直肌瓣是一种有效的技术,它可以在膀胱和直肠之间提供一个充分的隔层;采用传统方法获取腹直肌瓣需从剑突到耻骨的正中线做一长切口;然而,采用机器人手术获取腹直肌瓣已经避免了这种切口的需要。此外,腹直肌前鞘保持完整,减少了切口疝发生的风险。将机器人重新停靠在待获取的腹直肌的对侧(图 28.3)。如果有结肠造口,应小心放置机械臂,以避免造成造口损伤。腹直肌后鞘在腹壁下动脉水平切开,注意不要损伤血管蒂。然后将后鞘切口一直推进到肋缘。然后环周切开腹直肌瓣,并在其周围置入 Penrose 引流管以帮助拉出。然后沿肋缘向上进行分离(图 28.4)。需要密切注意肌腱位置以避免损伤前鞘。双极电凝控制穿支血管。然后在肋缘处切断腹直肌,缝合标记牵引线,线尾留长待用。然后,Carter-Thomason 缝合器穿过侧方会阴,进入直肠和尿道之间的骨盆,在此处抓住一根缝线并将其拉出。另一端线尾分开传递,在会阴的左右两侧,将两根线尾绑在一个 Xeroform 上以尽可能远地固定腹直肌瓣。然后将腹直肌后鞘与前鞘吻合,以减少腹腔粘连的风险。

另一种很有前景的技术是机器人经肛门微创手术(transanal minimally invasive surgery,TAMIS),用于简单的 RUF 修复,不需要置入自体组织。通过肛门置入预装 GelSeal 的套管,并用缝线缝合固定(图 28.5)。随着机器人对接完成,瘘口被清晰地分离,同时显露出直肠,然后在前列腺和直肠之间分离出平面。用可吸收缝线缝合关闭尿道。可将生物材料如异体

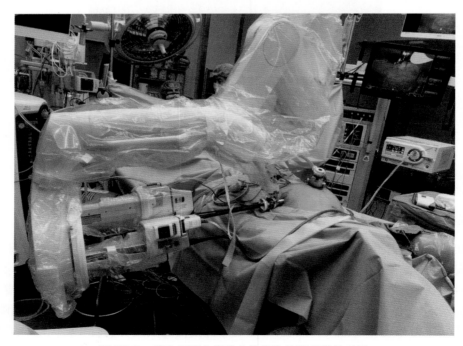

图 28.3　单孔机器人停靠在待获取的腹直肌的对侧

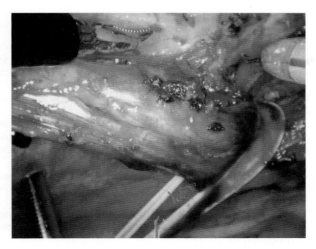

图 28.4　环周切开腹直肌,放置 Penrose 引流管以便牵拉肌瓣

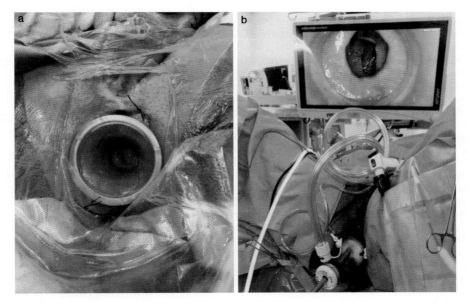

图 28.5　TAMIS。(a)放置进入通道,注意观察缝合固定通道以放置移位的缝线。(b)放置 GelSeal,置入腔镜观察直肠

真皮包裹于关闭好的尿道上。然后用可吸收缝线将直肠关闭[36]。

结论

　　由于直肠尿道瘘位于骨盆深处,且并发症发生率高,因此其治疗较为困难。机器人手术具有更好的手术视野和组织暴露,结合传统的修复技术和健康组织替代的重建技术,我们可以看到一个微创重建修复直肠尿道瘘的新时代。

(杨昆霖　译,罗光恒　审)

参考文献

1. Choi JH, Jeon BG, Choi S-G, Han EC, Ha H-K, Oh H-K, et al. Rectourethral fistula: systemic review of and experiences with various surgical treatment methods. Ann Coloproctol. 2014;30(1):35–41.
2. Chen S, Gao R, Li H, Wang K. Management of acquired rectourethral fistulas in adults. Asian J Urol. 2018;5(3):149–54.
3. Siegel RL, Miller KD, Jemal A. Cancer statistics, 2016. CA Cancer J Clin. 2016;66(1):7–30.
4. Thomas C, Jones J, Jäger W, Hampel C, Thüroff JW, Gillitzer R. Incidence, clinical symptoms and management of rectourethral fistulas after radical prostatectomy. J Urol. 2010;183(2):608–12.
5. Wedmid A, Mendoza P, Sharma S, Hastings RL, Monahan KP, Walicki M, et al. Rectal injury during robot-assisted radical prostatectomy: incidence and management. J Urol. 2011;186(5):1928–33.
6. Lance RS, Freidrichs PA, Kane C, Powell CR, Pulos E, Moul JW, et al. A comparison of radical retropubic with perineal prostatectomy for localized prostate cancer within the uniformed services urology research group. BJU Int. 2001;87(1):61–5.
7. Faris SF, Milam DF, Dmochowski RR, Kaufman MR. Urinary diversions after radiation for prostate cancer: indications and treatment. Urology. 2014;84(3):702–6.
8. Zinman L. The management of the complex recto-urethral fistula – Zinman – 2004 – BJU International – Wiley Online Library [Internet]. 2004. [cited 2020 Jan 18]. Available from: https://onlinelibrary-wiley-com.ezproxy.med.nyu.edu/doi/epdf/10.1111/j.1464-410X.2004.05225.x
9. Lichtenstein GR, Loftus EV, Isaacs KL, Regueiro MD, Gerson LB, Sands BE. ACG clinical guideline: management of crohn's disease in adults. Am J Gastroenterol. 2018;113(4):481–517.
10. Harris CR, McAninch JW, Mundy AR, Zinman LN, Jordan GH, Andrich D, et al. Rectourethral fistulas secondary to prostate cancer treatment: management and outcomes from a multi-institutional combined experience. J Urol. 2017;197(1):191–4.
11. Evans LA, Ferguson KH, Foley JP, Rozanski TA, Morey AF. Fibrin sealant for the management of genitourinary injuries, fistulas and surgical complications. J Urol. 2003;169(4):1360–2.
12. Nicita G, Villari D, Caroassai Grisanti S, Marzocco M, Li Marzi V, Martini A. Minimally invasive transanal repair of rectourethral fistulas. Eur Urol. 2017;71(1):133–8.
13. Martini A, Gandaglia G, Nicita G, Montorsi F. A novel classification proposal for rectourethral fistulas after primary treatment of prostate cancer. Eur Urol Oncol. 2018;1(6):510–1.
14. Golabek T, Szymanska A, Szopinski T, Bukowczan J, Furmanek M, Powroznik J, et al. Enterovesical fistulae: aetiology, imaging, and management. Gastroenterol Res Pract [Internet]. 2013 [cited 2020 Feb 29];2013. Available from: https://www.ncbi.nlm.nih.gov/pmc/articles/PMC3857900/
15. Munoz MMD, Nelson HMD, Harrington JMD, Tsiotos GMD, Devine RMD, Engen DMD. Management of acquired rectourinary fistulas: outcome according to cause. Dis Colon Rectum. 1998;41(10):1230–8.
16. Scozzari G, Arezzo A, Morino M. Enterovesical fistulas: diagnosis and management. Tech Coloproctol. 2010;14(4):293–300.
17. Mandel P, Linnemannstöns A, Chun F, Schlomm T, Pompe R, Budäus L, et al. Incidence, risk factors, management, and complications of rectal injuries during radical prostatectomy. Eur Urol Focus. 2018;4(4):554–7.
18. Keller DS, Aboseif SR, Lesser T, Abbass MA, Tsay AT, Abbas MA. Algorithm-based multidisciplinary treatment approach for rectourethral fistula. Int J Color Dis. 2015;30(5):631–8.
19. Venkatesan K, Zacharakis E, Andrich DE, Mundy AR. Conservative management of urorectal fistulae. Urology. 2013;81(6):1352–6.
20. Bukowski TP, Chakrabarty A, Powell IJ, Frontera R, Perlmutter AD, Montie JE. Acquired rectourethral fistula: methods of repair. J Urol. 1995;153(3):730–3.
21. Shin PR, Foley E, Steers WD. Surgical management of rectourinary fistulae11No competing interests declared. J Am Coll Surg. 2000;191(5):547–53.
22. Davis JW, Schellhammer PF. Prostatorectal fistula 14 years following brachytherapy for prostate cancer. J Urol. 2001;165(1):189.
23. Samplaski MK, Wood HM, Lane BR, Remzi FH, Lucas A, Angermeier KW. Functional and quality-of-life outcomes in patients undergoing transperineal repair with gracilis muscle interposition for complex rectourethral fistula. Urology. 2011;77(3):736–41.
24. Hechenbleikner EM, Buckley JC, Wick EC. Acquired rectourethral fistulas in adults: a system-

atic review of surgical repair techniques and outcomes. Dis Colon Rectum. 2013;56(3):374–83.

25. Voelzke BB, McAninch JW, Breyer BN, Glass AS, Garcia-Aguilar J. Transperineal management for postoperative and radiation rectourethral fistulas. J Urol. 2013;189(3):966–71.

26. Renschler TD, Middleton RG. 30 years of experience with york-mason repair of recto-urinary fistulas. J Urol. 2003;170(4, Part 1):1222–5.

27. Lane BR, Stein DE, Remzi FH, Strong SA, Fazio VW, Angermeier KW. Management of radiotherapy induced rectourethral fistula. J Urol. 2006;175(4):1382–8.

28. Kaufman DA, Zinman LN, Buckley JC, Marcello P, Browne BM, Vanni AJ. Short- and long-term complications and outcomes of radiation and surgically induced rectourethral fistula repair with buccal mucosa graft and muscle interposition flap. Urology. 2016;98:170–5.

29. Nikolavsky D, Blakely SA, Hadley DA, Knoll P, Windsperger AP, Terlecki RP, et al. Open reconstruction of recurrent vesicourethral anastomotic stricture after radical prostatectomy. Int Urol Nephrol. 2014;46(11):2147–52.

30. Martins FE, Martins NM, Pinheiro LC, Ferraz L, Xambre L, Lopes TM. Management of iatrogenic urorectal fistulae in men with pelvic cancer. Can Urol Assoc J. 2017;11(9):E372–8.

31. Netsch C, Bach T, Gross E, Gross AJ. Rectourethral fistula after high-intensity focused ultrasound therapy for prostate cancer and its surgical management. Urology. 2011;77(4):999–1004.

32. Badenoch AW. A pull-through operation for impassable traumatic stricture of the urethra. Br J Urol. 1950;22(4):404–9.

33. Simonato A, Gregori A, Lissiani A, Varca V, Carmignani G. Use of Solovov–Badenoch principle in treating severe and recurrent vesico-urethral anastomosis stricture after radical retropubic prostatectomy: technique and long-term results. BJU Int. 2012;110(11b):E456–60.

34. McKibben MJ, Shakir N, Fuchs JS, Scott JM, Morey AF. Erosion rates of 3.5-cm artificial urinary sphincter cuffs are similar to larger cuffs. BJU Int. 2019;123(2):335–41.

35. Zmora O, Potenti FM, Wexner SD, Pikarsky AJ, Efron JE, Nogueras JJ, et al. Gracilis muscle transposition for iatrogenic rectourethral fistula. Ann Surg. 2003;237(4):483–7.

36. Robotic TAMIS for local repair of acquired rectovaginal and rectourethral fistulae [Internet]. [cited 2020 Feb 29]. Available from: https://www.youtube.com/watch?v=eIsrFVE8TBI

第十篇　尿　瘘

Lee Zhao

　　本篇将讨论尿瘘的修复。机器人手术的辅助技术是贯穿本书的主题,而对于瘘管的修复,尤为有用。例如,在行机器人手术过程中,膀胱镜检查可协助确定结肠膀胱瘘的位置;将吲哚菁绿注入尿液中,可帮助识别需要用于尿路重建的肠管和区分那些仅仅是周围粘连的肠管;而血管内注射吲哚菁绿则可以协助识别组织的血运情况。因此,正如我们在下面章节所描述的那样,机器人技术是识别瘘管、甄别组织血供和使缝合操作简单化的理想方法。

29　输尿管阴道瘘

Marcio Covas Moschovas，Paolo Dell'Oglio，Alessandro Larcher, and Alexandre Mottrie

引言

输尿管阴道瘘是输尿管和阴道之间的瘘管,常常导致完全性尿失禁,是盆腔手术中输尿管损伤后相对少见的手术并发症。妇产科手术输尿管损伤的发生率约 0.5%~2.5%,在形成内瘘的病例中,据报道其最常见的损伤类型是输尿管切割损伤、缺血性坏死、意外结扎、撕脱和挤压损伤[1]。其他的危险因素包括肥胖、子宫内膜异位症、盆腔炎性疾病、放疗和盆腔恶性肿瘤。在输尿管阴道瘘中最常见的输尿管损伤部位是输尿管下三分之一[1]。

病因学方面,发达国家和发展中国家之间存在差异。在发展中国家,产科手术是导致输尿管阴道瘘的最常见病因,其中子宫切除术和剖宫产手术分别占 25% 和 38%,而妇科手术是发达国家的最主要病因[2,3]。

术前评估

对于怀疑有泌尿生殖系统瘘的患者,应与一些疾病进行鉴别,比如:尿失禁、异位输尿管、水性阴道排液症和膀胱阴道瘘等[4]。

完善以手诊及窥阴器检查为基础的体格检查是必需的;可收集阴道液体后,使用尿液试纸检测尿素值水平[5];并同时进行显微镜下病原学检查和培养,从而在合并尿路感染时指导抗生素的使用。

在泌尿生殖系统瘘的诊断过程中,必须准确描述瘘的位置、大小和数目[6],因此,强烈推荐进行膀胱镜检查。同时,膀胱镜检查也有助于排除其他瘘[7],实际上,12% 的输尿管阴道瘘同时合并有膀胱阴道瘘[8]。而且,膀胱内壁的观察也有助于手术医生术前规划输尿管再植术的最佳膀胱区域。

一些学者认为[4],可通过在膀胱内注射亚甲蓝(染色试验)来协助泌尿生殖系统瘘的诊断和定位,阴道塞入的纱条上出现蓝色阴道分泌物可提示存在膀胱阴道瘘,而阴道分泌物无染色则更应怀疑存在输尿管阴道瘘[4]。然而,阴道分泌物无染色并不能完全排除膀胱阴道瘘。1990 年,O'Brien[9] 提出了一种双染料试验。使用这种技术,先让患者服用吡啶,一旦尿液变成橙色,立刻于阴道内放置一个纱条。如纱条近端呈橙色,提示为输尿管阴道瘘,如纱条中部或下部呈蓝色则提示膀胱阴道瘘。

影像学检查,如膀胱造影、CT 扫描、静脉肾盂造影、逆行肾盂造影和排泄性膀胱尿道造影,均有助于对瘘管位置、范围及其与周围毗邻器官关系进行评估。然而,由于所有这些方法均存在辐射暴露,因此应针对每个患者暴露风险和受益程度进行评估,实行个体化诊疗。为避免辐射暴露,可选择彩色多普勒超声,将造影剂注射到膀胱后,行经直肠或经阴道超声检查[10]。

术前管理

患者从疾病确诊到行手术治疗的时间通常取决于瘘管修复所需的时间。一旦患者确诊输尿管阴道瘘,应在瘘管修复前放置输尿管支架(双 J 管),以减少阴道尿漏、避免输尿管狭窄和梗阻。合并完全性输尿管梗阻时,应先行肾造瘘置管,并一直保留至瘘管修复[11]。

截至目前,尚无关于输尿管阴道瘘修复手术最佳时机的数据,而关于泌尿生殖系统瘘的数据评估仍存在争议。Cruikshank 等[12]和 Shelbaia 等[13]分别报道了在术后 35 天后行延期瘘修补术的成功率分别为 91% 和 100%。Waaldijk 等先后报道了两项瘘修复手术成功率与手术时机相关性的研究。在第 1 项研究中,170 例患者在出现瘘管 3 个月后行瘘管修复手术,总体的成功率为 91.8%[14];第 2 项研究中,1 716 例患者则在出现瘘管的 3 个月内行瘘管修复手术,一期修复成功率为 95.2%,二期修复成功率为 98.5%。

在大多数情况下,选择早期还是延期修复取决于瘘管的病因。例如,对于既往接受过放射治疗的患者,普遍共识认为延期修复是最合适的选择。虽然就当前临床普遍情况而言,大多数瘘管均选择延期修复,但已陆续出现行早期修复手术(1~2 周)的趋势[14-16]。

输尿管阴道瘘患者可因持续的尿漏而继发膀胱炎、皮炎和阴道炎,这些情况均应在术前进行适当的治疗,以避免术中或术后的并发症,并提高患者的生活质量。必须尽可能保持会阴部皮肤的干燥,避免皮炎和真菌感染。会阴垫是尿漏患者最常见的解决方案,然而,当漏尿量很大时,仅仅使用会阴垫是不够的。在这种情况下,应鼓励患者使用一些物品控制尿失禁,如阴道假体[17]。会阴部皮炎可通过定期更换会阴垫,以避免日常皮肤浸泡。适当地使用一些外用药物也有助于保护皮肤,治疗局部水肿和炎症。

术前护理的其他措施在文献中提到的还包括适当应用雌激素。一些作者报道[4]可对绝经后或阴道干燥的患者局部使用雌激素。其基本原理是,修复术前使用激素有助于改善局部组织血运。

循序渐进的可重复手术方法

输尿管阴道瘘手术计划的制订应结合术前影像学表现和患者术中解剖情况。目前的影像学检查可协助我们预测瘘管的位置、大小及其与其他器官的关系。然而,这些检查并不能预测术中可能存在的粘连和组织血供情况。

已经有相关文献介绍了修复输尿管阴道瘘的不同方法和技术,可以采用经腹入路或经腹与经阴道联合入路的方法来修复瘘管[18]。微创手术的好处已在文献中得到论证,包括缩小切口大小、减少出血量和减轻腹部疼痛、降低术后并发症发生,如肺部感染和深静脉血栓形成等[19]。

输尿管阴道瘘修复手术最常用的方法是远端输尿管游离切除,选择健康的膀胱区域行输尿管膀胱再植术。第 1 步是寻找输尿管,游离输尿管的远端直至其阴道附着处。一旦发现瘘管,应切除瘘管远端至近端输尿管无纤维化及组织水肿处。远端输尿管的处理,可以切除至输尿管进入膀胱处,或在切除纤维化段后结扎输尿管残端。为保证一期缝合和阴道闭合,应切除阴道纤维化组织至血供良好处。将输尿管充分松解后,还应保证良好的膀胱显露和充分的膀胱松解,这对于输尿管再植术式的选择是至关重要的,输尿管膀胱吻合必须采用无张力缝合(图 29.1~图 29.3)。

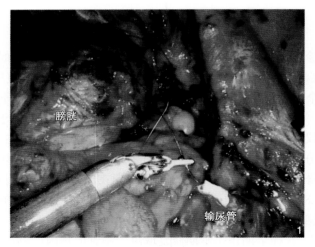

图 29.1 如无张力,可将输尿管直接植入膀胱顶

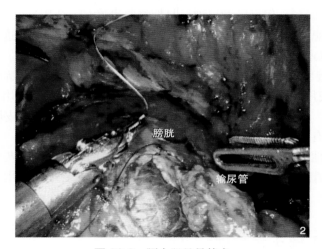

图 29.2 腰大肌悬吊技术

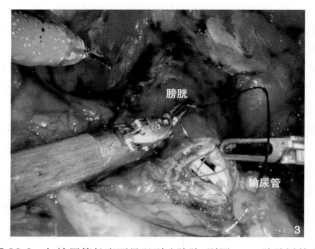

图 29.3 如输尿管长度不足以到达膀胱,则用 Boari 膀胱瓣技术

有 3 种常见的再植选择：①如无张力，可将输尿管直接植入膀胱顶；②腰大肌悬吊技术；③如输尿管长度不足以到达膀胱，则用 Boari 膀胱瓣技术。应在双 J 管置入之后使用可吸收缝线连续缝合进行吻合。Alberts 等[20]发表的关于输尿管再植术与术后并发症的关系的综述中，发现 3 种最常用的技术（Lich-Gregoir、Politano-Leadbetter 和 U-stitch）在术后输尿管狭窄方面没有统计学差异，但 Lich-Gregoir 的泌尿系统术后并发症发生率最低。

Symmonds 等[21]发表了一些关键的手术步骤，可在泌尿生殖系统瘘修复术中取得更好的效果。一方面，作者强调了彻底切除瘢痕组织对一期缝合的重要性。另一方面，应在输尿管再植前行膀胱松解，从而实现输尿管膀胱的无张力吻合。

与直肠阴道瘘和直肠膀胱瘘的修复不同，目前还没有数据支持可在输尿管阴道瘘修复术中使用生物制剂和辅助材料[22]。

采用达芬奇机器人平台进行机器人辅助手术，在留置 Foley 导尿管后，取截石位或仰卧位（视频 29.1）。通常手术需 5 个套管（机器人位 4 个，助手位 1 个），如手术复杂，可以额外放置 1 个 5mm 的助手辅助套管。进镜口位于脐上方，距耻骨 20cm 处，另外 2 个套管放置在距离进镜口两侧 9cm 处，最后 1 个机器人套管放置在距离前面 2 个套管 9cm 处（左侧或者右侧），助手位套管放置在（左或右）髂前上棘上方 4cm 处（图 29.4）。

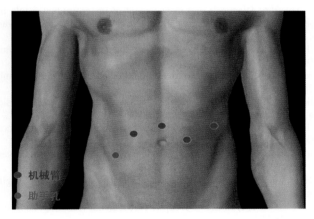

图 29.4 助手位套管放置在（左或右）髂前上棘上方 4cm 处

术后 1 个月内的护理

充分的术后护理对输尿管再植术后获得良好的康复至关重要，留置 Foley 导尿管是必需的，它可避免逼尿肌扩张和吻合口牵拉，通常术后需留置 3～5 天。输尿管内应留置双 J 管，从而充分引流尿液，保证输尿管膀胱吻合口充分愈合。通常双 J 管可在术后 7～15 天取出，并行膀胱造影明确吻合口情况[4]。

一些学者[4]支持使用耻骨上膀胱造瘘引流来降低膀胱内压力和保护吻合口。然而，是否应该在所有接受输尿管阴道瘘修复术的患者中广泛使用此方法，目前还缺乏证据。

术后并发症及处理

　　最常见的术后并发症通常为尿急、急迫性尿失禁、复发、输尿管梗阻和肠梗阻。然而,目前仅有少量评估术中和术后并发症发病率的研究,而且所有研究都存在样本量较小的问题,并且并发症的报道缺乏像 Martin 准则这类统一的标准[23]。因此,这些都可能导致并发症发生率被低估。

　　对于术后管理,每个患者必须遵循个体化管理的原则,并必须对输尿管、膀胱和肾脏进行充分评估,从而指导合理地治疗[4]。

(张鹏　洪斌 译,温晓飞 审)

参考文献

1. Murtaza B, Mahmood A, Niaz WA, et al. Ureterovaginal fistula – etiological factors and outcome. J Pak Med Assoc. 2012;62:999–1003.
2. Ozumba BC, Attah CA. Ureteral injury in obstetric and gynecologic operations in Nigeria. Int J Gynaecol Obstet. 1991;36:131–5.
3. Randawa A, Khalid L, Abbas A. Diagnosis and management of ureterovaginal fistula in a resource-constrained setting: experience at a district hospital in northern Nigeria. Libyan J Med. 2009;4:41–3.
4. Ghoniem GM, Warda HA. The management of genitourinary fistula in the third millennium. Arab J Urol. 2014;12:97–105.
5. Urogynecology and Reconstructive Pelvic Surgery 4th Edition.Published Date: 25th November 2014. eBook ISBN: 9780323262576.
6. Mallikarjuna C, Nayak P, Reddy KP, et al. The AINU technique for laparoscopic vesicovaginal fistula repair: a preliminary report. Urol Int. 2015;95:357–60.
7. Hampel C, Neisius A, Thomas C, et al. Vesicovaginal fistula. Incidence, etiology and phenomenology in Germany. Der Urologe Ausg A. 2015;54:349–58.
8. Goodwin WE, Scardino PT. Vesicovaginal and ureterovaginal fistulas: a summary of 25 years of experience. J Urol. 1980;123:370–4.
9. O'Brien WM, Lynch JH. Simplification of double-dye test to diagnose various types of vaginal fistulas. Urology. 1990;36:456.
10. Volkmer BG, Kuefer R, Nesslauer T, et al. Colour Doppler ultrasound in vesicovaginal fistulas. Ultrasound Med Biol. 2000;26:771–5.
11. Mandal AK, Sharma SK, Vaidyanathan S, Goswami AK. Ureterovaginal fistula: summary of 18 years' experience. Br J Urol. 1990;65:453–6.
12. Cruikshank SH. Early closure of posthysterectomy vesicovaginal fistulas. South Med J. 1988;81:1525–8.
13. Shelbaia AM, Hashish NM. Limited experience in early management of genitourinary tract fistulas. Urology. 2007;69:572–4.
14. Waaldijk K. The immediate surgical management of fresh obstetric fistulas with catheter and/ or early closure. Int J Gynaecol Obstet. 1994;45:11–6.
15. Witters S, Cornelissen M, Vereecken R. Iatrogenic ureteral injury: aggressive or conservative treatment. Am J Obstet Gynecol. 1986;155:582–4.
16. Collins CG, Pent D, Jones FB. Results of early repair of vesicovaginal fistula with preliminary cortisone treatment. Am J Obstet Gynecol. 1960;80:1005–12.
17. Green DE, Phillips GL Jr. Vaginal prosthesis for control of vesicovaginal fistula. Gynecol Oncol. 1986;23:119–23.
18. Nezhat CH, Nezhat F, Nezhat C, Rottenberg H. Laparoscopic repair of a vesicovaginal fistula: a case report. Obstet Gynecol. 1994;83:899–901.
19. Agha R, Muir G. Does laparoscopic surgery spell the end of the open surgeon? J R Soc Med. 2003;96:544–6.
20. Alberts VP, Idu MM, Legemate DA, et al. Ureterovesical anastomotic techniques for kidney

transplantation: a systematic review and meta-analysis. Transpl Int. 2014;27:593–605.

21. Symmonds RE. Incontinence: vesical and urethral fistulas. Clin Obstet Gynecol. 1984;27:499–514.

22. Rivadeneira DE, Ruffo B, Amrani S, Salinas C. Rectovaginal fistulas: current surgical management. Clin Colon Rectal Surg. 2007;20:96–101.

23. Martin RC 2nd, Brennan MF, Jaques DP. Quality of complication reporting in the surgical literature. Ann Surg. 2002;235:803–13.

30 膀胱阴道瘘的机器人手术治疗

Luis G. Medina, Jullet Han, and Rene Sotelo

引言

膀胱阴道瘘（vesicovaginal fistula，VVF）是令人苦恼的疾病，在全世界女性中的发病率为 0.3%～2%，其中发展中国家占比高达 95%[1,2]。每年约有 30 000～130 000 例新发病例。膀胱阴道瘘的病因与地域有关[3]。在发展中国家，年轻时难产、营养不良和医疗资源匮乏是主要的发病原因。而工业化国家的膀胱阴道瘘通常是由盆腔手术、放射治疗、恶性肿瘤、外伤或异物导致[4]。临床表现主要是阴道持续漏尿，导致生活质量显著下降，影响身心健康。

膀胱阴道瘘的修复基本原则包括充分游离、无张力吻合、不漏水、逐层缝合和充分膀胱引流。常用的治疗方法包括经阴道修补和经腹腔修补，前者多用于低位瘘管，后者用于更加复杂的瘘管，如膀胱三角上瘘、输尿管受累或阴道显露困难。

经腹腔膀胱阴道瘘修补术于 1852 年首次被提出[5]，发展至今微创修补技术展现出优势。1994 年，腹腔镜下膀胱阴道瘘修补首次被提出[6]，但是由于盆腔显露困难、器械操作受限以及二维平面视野而没有得到推广[7]。2005 年，机器人腹腔镜膀胱阴道瘘修补术首次被报道，并迅速超越了开放和腹腔镜技术。依赖三维视野的优势以及更精细的解剖和更灵活的操作，机器人手术能满足复杂膀胱阴道瘘的处理[8]。本章节中我们主要阐述膀胱阴道瘘的评估以及机器人辅助腹腔镜膀胱阴道瘘的修补（视频 30.1）。

评价和诊断

对于疑诊膀胱阴道瘘的患者，应进行全面的盆腔检查和诊断性膀胱镜评估瘘管的大小和位置。若瘘口显示不清，可经膀胱注入亚甲蓝帮助寻找瘘管的位置。CT 膀胱造影可帮助定位瘘管及其与周围结构的关系，特别是合并盆腔手术史的患者[9]。CTU 可以确定是否伴有输尿管损伤，有报道显示高达 12% 的膀胱阴道瘘可合并输尿管损伤[3]。如果提示盆腔恶性肿瘤的可能，必要时需进行活检。

术前准备

对于复杂膀胱阴道瘘或保守治疗无法治愈，则应考虑手术干预。修补的时机尚有争论，从初次就诊后接受 4 周到 12 周不等的保守治疗以减轻炎症。对于术后即刻发现的瘘，一些专家建议立即进行手术修复，因为延迟修复可能会导致纤维化和组织结构层次不清[10]。

膀胱阴道瘘的修补应该在组织水肿和炎症程度最轻的无菌环境中进行。因此，合并感染者应使用抗生素进行充分抗感染治疗。引流管应在手术前几周拔除,以尽量减少膀胱黏膜的炎症性水肿。尿垫和不可渗透的隔离霜,如氧化锌,可减少失禁对会阴周围皮肤的刺激。前白蛋白水平可用于评估患者营养状况。在修补膀胱阴道瘘之前,应控制好糖尿病和高血压等合并症。

机器人手术方式

微创治疗膀胱阴道瘘的手术原则是标准化的,但是根据显露瘘管的入路不同产生了不同的方法。

经膀胱入路是对 O'Connor 技术的改良,即沿瘘管垂直切开膀胱。术中可直视下观察瘘管和输尿管口。然而膀胱切开可能引起逼尿肌功能障碍、膀胱容量下降和反复尿路感染。此外,这种方法手术时间较长,并且增加了出血风险[9,11]。

膀胱后入路是经从膀胱外显露瘘管。因为该方法对膀胱造成的创伤较小而被认为更加安全。但是术中解剖层次的显露相对较难,存在损伤宫颈管或输尿管的风险,尤其在剖宫产医源性损伤引起的膀胱阴道瘘患者。此外,恶性肿瘤或放射治疗引起的膀胱阴道瘘也有增加术中损伤的风险[8,9]。

经阴道入路包括将阴道向瘘管缺损处打开,可用于难以解剖膀胱阴道间隙的患者,克服经膀胱和膀胱后入路的困难。然而,很少有对该方法的病例报道[7]。

尽管尚有争议,经膀胱入路的应用最为广泛,因为该方法可直视下寻找瘘管和输尿管口。此外,在不同入路之间的研究中都没有显示出功能结果方面的差异。未来需要进行前瞻性随机研究。到目前为止,选用何种手术方法取决于外科医生的偏好。下一部分我们主要描述经膀胱入路的手术步骤[7]。

手术步骤

患者取截石位,所有受压点均加垫以避免压迫及神经源性并发症。常规对阴道穹窿和腹部进行消毒。

手术开始前先进行膀胱镜检查定位输尿管开口和瘘管。经输尿管开口留置导管或双 J 管,降低输尿管损伤的风险,此步骤也可以在切开膀胱后进行。将头端开口的支架管插入瘘管中并从阴道中拉出。如果瘘管不易识别,可以用亚甲蓝灌注膀胱,并行阴道镜检查以识别瘘管并逆行置管。

在确定输尿管和瘘管后,考虑到该患者群体存在腹内粘连的可能性高,推荐使用 Hasson 技术建立腹腔内通路[12],气腹设置为 15mmHg。将 12mm 穿刺套管置于脐上 3～5cm 处,进入 0° 镜评估是否存在粘连或肠损伤。直视下放置其余穿刺套管,包括 2 个 8mm 套管(左右锁骨中线脐下 1cm)和 1 个 5mm 或 10mm 辅助套管(8mm 套管的右侧或左侧)(图 30.1)。

为了获取大网膜瓣,患者体位需调整为仰卧位,技术与开放网膜成形术相同[13],并在没有张力的情况下移至膀胱阴道瘘修补区域。若大网膜长度不足,可将大网膜在胃大弯水平分离以增加大网膜活动度。机器人手术同样可采取上述方法获取大网膜。

将患者置于头低足高位,对接机器人手术系统。达芬奇机器人 Si 系统停靠在患者双腿

手术室布置

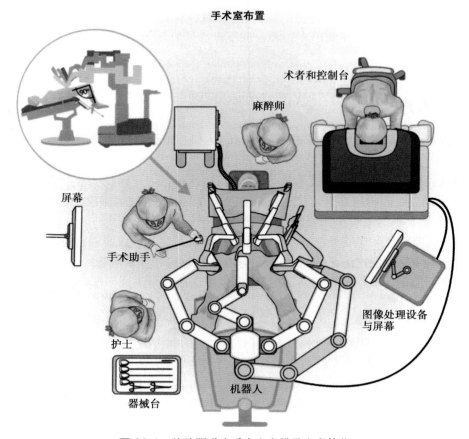

图 30.1　膀胱阴道瘘手术室安排及患者体位

之间,而 Xi 系统可以从患者一侧停靠。使用 Maryland 双极钳和单极剪刀钝锐性相结合分离粘连。解剖显露子宫(若尚存在)、膀胱顶和直肠子宫陷凹。

在膀胱后间隙上方 3～4cm 处切开膀胱并向后延伸,即可见到留置于输尿管和瘘管的导管。用单极剪刀小心地将膀胱切口延伸至瘘管远端,仔细解剖瘘管周围的膀胱阴道层次。切除瘘管边缘直至有活力的组织以提高修复的成功率。若无 AirSeal 智能气腹管理系统的条件,可以通过将装有 70mL 盐水的 Foley 导管夹在阴道内或用湿润的膝垫填充阴道来维持气腹(图 30.2a～d)。

拔除插入瘘管的导管,游离膀胱阴道间隙直至膀胱可充分活动满足无张力吻合。采用3-0 V-Loc 缝线横向缝合阴道缺损,缝线相互垂直对齐十分重要,可降低瘘管复发的风险。若无法满足垂直对齐缝合,建议在 2 条缝线之间置入网膜瓣,该情况在保留子宫的机器人膀胱阴道瘘修复中十分常见,因为子宫的存在会增加吻合张力。

阴道缝合完成后将网膜瓣用 3-0 V-Loc 缝线在中线处固定于阴道前壁。随后,无张力吻合关闭膀胱。对于有放射治疗病史的患者,膀胱顺应性减低可能造成吻合张力过大,此时可向两侧游离膀胱周围间隙增加膀胱的活动性。使用倒刺线纵向连续缝合关闭膀胱,由膀胱切口的远端开始向近端延伸,缝合时确保输尿管口始终可见(图 30.2c～e)。

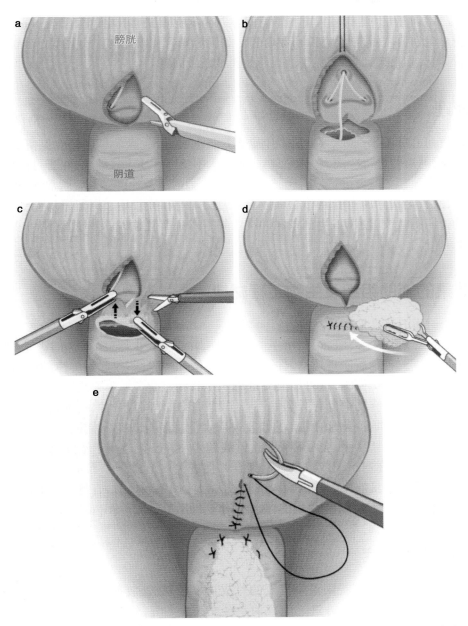

图 30.2 膀胱阴道瘘修复步骤。(a)于瘘口上方打开膀胱。(b)向瘘口方向延长膀胱切口可见瘘管,导管可用于辨别输尿管口。(c)小心分离阴道与膀胱间隙。(d)大网膜覆盖并固定。(e)倒刺线连续缝合关闭膀胱切口

如果一根缝线无法完成膀胱缝合,则在膀胱切口的近端开始第 2 针连续缝合。牵引缝线可辅助显露视野,这对于避免损伤输尿管开口至关重要。膀胱缝合完成后可灌注生理盐水评估密闭性是否良好。

将 Jackson-Pratt 引流管置入直肠子宫间隙并固定在皮肤上。在气腹降至 10mmHg 以下后确认止血确切,并在直视下移除所有套管。筋膜和套管孔以标准方式关闭。最后,轻轻拔出输尿管导管,如果遇到阻力,需警惕导管是否被缝线固定。

术后管理

引流管可在术后 2~3 天 24 小时引流量小于 50mL 后拔除。导尿管应保留 10 天或更长时间,并根据需要进行冲洗以保持通畅。如果术中见组织质量较差,导尿管可以留置更长时间。在拔除导管之前可进行逆行膀胱造影评估造影剂是否外渗。术后通常预防性应用抗生素 10 天或直至拔除所有管路移除。拔除尿管的同时和拔管后 2 周留尿培养[14]。术后 2 个月内禁止阴道性交、使用卫生棉条和冲洗。如果术中留置输尿管双 J 管,则可 21 天后在膀胱镜下取出。

改善效果的辅助组织及生物工程材料

膀胱阴道瘘的修复是一个巨大的解剖学挑战。其他因素如放射治疗、瘘管较大、复发瘘或尿道输尿管受累,可能会增加手术治疗的复杂性,并影响首次修复的成功率。有学者尝试放置组织材料以改善膀胱阴道瘘修复的手术效果,例如网膜,不仅起到屏障的作用,且为创面提供血液供应和淋巴网络,这可能会促进组织生长和愈合[9]。羊膜或纤维蛋白胶等生物组织在膀胱阴道瘘的修复中也有所应用[15]。羊膜可以用作间置补片,可通过对血管生成和炎症的免疫调节作用增强膀胱阴道瘘的修复效果[16,17]。经阴道将纤维蛋白注入瘘管可形成弹性凝胶起屏障作用[18]。氰基丙烯酸酯注射液是另一种已报道用于治疗复发性膀胱阴道瘘的间质补片材料,在与组织或水接触后聚合并促进上皮形成[19]。目前,尚缺乏有关生物组织在膀胱阴道瘘修复效果的随机临床试验或大宗病例系列报道,有待未来的研究进一步阐明其有效性。目前仅建议将生物组织材料用作辅助手段。

术后效果和并发症

非放射治疗相关的膀胱阴道瘘修复的总成功率为 92%,放射治疗相关的病例成功率更低。目前报道的不同手术方法之间成功率存在很大差异,经阴道入路成功率为 40% 至 100%,经腹腔入路为 70% 至 100%[20]。修复术后 3 个月内可出现复发,后续修复的成功率会随之降低。有报道显示膀胱阴道瘘首次修复的成功率为 88.1%,二次修复的成功率为 68.9%[21]。然而,上述资料是基于开放技术,目前仍缺乏机器人手术在膀胱阴道瘘修复的长期结果,初步研究表明,机器人修复的成功率高达 93.3%[22]。

文献报道的开放手术和机器人手术治疗膀胱阴道瘘的并发症和成功率没有差异[23]。尽管如此,机器人修复可能是复发性膀胱阴道瘘的最佳治疗方式[24,25]。需要注意的是,应根据患者的个性化特点,结合 Bengtson 风险评分[21]等工具,向患者说明修复术后再次发生瘘的风险。

由于导尿管堵塞可能发生急性尿潴留,因此术后需要仔细监测尿量和所有引流管的通畅性。其他并发症包括来自阴道和膀胱吻合口的阴道出血或血尿。

结论

虽然由于缺乏随机对照试验以及病例量不足,没有一种用于膀胱阴道瘘修复的方法被证明是优越的,膀胱阴道瘘患者的管理和手术方法应针对个体患者以及外科医生的经验和专业知识进行调整。虽然机器人手术在膀胱阴道瘘修复中的应用仍处于起步阶段,但在视觉优化、灵活性和解剖精度方面的优势使得机器人技术在处理复杂的膀胱阴道瘘更为实用。

(李新飞　朱宏建 译,罗德毅　王坤杰 审)

参考文献

1. Eilber KS, Kavaler E, Rodriguez LV, Rosenblum N, Raz S. Ten-year experience with transvaginal vesicovaginal fistula repair using tissue interposition. J Urol. 2003;169(3):1033–6.
2. Bragayrac LAHD, Sotelo RJ. Urinary fistulas. In: Sotelo RAM, Arriaga J, editors. Complications in robotic urologic surgery. Cham: Springer; 2018. p. 285–97.
3. Moses RA, Ann Gormley E. State of the art for treatment of vesicovaginal fistula. Curr Urol Rep. 2017;18(8):60.
4. Roth R. Vesicovaginal and urethrovaginal fistulas. In: Howard Jones JR, editor. Te-Linde's operative gynecology. Philadelphia: JB Lippincott; 2011. p. 973–93.
5. JM S. On the treatment of vesicovaginal fistula. Am J Med Sci. 1852;23:50.
6. Nezhat CH, Nezhat F, Nezhat C, Rottenberg H. Laparoscopic repair of a vesicovaginal fistula: a case report. Obstet Gynecol. 1994;83(5 Pt 2):899–901.
7. Bragayrac LA, Azhar RA, Fernandez G, Cabrera M, Saenz E, Machuca V, et al. Robotic repair of vesicovaginal fistulae with the transperitoneal-transvaginal approach: a case series. Int Braz J Urol. 2014;40(6):810–5.
8. Medina LG, Hernandez A, Sevilla C, Cacciamani GE, Winter M, Ashrafi A, et al. Robotic uterine-sparing vesicovaginal fistula repair. Int Urogynecol J. 2018;29(12):1845–7.
9. Ramphal SR. Laparoscopic approach to vesicovaginal fistulae. Best Pract Res Clin Obstet Gynaecol. 2018;54:49–60.
10. Nagraj HK, Kishore TA, Nagalaksmi S. Early laparoscopic repair for supratrigonal vesicovaginal fistula. Int Urogynecol J Pelvic Floor Dysfunct. 2007;18(7):759–62.
11. Melamud O, Eichel L, Turbow B, Shanberg A. Laparoscopic vesicovaginal fistula repair with robotic reconstruction. Urology. 2005;65(1):163–6.
12. Sanchez AML, Husain F, Sotelo R. Complications of robotic surgical access. In: Hubert JWP, editor. Robotic urology. 3th ed. Stockholm: Springer; 2018. p. 517–28.
13. Paparel P, Caillot JL, Perrin P, Ruffion A. Surgical principles of omentoplasty in urology. BJU Int. 2007;99(5):1191–6.
14. Sotelo R, Moros V, Clavijo R, Poulakis V. Robotic repair of vesicovaginal fistula (VVF). BJU Int. 2012;109(9):1416–34.
15. Bodner-Adler B, Hanzal E, Pablik E, Koelbl H, Bodner K. Management of vesicovaginal fistulas (VVFs) in women following benign gynaecologic surgery: a systematic review and meta-analysis. PLoS One. 2017;12(2):e0171554.
16. Barski D, Gerullis H, Ecke T, Varga G, Boros M, Pintelon I, et al. Repair of a vesico-vaginal fistula with amniotic membrane – step 1 of the IDEAL recommendations of surgical innovation. Cent European J Urol. 2015;68(4):459–61.
17. Price DT, Price TC. Robotic repair of a vesicovaginal fistula in an irradiated field using a dehydrated amniotic allograft as an interposition patch. J Robot Surg. 2016;10(1):77–80.
18. Daley SMLC, Swanson SK, Novicki DE, Itano NB. Fibrin sealant closure of a persistent vesi-

covaginal fistula after failed transabdominal closure. J Pelvic Med Surg. 2006;12(4):229–30.

19. Sawant AS, Kasat GV, Kumar V. Cyanoacrylate injection in management of recurrent vesico-vaginal fistula: our experience. Indian J Urol. 2016;32(4):323–5.

20. Angioli R, Penalver M, Muzii L, Mendez L, Mirhashemi R, Bellati F, et al. Guidelines of how to manage vesicovaginal fistula. Crit Rev Oncol Hematol. 2003;48(3):295–304.

21. Cromwell D, Hilton P. Retrospective cohort study on patterns of care and outcomes of surgical treatment for lower urinary-genital tract fistula among English National Health Service hospitals between 2000 and 2009. BJU Int. 2013;111(4 Pt B):E257–62.

22. Bora GS, Singh S, Mavuduru RS, Devana SK, Kumar S, Mete UK, et al. Robot-assisted vesicovaginal fistula repair: a safe and feasible technique. Int Urogynecol J. 2017;28(6):957–62.

23. Gupta NP, Mishra S, Hemal AK, Mishra A, Seth A, Dogra PN. Comparative analysis of outcome between open and robotic surgical repair of recurrent supra-trigonal vesico-vaginal fistula. J Endourol. 2010;24(11):1779–82.

24. Medina LG, Cacciamani GE, Hernandez A, Landsberger H, Doumanian L, Ashrafi AN, et al. Robotic management of rectourethral fistulas after focal treatment for prostate cancer. Urology. 2018;118:241.

25. Sotelo R, Medina LG, Husain FZ, Khazaeli M, Nikkhou K, Cacciamani GE, et al. Robotic-assisted laparoscopic repair of rectovesical fistula after Hartmann's reversal procedure. J Robot Surg. 2018;339–43.

31 后尿道成形术

Min Suk Jan and Lee C. Zhao

引言

后尿道由膀胱颈、尿道前列腺部和尿道膜部组成，其中尿道膜部被尿道外括约肌包围。后尿道狭窄可由多种原因引起，包括骨盆骨折尿道损伤（pelvic fracture urethral injury，PFUI）、前列腺切除术后膀胱尿道吻合口狭窄（post-prostatectomy vesicourethral anastomotic stenosis，VUAS）、经尿道前列腺切除术（transurethral resection of the prostate，TURP）后、膀胱颈挛缩（bladder neck contracture，BNC）和放射性狭窄（radiation-induced stenosis，RIS）。传统的开放性手术由于难以进入盆腔深部而具有挑战性。对于外科医生，了解这些困难和每个病因所带来的独特挑战对于如何能最好地利用机器人辅助的优势是必要的。本章将概述目前治疗各种病因所致后尿道狭窄的技术（视频 31.1）。

骨盆骨折尿道损伤

骨盆钝性损伤可导致骨盆骨折和骨盆环失稳，从而导致尿道部分至完全损伤。在完全性损伤中，前列腺和膀胱从膜性尿道上切下并向上移位，在膀胱造影中形成经典的"空中馅饼（pie-in-the-sky）"缺损，最终在两个尿道断端形成瘢痕。Turner-Warwick 和 Waterhouse 推荐采用经耻骨入路治疗，切除楔形耻骨块后暴露瘢痕及其后尿道[1,2]。该手术虽暴露效果很好，但存在出血、盆腔不稳定、尿失禁和膀胱疝出等并发症发生的风险[3,4]，最终被 Webster 在 20 世纪 80 年代所推广的有效且安全的经会阴入路所取代[5]。腹部会阴入路是治疗复杂尿道损伤的常用方法，尤其是对于前列腺和膀胱向上明显脱位的尿道损伤[6]。在机器人辅助的时代，我们现在有办法重新获得经腹和经耻骨入路所带来的优势，同时降低需切除耻骨的概率。

我们认为在原发缺损是后尿道完全横断且膀胱和前列腺向上移位的情况下，向下复位是谨慎的。纯会阴入路需要 4 种延长技术以便做到尿道无张力吻合，包括剥离尿道（通常需横断球动脉），切开阴茎海绵体中隔，切除耻骨联合前缘和尿道绕阴茎海绵体脚。这些技术相当于制造缺损以弥补尿道近端向上脱位所致尿道缺损。我们的理念是努力使器官解剖复位。虽然最终可能需要会阴剥离，但我们认为后尿道和膀胱向上脱位应通过向下复位直接解决。如果向下复位不足以进行无张力、不漏水的吻合，我们会在将狭窄两端距离最小化后进行会阴剥离。值得注意的是，因为机器人经腹入路的基本原理是将膀胱和前列腺向下复位，如果 PFUI 只累及尿道球部，而没有任何膀胱或前列腺脱位，则无须机器人辅助手术。

　　减少对尿道的操作可能会有显著的好处。一种是 Kulkarni 等人描述的尿道球部坏死（bulbar urethral necrosis，BUN），此时球动脉完全坏死，管腔消失。这是因为尿道游离需要切断球部和穿支动脉，使得尿道球部依赖于海绵体逆行血流，此时吻合段极有可能会发生坏死、瘢痕形成，最终导致修复失败[7]。最近一项关于 PFUI 后尿道成形术的多中心分析结果显示尿道分离长度与尿道成形术失败显著相关[8]。另一种避免尿道剥离的好处是在术后压力性尿失禁（stress urinary incontinence，SUI）需要人工尿道括约肌（artificial urinary sphincter，AUS）的患者中，因为既往尿道成形术已被证明是 AUS 袖带侵蚀的独立危险因素[9]，由于充分游离的尿道必须依靠逆行血流，理论上 AUS 袖带对海绵体的持续收缩可能影响吻合段远端血流，从而增加 BUN 或 AUS 袖带侵蚀的风险。

　　对于并发膀胱颈损伤和 PFUI 的女性患者，需要即刻修复。虽然既往研究报道即刻修复因勃起功能障碍和尿失禁而变得复杂[10,11]，但机器人辅助手术可能使即刻修复更容易进行。当合并膀胱颈损伤时，由于存在尿失禁的风险，需要即刻修复。此外，治疗不及时可能导致危及生命的败血症发生。PFUI 通常发生于男性患者，但女性 PFUI 发生尿道损伤的比例为 5%[12]。来自多个机构的最新证据表明机器人辅助早期一期修复是可行的[13]。

放射性尿道狭窄

　　近距离放射治疗导致尿道狭窄的比例为 4%，外放射治疗（external beam radiotherapy，EBRT）为 2%，联合 EBRT 和近距离放射治疗的比例为 11%[14]。有机构报道大剂量近距离放射治疗后 2 年发生尿道狭窄的比例为 32%[15]。放射性狭窄的潜在机制是放射治疗诱导的细胞凋亡、炎症介质的释放、动脉内膜炎，并最终形成血供不足的瘢痕[16]。由于潜在的病理生理学原因，内镜治疗（尿道切开或扩张）的疗效不佳，Brandes 报道 EBRT 尿道狭窄内镜治疗后 48 个月内尿道狭窄复发率为 80%，近距离放射治疗则为 100%[17]。另外，完全切除瘢痕并一期吻合（与 PFUI 的治疗类似）的早期开放修复手术已被证明更成功，2 年通畅率高达 70%[18]。据报道，尿道成形术后 SUI 的发生率为 26%～43%[19]，对于 SUI 可以以分阶段的方式进行 AUS。

　　较长较近端的 RIS 可能需要辅助手术技术。手术步骤与 PFUI 步骤相似，包括切开阴茎海绵体中隔，切除耻骨联合前缘，尿道绕阴茎海绵体脚和经腹会阴联合入路。此外，对于RIS，还可采用颊黏膜移植尿道成形术，此时通常需要供血良好的移植床，如股薄肌皮瓣或直肌皮瓣。尽管通畅率显著提高，但失败率仍有 30%，其中 1/3 的患者出现 SUI[18]。另外，尿道游离和放射治疗均可增加 AUS 失败率[9]。在这一方面虽已经取得了很大进展，但仍有改进的空间。

膀胱尿道吻合口狭窄

　　大多数回顾性研究报告根治性前列腺切除术后 VUAS 发生率为 5%～10%[20]。机器人辅助根治性前列腺切除术在这一发生率上有所改善，有报道 VUAS 发生率为 1.4%[21]。尽管这一比例似乎很低，但一项 2012 年的研究估计美国每年进行 9 万例根治性前列腺切除术[22]。显然，对于许多患者和重建泌尿外科医生，VUAS 将是一个持续性问题。单次内镜治疗的成功率为 58%,但在经历 3 次或 3 次以上干预后,27% 的患者是难治性的[23]。有些医生选择内镜治疗联合向瘢痕中注射丝裂霉素 C,但最近的研究显示受益有限且严重不良事件发生率为 7%[24]。

对于内镜下难治性 VUAS,最终的开放性重建手术是标准的治疗方法。该方法与前一节中总结的方法类似。由于前列腺已被切除,直肠和输尿管等重要结构距离狭窄部分很近而较易损伤,因此在解剖过程中必须非常小心。另外,修复手术可能加重或引发新的 SUI。最近的一项研究结果显示开放重建手术(经腹、经会阴和联合入路)的 VUAS 的通畅率为 92%,但术后 75% 的患者出现尿失禁。由于可能需要 AUS,应首选保留尿道游离入路。75% 的患者需要切除部分耻骨以改善术野暴露[25]。

膀胱颈挛缩

TURP 术后 BNC 的发生率高达 12%[26]。内镜治疗可能是有效的,单次治疗后持久通畅率为 58%[24]。与 VUAS 一样,内镜下难治性 BNC 可考虑进行如前所述的开放性修复手术。对于 BNC(和部分 VUAS),我们会考虑成形术。Young 于 1953 年首次描述了 Y-V 成形术,在狭窄处做纵向切口,并在切口处植入 V 形皮瓣以形成未闭的管腔[27]。3 项关于机器人辅助 Y-V 成形术的研究报道手术成功率为 75%~100%。重要的是,尿失禁发生率相较于开放入路的 VUAS 有很大改善,0~29% 的患者出现新发 SUI[28-30],而开放入路的患者为 73%[24]。与 Y-V 成形术相比,T 成形术是一种很有吸引力的选择,其采用 2 个膀胱瓣扩大狭窄处管腔,随访 45 个月通畅率为 100%[31]。

术前准备

术前必须进行尿液培养,以指导抗生素治疗。无须肠道准备。仅需明确尿道狭窄类型和常规检查,因为大出血的风险很低。

手术设备

在过去,我们更喜欢达芬奇机器人 Xi 系统(Intuitive Surgical, Sunnyvale, CA),因为它可以更容易地进行侧面对接,以使会阴入路更为容易。最近,我们已经转向单孔(single port, SP)系统,因为其较小的外形更便于深入骨盆,且器械移动对骨盆壁的损害更小(图 31.1)。此外,铰接式摄像机(articulating camera)可以让人看到术野的各个角落,这对进入骨盆越深越有帮助。气封(AirSeal,ConMed, Utica, NY)是联合腹会阴入路的关键组成部分,因为即使有很大的空气泄漏,AirSeal 亦可帮助维持气腹。因为开放的会阴是加压空气逸出的部位,会阴部的外科医生会受到雾化血液的影响。我们发现一种骨科手术罩可帮助医生在防护血源性病原体的同时继续观察。在近红外摄像机的帮助下,软性膀胱镜可以定位狭窄的远端边界和尿道外括约肌(external urinary sphincter,EUS)。

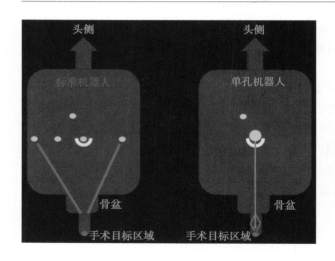

图 31.1　此示意图突出显示了 SP 机器人的狭窄轮廓，便于更深地进入并具有更好的灵活性。这也可以保护骨盆侧壁免受器械碰撞和损坏

常规手术技术

对于中高度静脉血栓栓塞风险的患者应每日给予皮下注射低分子量肝素 5 000 单位，并连续放置加压装置。除非术前尿液培养另有提示，术前 1 小时给予头孢菌素。患者取头低足高截石位，手臂收拢于两侧。所有受力点以棉垫保护，将患者安全可靠地固定在手术台上。

如果使用 Xi 系统，则使用气腹针（Veress）或开放式（Hasson）技术建立气腹。机器人套管放置位置同机器人前列腺切除术。外科医生自行选择器械。我们的首选是单极剪刀（monopolar scissors）、双极尖头分离钳（bipolar Maryland forceps）和组织抓钳（ProGrasp forceps）。使用 5mm 的 AirSeal 接口辅助。或者，当使用 SP 系统时，需要使用 2.7cm 垂直脐上 Hasson 技术建立气腹。不论是 Xi 还是 SP 系统，机器人均可放置于患者侧方经会阴入路。

如果狭窄≤5Fr，我们倾向于从后方接近狭窄，以减少直肠损伤的风险。以输精管为解剖标志分离前列腺，此时可看到迪氏筋膜。使用双极分离钳解剖分离至尿生殖膈。过程中避免直肠损伤。如果狭窄＞5Fr，我们将从前面进入，根据狭窄的性质可以选择手术方式。不同的手术方式都将在以下部分中阐述。最后放置 JP 引流管，并以标准方式关闭切口。

一期吻合

一期吻合适用于 PFUI 和所有其他闭塞性或重度后尿道狭窄，需要进行环向分离。如前所述，为避免直肠损伤应从后方分离接近狭窄部位。此外，保留耻骨后间隙（Retzius-sparing）的尿道成形术有助于减少术后尿失禁的发生[32]。

一旦尿道暴露，膀胱镜检查则有可能到达狭窄部位。荧光摄像头（Firefly camera）检测膀胱镜光源近红外光谱，这种电磁辐射波段比可见光谱更容易穿透组织，为外科医生提供了"X 线视觉"（图 31.2）。借助这种视觉辅助，可以确定尿道括约肌的确切位置和狭窄的远端范围，并进行尿道切开。然后完全切除瘢痕组织。如果这些不能完全通过后入路完成，可分离耻骨后间隙。如果无法通过机器人进行无张力吻合，则必须进行联合会阴入路，使用前面

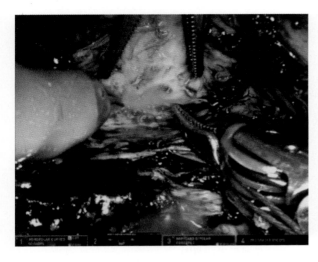

图 31.2 膀胱镜光源发出的近红外光穿透组织,以便 Xi 系统使用荧光摄像头完成"X线视觉"效果

描述的辅助操作来降低吻合张力。然后可以进行 Badenoch[33] 在 1950 年首次描述"拉通"(pull-through)操作,将尿道残端缝线穿过会阴部,然后使用机器人牵拉缝线将尿道拉近膀胱颈,在此进行环向吻合。Simonato 等人报道了 11 例接受该手术方法治疗的尿道狭窄患者,其中 10 名患者术后排尿通畅,然而,必须注意的是,所有这些患者后来都需要放置 AUS[34]。

膀胱瓣技术

如果病变段膀胱颈较短,狭窄程度较低,则经尿道手术后 BNC 或某些 VUAS 病例可采用膀胱瓣技术修复。重要的是确保这些病例术野均未受到辐射,周围组织相对柔软,血供良好。在膀胱镜和荧光摄像头明确狭窄后向前分离至狭窄部位并纵向切开。在 Y-V 成形术中,将 V 形的膀胱瓣置于纵向切口,使内腔变宽。当切除更多的瘢痕组织后留下更大的缺损时,可能需要进行 T 成形术,沿膀胱前中线纵向切开,形成 2 个膀胱瓣,以便更好地填补缺陷并进行水密闭合(图 31.3a, b)。

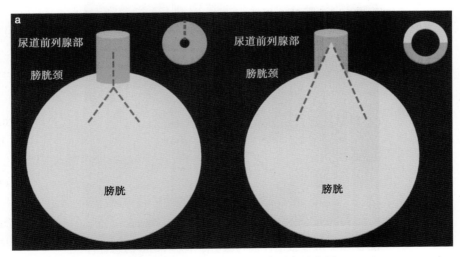

图 31.3 (a)膀胱颈 Y-V 成形术示意图

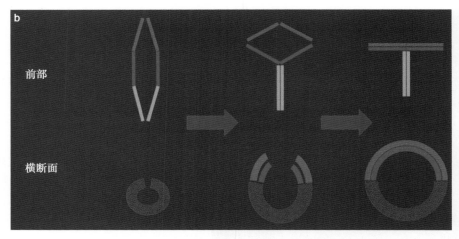

图 31.3(续) （b）膀胱颈 T 成形术示意图

颊黏膜移植术

如果前入路尿道切开后，并且后尿道板足够，我们可以选择背侧覆盖颊黏膜移植替代尿道成形术。另外，也可以采取经膀胱入路，进行前嵌体后尿道成形术（图 31.4）。如果前列腺尚在原位，如 RIS 和 BNC，我们将根据需要同时进行机器人耻骨后或耻骨上单纯前列腺切除术，并在缺损处植入颊黏膜。如果狭窄横跨尿道括约肌两侧，还应另外经会阴入路接近狭窄部位。可以进行跨越尿道膜部的连续背侧尿道切开，移植物远端经尿道送出，由会阴外科医生完成背侧覆盖尿道成形术。

如果采用后入路且尿道口径较预期的宽，则可行后颊黏膜覆盖尿道成形术。无论采用何种方法，由于 RIS 患者的血供受损，我们使用股薄肌或股直肌皮瓣以支持颊黏膜移植。

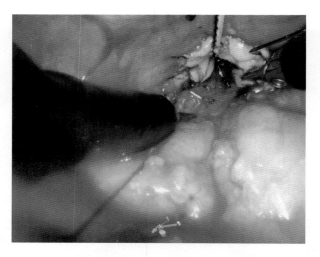

图 31.4 70 岁根治性前列腺切除术后 VUAS 的患者行经膀胱前颊黏膜移植尿道成形术

术后护理

术后观察 23 小时,通常在术后第 1 天出院。尿道尿管和耻骨上造瘘管(如果有)保持重力引流。如果存在耻骨上造瘘管,在拔除尿道尿管前应先夹闭尿道尿管,如果引流管引流量多,则在拔除前检查引流液肌酐。排泄性膀胱尿道造影在 2 周内进行以确保吻合口无漏尿。有耻骨上造瘘管时,应将其出口覆盖,患者需记录膀胱排空后尿液残留,以确保在移除造瘘管前膀胱充分排空。

结论

即便对经验丰富的重建泌尿外科医生来说,后尿道成形术仍是一项具有挑战性的工作,机器人辅助腹腔镜的出现有助于改善可视化和带来前所未有的暴露,且没有诸如经耻骨入路全耻骨切除术等开放手术所带来的并发症。此外,有新的证据表明机器人辅助手术有助于降低术后尿失禁的发生率。

(鲍正清 译,王建伟 审)

参考文献

1. Turner-Warwick RT. A technique for posterior urethroplasty. J Urol. 1960;83(4):416–9.
2. Waterhouse K, Abrahams JI, Gruber H, Hackett RE, Patil UB, Peng BK. The transpubic approach to the lower urinary tract. J Urol. 1973;109(3):486–90.
3. Golimbu M, Al-Askari S, Morales P. Transpubic approach for lower urinary tract surgery: a 15-year experience. J Urol. 1990;143(1):72–6.
4. Lenzi R, Selli C, Stomaci N, Barbagli G. Bladder herniation after transpubic urethroplasty. J Urol. 1983;130(4):778–80.
5. Webster GD, Mathes GL, Selli C. Prostatomembranous urethral injuries: a review of the literature and a rational approach to their management. J Urol. 1983;130(5):898–902.
6. Seitzman DM. Repair of the severed membranous urethra by the combined approach. J Urol. 1963;89(3):433–8.
7. Kulkarni SB, Joshi PM, Hunter C, Surana S, Shahrour W, Alhajeri F. Complex posterior urethral injury. Arab J Urol. 2015;13(1):43–52.
8. Johnsen NV, Moses RA, Elliott SP, Vanni AJ, Baradaran N, Greear G, et al. Multicenter analysis of posterior urethroplasty complexity and outcomes following pelvic fracture urethral injury. World J Urol [Internet]. 2019. [cited 2019 Sep 8]; Available from: https://doi.org/10.1007/s00345-019-02824-5.
9. McKibben MJ, Shakir N, Fuchs JS, Scott JM, Morey AF. Erosion rates of 3.5-cm artificial urinary sphincter cuffs are similar to larger cuffs. BJU Int. 2019;123(2):335–41.
10. Blaschko SD, Sanford MT, Schlomer BJ, Alwaal A, Yang G, Villalta JD, et al. The incidence of erectile dysfunction after pelvic fracture urethral injury: a systematic review and meta-analysis. Arab J Urol. 2015;13(1):68–74.
11. Koraitim MM. Pelvic fracture urethral injuries: evaluation of various methods of management. J Urol. 1996;156(4):1288–91.
12. Perry MO, Husmann DA. Urethral injuries in female subjects following pelvic fractures. J Urol. 1992;147(1):139–43.
13. Vineet A, Levey HR, Robert D, Jean J. V12-08 extraperitoneal robot-assisted repair of a pelvic fracture associated urethral injury. J Urol. 2015;193(4S):e979.
14. Mohammed N, Kestin L, Ghilezan M, Krauss D, Vicini F, Brabbins D, et al. Comparison of acute and late toxicities for three modern high-dose radiation treatment techniques for localized prostate cancer. Int J Radiat Oncol. 2012;82(1):204–12.

15. Hindson BR, Millar JL, Matheson B. Urethral strictures following high-dose-rate brachytherapy for prostate cancer: analysis of risk factors. Brachytherapy. 2013;12(1):50–5.

16. Moltzahn F, Dal Pra A, Furrer M, Thalmann G, Spahn M. Urethral strictures after radiation therapy for prostate cancer. Investig Clin Urol. 2016;57(5):309–15.

17. Brandes SB, Morey AF, editors. Advanced male urethral and genital reconstructive surgery [Internet]. 2nd ed: Humana Press; 2014. [cited 2019 Sep 10]. (Current Clinical Urology). Available from: https://www.springer.com/gp/book/9781461477075

18. Hofer MD, Zhao LC, Morey AF, Scott JF, Chang AJ, Brandes SB, et al. Outcomes after urethroplasty for radiotherapy induced bulbomembranous urethral stricture disease. J Urol. 2014;191(5):1307–12.

19. Fuchs JS, Hofer MD, Sheth KR, Cordon BH, Scott JM, Morey AF. Improving outcomes of bulbomembranous urethroplasty for radiation-induced urethral strictures in post-urolume era. Urology. 2017;99:240–5.

20. Mundy AR, Andrich DE. Posterior urethral complications of the treatment of prostate cancer. BJU Int. 2012;110(3):304–25.

21. Breyer BN, Davis CB, Cowan JE, Kane CJ, Carroll PR. Incidence of bladder neck contracture after robot-assisted laparoscopic and open radical prostatectomy. BJU Int. 2010;106(11):1734–8.

22. Lowrance WT, Eastham JA, Savage C, Maschino AC, Laudone VP, Dechet CB, et al. Contemporary open and robotic radical prostatectomy practice patterns among urologists in the United States. J Urol. 2012;187(6):2087–92.

23. Borboroglu PG, Sands JP, Roberts JL, Amling CL. Risk factors for vesicourethral anastomotic stricture after radical prostatectomy11The Chief, Bureau of Medicine and Surgery, Navy Department, Washington, D.C., Clinical Investigation Program, sponsored this report S99-070 as required by NSHSBETHINST 6000.41A. The views expressed in this article are those of the authors and do not reflect the official policy or position of the Department of the Navy, Department of Defense, or the United States Government. Urology. 2000;56(1):96–100.

24. Redshaw JD, Broghammer JA, Smith TG, Voelzke BB, Erickson BA, McClung CD, et al. Intralesional injection of mitomycin C at transurethral incision of bladder neck contracture may offer limited benefit: TURNS study group. J Urol. 2015;193(2):587–92.

25. Nikolavsky D, Blakely SA, Hadley DA, Knoll P, Windsperger AP, Terlecki RP, et al. Open reconstruction of recurrent vesicourethral anastomotic stricture after radical prostatectomy. Int Urol Nephrol. 2014;46(11):2147–52.

26. Lee Y-H, Chiu AW, Huang J-K. Comprehensive study of bladder neck contracture after transurethral resection of prostate. Urology. 2005;65(3):498–503.

27. Young BW. The retropubic approach to vesical neck obstruction in children. Surg Gynecol Obstet. 1953;96(2):150–4.

28. Kirshenbaum EJ, Zhao LC, Myers JB, Elliott SP, Vanni AJ, Baradaran N, et al. Patency and incontinence rates after robotic bladder neck reconstruction for vesicourethral anastomotic stenosis and recalcitrant bladder neck contractures: the trauma and urologic reconstructive network of surgeons experience. Urology. 2018;118:227–33.

29. Musch M, Hohenhorst JL, Vogel A, Loewen H, Krege S, Kroepfl D. Robot-assisted laparoscopic Y-V plasty in 12 patients with refractory bladder neck contracture. J Robot Surg. 2018;12(1):139–45.

30. Granieri MA, Weinberg AC, Sun JY, Stifelman MD, Zhao LC. Robotic Y-V plasty for recalcitrant bladder neck contracture. Urology. 2018;117:163–5.

31. Rosenbaum CM, Dahlem R, Maurer V, Kluth LA, Vetterlein MW, Fisch M, et al. The T-plasty as therapy for recurrent bladder neck stenosis: success rate, functional outcome, and patient satisfaction. World J Urol. 2017;35(12):1907–11.

32. Sayyid RK, Simpson WG, Lu C, Terris MK, Klaassen Z, Madi R. Retzius-sparing robotic-assisted laparoscopic radical prostatectomy: a safe surgical technique with superior continence outcomes. J Endourol. 2017;31(12):1244–50.

33. Badenoch AW. A pull-through operation for impassable traumatic stricture of the urethra. Br J Urol. 1950;22(4):404–9.

34. Simonato A, Gregori A, Lissiani A, Varca V, Carmignani G. Use of Solovov–Badenoch principle in treating severe and recurrent vesico-urethral anastomosis stricture after radical retropubic prostatectomy: technique and long-term results. BJU Int. 2012;110(11b):E456–60.